# 口腔医学
# 实验操作教程

## Oral Medicine
## Experimental Operation Tutorial

曹明国　孙树洋　主编

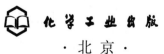
化学工业出版社
·北京·

## 内 容 简 介

本书是根据全国高等医学教育口腔医学、口腔医学技术专业教学的要求编写的一本教材，将牙体牙髓病学、口腔颌面外科学、口腔修复学三大板块实验内容汇集为一体，突出了实验教学在口腔医学教育教学中的地位，使实验教学和理论教学共同组成了完整的学科教学体系。

本书可以为实验教程提供详细的图文说明和操作步骤，有利于学生领悟和掌握实验课操作技巧，也有利于老师把握和规范实验课施教要点。此外，本书内容基本涵盖绝大部分口腔执业医师实践技能考试项目，因此还可以作为口腔执业医师实践技能考试的备考用书。

**图书在版编目（CIP）数据**

口腔医学实验操作教程／曹明国，孙树洋主编. —
北京：化学工业出版社，2024.1
ISBN 978-7-122-44505-6

Ⅰ.①口… Ⅱ.①曹…②孙… Ⅲ.①口腔科学－实
验－高等学校－教材 Ⅳ.①R78-33

中国国家版本馆 CIP 数据核字（2023）第 226462 号

---

责任编辑：张　蕾 文字编辑：何　芳
责任校对：宋　玮 装帧设计：史利平

---

出版发行：化学工业出版社
　　　　　（北京市东城区青年湖南街 13 号　邮政编码 100011）
印　　装：三河市延风印装有限公司
710mm×1000mm　1/16　印张 18½　字数 364 千字
2024 年 2 月北京第 1 版第 1 次印刷

---

购书咨询：010-64518888 售后服务：010-64518899
网　　址：http://www.cip.com.cn
凡购买本书，如有缺损质量问题，本社销售中心负责调换。

---

定　价：59.80 元 版权所有　违者必究

# 编写人员名单

主　编　曹明国　孙树洋

副主编　查光玉　吴世莲　蔡章聪　孙伟锋　姬海莲

编　者　王心华　杭州牙科医院
　　　　王明杰　丽水名禾口腔门诊部
　　　　文　吉　杭州牙科医院
　　　　左玲珑　丽水学院口腔医学院
　　　　吕传强　丽水学院口腔医学院
　　　　刘荣场　丽水学院口腔医学院
　　　　刘钟西　丽水学院口腔医学院
　　　　孙伟锋　丽水学院口腔医学院
　　　　孙树洋　上海交通大学医学院
　　　　李达生　丽水学院口腔医学院
　　　　吴世莲　丽水学院口腔医学院
　　　　吴昊宣　杭州牙科医院
　　　　陈　畅　丽水名禾口腔门诊部
　　　　查光玉　丽水学院口腔医学院
　　　　姚　军　丽水学院口腔医学院
　　　　高　原　杭州牙科医院
　　　　姬海莲　杭州医学院存济口腔医学院
　　　　黄慧捷　丽水学院口腔医学院
　　　　曹明国　丽水学院口腔医学院
　　　　章一帆　杭州牙科医院
　　　　韩子韵　杭州牙科医院
　　　　谢　锋　丽水名禾口腔门诊部
　　　　蔡章聪　丽水学院口腔医学院
　　　　戴　柯　丽水学院口腔医学院

# 前 言

  口腔医学主要研究口腔及颌面部疾病的诊断、治疗、预防等方面的基本知识和技能，进行口腔常见病、多发病的诊疗、修复和预防保健等。

  《口腔医学实验操作教程》是根据全国高等卫生职业教育口腔医学、口腔医学技术专业教学的要求编写的一本教材，将牙体牙髓病学、口腔颌面外科学、口腔修复学三大板块实验内容汇集为一体，突出了实验教学在口腔医学教育教学中的地位，使实验教学和理论教学共同组成了完整的学科教学体系。实验教学有利于理论与实践紧密结合，对于完成本学科的教学目标，逐渐熟悉和掌握临床技能有着十分重要的作用。

  《口腔医学实验操作教程》编写紧扣专业人才培养目标，坚持"三基、五性"的原则，充分体现基本知识必需够用，强调技能训练，可以为实验教程提供详细的图文说明和操作步骤，有利于学生领悟和掌握实验操作技巧，也有利于老师把握和规范实验课施教要点，提高施教水平。此外，本书内容涵盖绝大部分口腔执业医师实践技能考试项目，因此还可以用于口腔执业医师实践技能考试的备考。感谢丽水学院中医药产业学院指导和资助。

  由于编者水平所限，书中难免出现一些不妥或遗漏，我们诚恳地希望广大师生和口腔医务工作者提出批评和建议。

编者

2023 年 6 月

# 目 录

**第 2 篇**
口腔颌面外科学实验

75

**第 3 篇**
口腔修复学实验

161

**第 4 篇**

牙周病学实验

251

第 1 篇

牙体牙髓病学实验

牙体牙髓病学是口腔临床医学最重要、最核心的课程之一，它是研究牙体硬组织和牙髓及根尖周疾病的发病机制、病理变化、临床表现、治疗及转归的一门学科，由理论课和实验课两部分共同组成完整的课程教学体系。从认识窝洞结构到牙体缺损修复，再到根管治疗和根尖手术治疗，整个实验教学使得理论与实践紧密结合，遵循了从理论到实际、从离体牙到仿真头颅模型再到临床这样一个循序渐进的过程，从而达到强化学生的基本技能训练、巩固并提高学生理论知识水平的目的，为学生今后从事临床实践工作奠定坚实的基础。

健康所系，性命相托，本篇实验课程能加强学生对口腔牙体牙髓病学科的专业价值和本课程的实用价值的认识；强调以患者为中心，关心、爱护及尊重临床治疗对象，强化"敬佑生命、救死扶伤、大爱无疆"的医者精神的培养；注重学生学思结合、知行统一，增强探索创新能力和发现、分析、解决问题能力培养；树立认真负责、严谨求实的专业思想和积极的口腔专业情感和态度，以及专业评判性思维和临床思维。课程中使用新理念、新技术、新器械设备，有助于开阔学生视野，活跃思维，培养学生创新精神。

# 第1章

# 口腔专科检查和病历书写

## 1.1 实验目的

(1) 掌握口腔专科一般检查的内容及操作要点。

(2) 掌握口腔专科特殊检查的内容及操作要点。

(3) 掌握口腔门诊病历的基本书写格式。

(4) 掌握各项检查的评价指标。

## 1.2 实验内容及材料器械

### 1.2.1 实验内容

(1) 学生相互完成口内视诊、探诊、叩诊、触诊、嗅诊、咬诊及松动度检查。

(2) 学生相互完成口腔各项特殊检查内容。

(3) 完成口腔检查记录表和解读相关门诊病历。

### 1.2.2 方法和步骤

#### 1.2.2.1 一般检查

(1) 视诊  检查顺序一般从全身到局部。全身情况包括患者的精神状态、营养和发育情况等,局部位置包括颌面部、口腔黏膜、牙龈和牙周组织、牙和牙列等。颌面部检查包括面部形态是否对称、有无肿胀畸形、有无面神经损伤症状等;口腔黏膜检查包括黏膜颜色改变、有无溃疡、有无肿胀和肿物等;牙和牙列检查包括牙齿色泽及透明度、牙齿形态、排列和接触关系、有无缺损或缺失等;牙龈和牙周组织检查包括牙龈颜色变化、是否有局部肿胀增生、探诊出血情况、牙石指数、是否存在窦道等。

（2）触诊

① 头颈部淋巴结触诊：受检者取坐位，检查顺序一般为枕后区、耳后区、耳前区、腮腺区、颊部、颌下区、颏下区、胸锁乳突肌区、锁骨上方区，在颌下及颏下淋巴结检查时，受检者头部需偏向检查侧。

② 根尖周组织触诊：一般以单指指腹轻压邻牙正常根尖区，向患区移动触诊，观察是否出现压痛、波动感以及是否有溢脓现象。

③ 腮腺和下颌下腺触诊：下颌下腺触诊，采用双手双合诊方法进行；颌面部腮腺区触诊，三指平触，要触及肿物大小、质地、活动度、是否有压痛、是否有波动感等。

（3）叩诊　一般使用钝头金属器械进行检查（图1-1），叩诊检查时优先选择健康的同颌同名牙或邻牙作为对照牙，先检查对照牙，再对患牙进行检查。检查手法要求叩诊力道适中，以对照牙不产生疼痛症状的最大力度为上限。检查结果为无、可疑、轻度、中度、重度，分别记录为（－）、（±）、（＋）、（＋＋）、（＋＋＋）。

（4）探诊（图1-2）　普通探针大弯头用于检查牙体组织光滑面、𬌗面部分是否有龋坏。探针双弯头一般用于检查牙体组织邻面情况。牙周探针或牙胶尖用来辅助检查黏膜区域的瘘管或窦道等。

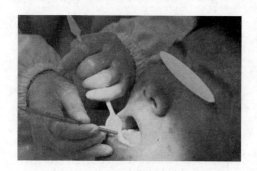

图1-1　叩诊检查

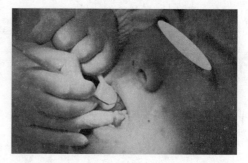

图1-2　探诊检查

（5）嗅诊　口腔近期突然出现明显异味或根管封药取出棉捻有严重异味情况下，判断是否存在牙髓坏死、坏死性龈口炎、干槽症、根尖周炎等疾病。

（6）咬诊　利用咬合纸、红蜡片或空咬、咬棉球，来检查上下颌牙是否有咬合高点、咬合痛现象。

（7）松动度检查　一般使用镊子进行检查，前牙区牙位应使用镊子夹住牙齿唇颊舌腭侧（图1-3），后牙区牙位应将镊子闭合后置于𬌗面中央，再依次向唇颊舌腭向、近远中向、垂直向摇动观察

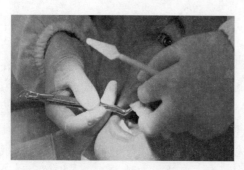

图1-3　松动度检查

牙齿动度。检查结果记录方式有以下两种。

① 按牙冠松动方向评价

Ⅰ度松动：唇颊舌腭方向松动。

Ⅱ度松动：唇颊舌腭方向和近远中方向松动。

Ⅲ度松动：唇颊舌腭方向、近远中方向和垂直方向松动。

② 按牙冠松动的幅度评价

Ⅰ度松动：摇动幅度在 1mm 以内。

Ⅱ度松动：摇动幅度在 1～2mm。

Ⅲ度松动：摇动幅度＞2mm。

### 1.2.2.2 特殊检查

（1）牙髓活力测验（pulp test）

① 牙髓温度测试（thermal test）：通过给予患牙冷或热的刺激，根据受检者的反应来判断牙髓情况。其原理是不同状态下的牙髓对外界刺激会产生不同的生理性或病理性应答。临床上常用此法判断牙髓状态，尤其是在鉴别深龋及牙髓炎时。在检测过程中需先选择健康的同颌同名牙或萌出时间接近、体积相当的邻牙作为对照牙进行测试。

冷诊法是通过给予患牙低于 10℃的冷刺激来观测牙髓反应的辅助诊断方法，临床上一般选用小冰棒或其他化学制冷剂如四氟乙烷等。检测位点应选择牙面釉质完整的唇颊面中 1/3 区，存在多颗可疑患牙检测的情况下，检查顺序应按先后牙再前牙、先下颌再上颌进行，避免出现假阳性反应。

热诊法（图 1-4）是通过给予患牙高于 60℃的热刺激来观测牙髓反应。检测位点同样选择牙面釉质完整的唇颊面中 1/3 区，热诊前应先在牙面涂布凡士林，检查时热刺激物在牙面停留时间不超过 5s，以免造成牙髓损伤。

② 牙髓电活力测试（electric pulp test）：本项目禁止用于佩戴有心脏起搏器的患者。用牙髓电活力测试仪（图 1-5）检测牙髓活性的有或无，从而判断牙髓的"生"与"死"，检查前应告知患者可能会出现痛、麻或其他刺激反应。检测时应以

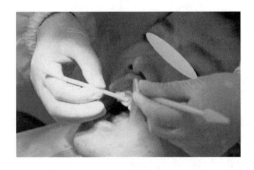

图 1-4　热诊检查

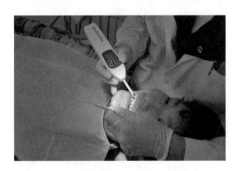

图 1-5　电活力测试检查

对照牙测得的正常反应数值作为标准，对比患牙检测数值进行分析。电活力测试仪金属探头与牙面之间需涂布一层电解质导体（例如牙膏），检查位点应选择牙面釉质完整的唇颊侧中 1/3 区，测试电流从"0"开始递增，直至患牙出现反应移开，记录数值，建议重复 2 次取均值。

牙髓活力指标记录如下：正常，为与对照牙比较反应相同。敏感，为比对照牙反应迅速且程度强烈。迟钝，为比对照牙反应缓慢且程度弱。无反应，为正常冷测试温度及热测试温度不引起患牙相应反应。

（2）咬合关系检查

① 早接触点检查：常在充填治疗或修复体戴牙后进行，检查时一般将咬合纸置于检查位点，嘱患者进行正中殆、前伸殆、侧方殆运动，观察牙齿或修复体殆面是否出现明显的咬合印记点，如有，则需使用车针调殆。

② 第一磨牙关系检查：牙尖交错殆时下颌第一恒磨牙相对上颌第一恒磨牙的位置关系。

a. 中性殆关系时，上颌第一恒磨牙近中颊尖正对下颌第一恒磨牙的颊沟，上颌第一恒磨牙的近中舌尖应咬在下颌第一恒磨牙的中央窝内。

b. 远中错殆时，上颌第一恒磨牙的近中颊尖咬在下颌第一恒磨牙颊沟的近中侧。

c. 近中错殆时，上颌第一恒磨牙的近中颊尖咬在下颌第一恒磨牙颊沟的远中侧。

③ 前牙咬合关系检查：包括覆殆及覆盖关系。覆殆指在牙尖交错殆时，上颌前牙切缘盖过下颌前牙的垂直向关系。覆盖指的是上颌前牙切端盖过下颌前牙的水平向关系。

覆殆评判指标如下。

a. Ⅰ°深覆殆：在牙尖交错殆时，上前牙切缘覆盖至下前牙唇面中 1/3 以内者。

b. Ⅱ°深覆殆：在牙尖交错殆时，上前牙切缘覆盖至下前牙唇面颈 1/3 以内者。

c. Ⅲ°深覆殆：在牙尖交错殆时，上前牙切缘覆盖至下前牙唇面颈 1/3 以上，下前牙切缘咬在上前牙腭侧牙龈组织上者。

d. 开殆：在牙尖交错殆时，正中时上下前牙切缘垂直向无覆殆关系，存在一定垂直向间隙。

覆盖评判指标如下。

a. Ⅰ°深覆盖：在牙尖交错殆时，上前牙切端至下前牙唇面的水平距离在 3～5mm。

b. Ⅱ°深覆盖：在牙尖交错殆时，上前牙切端至下前牙唇面的水平距离在 5～7mm。

c. Ⅲ°深覆盖：在牙尖交错殆时，上前牙切端至下前牙唇面的水平距离＞7mm。

d. 对刃殆：在牙尖交错殆时，上、下颌前牙切端相对者。

e. 反殆：在牙尖交错殆时，下前牙切端盖过上前牙切端者。

④ 中线关系检查：以面部中线为参照，描述并记录上颌中线及下颌中线相对于

面部中线的左右偏移程度。

（3）下颌下腺检查

① 唾液分泌功能检查：通过按压健侧、患侧下颌下腺区，观察唾液分泌情况。

② 涎腺导管结石及下颌下腺腺体检查：左、右侧对比进行，双手双合诊，检查时应由后向前推压口底软组织。注意检查腺体的大小、质地，有无肿胀，有无导管、结石等情况。

③ 颌下区、颏下区淋巴结检查。

（4）颞下颌关节检查

① 面部外形检查：观察检查面部左右是否对称，关节区、下颌角、下颌支、下颌体的大小和长度是否正常，颏点是否居中，面下 1/3 是否协调。

② 关节动度检查：以双手示指或中指分别置于双侧耳屏前方，髁突外侧，或者以两手小指伸入外耳道内，向前方触诊，让患者做张闭口运动，检查髁状突的动度和冲击感，注意双侧对比。同时检查有无弹响、疼痛、杂音及关节交锁现象，观察弹响发生的时间、性质、次数和响度。

③ 下颌运动检查：通过开闭口运动、前伸运动、侧方运动，检查下颌运动轨迹是否正常，同时检查张口度。张口度检查时可用直尺测量上切牙、下中切牙切缘间的垂直张口度，或者患者自己示指、中指、无名指三指平摊后伸入口腔对比。

④ 咀嚼肌检查：触诊咀嚼肌群有否压痛，是否左右对称；颞肌前份检查位点位于下颌支前缘向上，翼外肌下头检查位点位于上颌结节后上方，翼内肌下头检查位点位于下颌磨牙舌侧后下方和下颌支内侧面，咬肌检查位点位于下颌角外侧端。

（5）牙周探诊（图 1-6）

① 探诊要点：探诊工具为牙周 UNC-15 探针，探针上有刻度，每 5mm 颜色加粗。改良握笔式握持器械，探诊时要有支点，探入力量为 20～25g，探入时探针应与牙体长轴平行，顶端紧贴牙面，避开牙石，直达袋底。在探查邻面时，要紧靠接触区处深入，探针可稍倾斜以便能探入接触点下方的龈谷处。全口牙齿探诊时，要按一定顺序进行，以提插方式移动探针探查每个牙面，避免遗漏。

② 探查内容及探查结果

a. 探诊深度：测量袋底至龈缘的距离，以毫米为单位记录。每个牙记录 6 个部位即颊侧近中、中央、远中、舌侧近中、中央、远中。也可根据条件和需要，只记录每个牙最深的位点。

b. 附着丧失：测量袋底至釉牙骨质界的距离。先确定釉牙骨质界的位置，测得釉牙骨质界至龈缘的距离，再用探诊深度减去釉牙骨质界至龈缘的距离，求得附着丧失，以毫米为单位记录。

c. 牙石的检查：以龈缘为界，可分为龈上牙石和龈下牙石。临床上牙石的量可用简化牙石指数予以衡量。

简化牙石指数记分标准：0＝龈上、龈下无牙石；1＝龈上牙石覆盖面积占牙面的 1/3 以下；2＝龈上牙石覆盖面积占牙面的 1/3～2/3 之间，或牙颈部有散在的龈下牙石；3＝龈上牙石覆盖面积占牙面的 2/3 以上，或牙颈部有连续而厚的龈下牙石。

d. 牙龈的检查：通过视诊观察牙龈的颜色、形状及龈缘位置，通过探诊检查牙龈的质地以及是否探诊出血。

衡量牙龈炎症程度的指标如下。出血指数（bleeding index，BI）记分标准：0＝牙龈健康，无炎症及出血；1＝牙龈颜色有炎症性改变，探诊不出血；2＝探诊后有点状出血；3＝探诊出血沿龈缘扩散；4＝出血流满并溢出龈沟；5＝自动出血。

e. 根分叉病变的探查：探查工具为弯探针（Nabers 探针）或普通弯尖探针。检查下颌磨牙时，从颊侧和舌侧中央处分别探查；检查上颌磨牙时，从颊侧中央处探查颊侧根分叉区，从腭侧的近中和远中分别探查近中和远中的根分叉区。检查是否能探到根分叉区、探针能否水平方向进入分叉区及水平方向探入的程度、分叉的大小、根柱的宽窄、有无釉突。多根牙还应注意检查根分叉区是否暴露。

根据根分叉处牙周组织破坏程度对根分叉病变进行分度（Glickman 分度）。Ⅰ度：虽然从牙周袋内能探到根分叉的外形，但尚不能探入根分叉内，牙周袋属于骨上袋。Ⅱ度：探针可从水平方向部分探入根分叉内，但尚不能贯通根分叉区。Ⅲ度：探针能水平贯通根分叉区，但根分叉区仍然被牙周袋软组织覆盖而未直接暴露于口腔。Ⅳ度：根间骨隔完全破坏，且牙龈退缩致使根分叉区直接暴露于口腔。

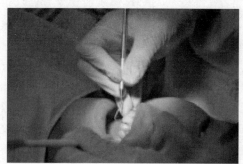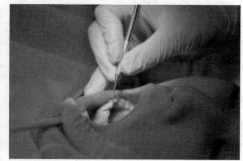

图 1-6　牙周探诊

（6）改良社区牙周指数　社区牙周指数（community periodontal index，CPI）操作简单，重复性能较好，不仅反映了牙周组织的健康状况，也反映了牙周的治疗需要情况，但该指数只适用大样本人群的粗筛。

世界卫生组织于 2013 年出版的《口腔健康调查基本方法（第 5 版）》对 CPI 进行了改良。改良 CPI 如下。

① 探诊工具及探诊内容：利用 CPI 牙周探针探诊牙龈出血和牙周袋，分别进行记分。

② 检查方法：探诊为主，结合视诊。探诊方法同常规牙周探诊。

③ 检查范围：全部存留牙齿。由于牙齿萌出过程中可出现假性牙周袋，因此 15

岁以下者只检查牙龈出血，不检查牙周袋。

④ 记分标准

a. 牙龈出血记分：0＝牙龈健康；1＝探诊后出血；9＝除外；×＝牙齿缺失。

b. 牙周袋记分：0＝袋深不超过3mm；1＝袋深在4～5mm；2＝袋深在6mm或以上；9＝除外；×＝牙齿缺失。

## 1.2.3 口腔门诊病历书写要求

口腔门诊病历是口腔诊疗过程的客观记录，必要情况下还是重要的法律依据，应严肃对待。口腔门诊病历书写内容应包含患者一般情况、主诉、现病史、既往史、专科检查、诊断、治疗计划、治疗记录、术后医嘱等。

（1）一般情况　为病历的封面或首页资料，内容包括患者的身份信息、联系方式、一般状态等。

（2）主诉　一般采用"部位＋症状＋时间"的格式进行书写，言简意赅，精确概括主要的就诊原因。

（3）现病史　依照患者主诉，采集病史，阐明症状产生的具体情况，包括主诉症状开始的时间、性质、有无诱因、是否有其他非主诉症状等。

（4）既往史　重点关注与口腔科相关的全身性疾病病史，如糖尿病、高血压、血液系统疾病、心血管疾病等，另外也应关注药物过敏史、月经史。

（5）专科检查　在全身检查基础上，重点检查口腔颌面部与主诉症状相关的部位，同时记录口腔颌面部其他部位病变情况。

（6）诊断　应优先根据主诉下主要诊断，其他相关症状可下非主诉次要诊断，非主诉诊断一般按严重程度排序。

（7）治疗计划　根据主诉与非主诉诊断，依次考虑相关治疗方案，按轻重缓急分步实施，主诉症状优先处理，再处理非主诉症状，疼痛问题优先处理，再处理功能及美观问题。

（8）治疗记录　详细记录本次就诊过程中对患者的治疗处理操作。包括是否给予麻醉，有无出血及出血量大小，龋病去腐后情况，充填垫底用的材料，对患牙开髓的部位，根管的数目及预备程度，根充后的×线表现等。

（9）术后医嘱　根据不同治疗结果，告知患者如何规避不良反应及并发症的出现，同时进行口腔卫生宣教，告知复诊时间等。

## 1.2.4 材料和器械

（1）口镜　由手柄与镜面头部构成，镜面分平面与凹面两种。能牵拉、保护口腔软组织，扩大操作视野，能汇聚投射光线，照亮局部视野，能通过镜面获取医生双眼无法直视的口内视野。

（2）探针　普通探针由手柄部、大弯针头、双弯针头组成，可用于检查龋病的部位、范围、大小；牙体组织质地变化；充填体或冠修复边缘密合情况等。

（3）镊子 由柄部及两个双弯镊瓣构成，可以用于检查牙齿松动度及夹持相关治疗材料等。

（4）其他 托盘、棉球、金属钝头器械、UNC-15探针、CPI探针、酒精灯、凡士林、小冰棒、牙胶棒、咬合纸等。

## 1.3 操作注意事项

（1）在器械准备和一般检查过程中，应注意养成无菌意识，掌握正确的器械握持方式以及相关操作手法。

（2）注意合理的健、患侧对比及对照牙的选择。

（3）冷诊操作中的检查牙位顺序。

（4）电活力测试假阳性及假阴性原因判断。如患牙存在大面积金属修复体、未充分隔湿或干燥被测牙、液化性坏死的牙髓以及患者过度紧张和焦虑都可能引起假阳性反应。患者事先用过镇痛剂、麻醉剂或含酒精饮料等，根尖尚未发育完全的新萌出牙，根管内过度钙化的牙，刚受过外伤而处于"休克"状态的患牙，这些容易造成假阴性反应。

（5）临床患者就诊常伴有主诉问题，应优先重点检查主诉部位。若患者是疼痛或其他急症情况，则优先解决疼痛等急症问题。接诊过程中需充分体现医生的职业素养及爱伤意识，尽量为患者提供最佳的个性化治疗方案，以期得到最佳的社会效益。

## 1.4 实验评价形式

依据学生相互检查结果，填写口腔一般检查记录表（表1-1～表1-7）。

表1-1 口腔一般检查评分标准细化表

| 评分点 | 评分标准 | 分值（13） |
|---|---|---|
| 椅位调节 | 正确调节牙科治疗椅和照明灯 | 0.5 |
| 医师体位 | 取坐位于牙椅的右前方或右后方，肘关节与患者口腔在同一平面高度 | 0.5 |
| 患者体位 | 取仰卧位，检查上颌牙时患者咬合平面与地面成45°～90°角，检查下颌牙时咬合平面尽量接近水平面 | 0.5 |
| 探诊器械及检查顺序 | 金属尖探针。探诊顺序依次为右上象限、左上象限、左下象限、右下象限，行全口牙的检查 | 0.5 |

| 评分点 | 评分标准 | 分值（13） |
|---|---|---|
| 器械握持方式及支点 | 左手持口镜，右手拿探针，右手无名指为支点 | 1 |
| 探诊方法 | 探针三弯端检查牙齿邻面，大弯端检查牙齿其他面 | 1 |
| 根尖部扣诊手法 | 用示指指腹扣压根尖部牙龈（考官指定牙位） | 1 |
| 脓肿扣诊手法 | 用两指轻轻交替压迫脓肿可能发生的部位，检查是否有波动感（考官指定牙位） | 1 |
| 叩诊器械选择 | 选择带有平头末端的手持金属器械，如银汞充填器柄 | 1 |
| 叩诊动作 | 用器械平头垂直向和水平向轻轻叩击牙齿（考官指定牙位） | 1 |
| 叩诊顺序 | 先叩正常牙，再叩患牙 | 1 |
| 松动度检查器械选择 | 金属镊子 | 0.5 |
| 器械放置部位 | 用镊子夹住前牙牙冠或抵住后牙殆面中央窝（考官指定区段） | 1 |
| 检查动作 | 做唇（颊）舌向、近远中向和上下向摇动牙齿，观察牙齿松动度 | 1 |
| 口镜握持 | 用左手拇指、示指和中指握持口镜，使用适当力量用口镜镜面部位牵拉口角 | 0.5 |
| 口镜使用 | 让口镜反射使光线集中于被查部位，转动口镜至合适位置，使被检查部位被观察到。用口镜反映不能直视的检查部位 | 1 |

### 表 1-2　冷热诊检查评分标准细化表

| 评分点 | 评分标准 | 分值（4） |
|---|---|---|
| 医嘱说明 | 向患者说明可能出现的感觉，并请患者在有感觉时示意 | 0.5 |
| 测试牙隔离 | 隔离测试牙区域，棉球擦干待测牙面 | 0.5 |
| 刺激源选择 | 冷测：小冰棒或商品冷测罐；热测，烧热的牙胶棒 | 0.5 |
| 测试位置 | 刺激源放置在牙齿的正常唇（颊）面中 1/3 处 | 1 |
| 对照牙选择及测试顺序 | 选择同颌同名牙作为对照牙，先测对照牙，再测患牙 | 0.5 |
| 测试反应描述 | 正常：患牙的反应程度和时间与对照牙相同<br>敏感：反应速度快，疼痛程度强，持续时间较长<br>迟钝：测试后片刻才有反应或加强刺激才有微弱的感觉<br>无反应：反复测试，加大刺激强度均无反应者 | 1 |

表 1-3 咬合关系检查评分标准细化表

| 评分点 | 评分标准 | 分值（4） |
|---|---|---|
| 磨牙咬合关系描述 | ① 中性殆关系时，上颌第一恒磨牙近中颊尖正对下颌第一恒磨牙的颊沟，上颌第一恒磨牙的近中舌尖应咬在下颌第一恒磨牙的中央窝内<br>② 远中错殆时，上颌第一恒磨牙的近中颊尖咬在下颌第一恒磨牙颊沟的近中侧<br>③ 近中错殆时，上颌第一恒磨牙的近中颊尖咬在下颌第一恒磨牙颊沟的远中侧 | 1 |
| 覆殆 | ① Ⅰ°深覆殆：在牙尖交错殆时，上前牙切缘覆盖至下前牙唇面中 1/3 以内者<br>② Ⅱ°深覆殆：在牙尖交错殆时，上前牙切缘覆盖至下前牙唇面颈 1/3 以内者<br>③ Ⅲ°深覆殆：在牙尖交错殆时，上前牙切缘覆盖至下前牙唇面颈 1/3 以上，下前牙切缘咬在上前牙腭侧牙龈组织上者<br>④ 开殆：在牙尖交错殆时，正中时上下前牙切缘垂直向无覆殆关系，存在一定垂直向间隙 | 1 |
| 覆盖 | ① Ⅰ°深覆盖：在牙尖交错殆时，上前牙切端至下前牙唇面的水平距离在 3～5mm<br>② Ⅱ°深覆盖：在牙尖交错殆时，上前牙切端至下前牙唇面的水平距离在 5～7mm<br>③ Ⅲ°深覆盖：在牙尖交错殆时，上前牙切端至下前牙唇面的水平距离 >7mm<br>④ 对刃殆：在牙尖交错殆时，上、下颌前牙切端相对者<br>⑤ 反殆：在牙尖交错殆时，下前牙切端盖过上前牙切端者 | 1 |
| 中线描述 | 上、下牙列中线是否一致，与面部中线位置关系 | 1 |

表 1-4 颞下颌关节检查评分标准细化表

| 评分点 | 评分标准 | 分值（4） |
|---|---|---|
| 面形检查 | 面部是否左右对称 | 1 |
| 下颌运动检查 | 检查开口型、张口度 | 1 |
| 关节动度检查 | 双手示指分别置于双侧耳屏前和外耳内，嘱患者做张闭口运动，检查髁突动度及弹响 | 1 |
| 咀嚼肌检查 | 触诊咀嚼肌群有无压痛，是否左右对称；颞肌前份检查位点位于下颌支前缘向上，翼外肌下头检查位点位于上颌结节后上方，翼内肌下头检查位点位于下颌磨牙舌侧后下方和下颌支内侧面，咬肌检查位点位于下颌角外侧端 | 1 |

表 1-5 下颌下腺检查评分标准细化表

| 评分点 | 评分标准 | 分值（4） |
|---|---|---|
| 检查体位 | 患者取坐位，检查者立于患者右前方或右后方 | 1 |
| 扪诊手法 | 双合诊：一手示指置于舌下区，另一手指放于同侧下颌下区，由后向前触诊，操作时应戴手套或套套 | 1 |
| 下颌下腺检查结果描述 | 下颌下腺腺体和导管质地，有无结石；导管口有无红肿，挤压腺体后，唾液分泌情况 | 1 |
| 下颌下淋巴结检查结果描述 | 淋巴结触诊，描述其大小、质地、活动度、有无压痛及粘连 | 1 |

表 1-6 社区牙周指数（CPI）检查评分标准细化表

| 评分点 | 评分标准 | 分值（4） |
|---|---|---|
| 确定指数牙 | 20 岁以上患者在上下前牙和上下左右后牙共 6 个区段内确定指数牙，应为 17、16、11、26、27、37、36、31、46、47 | 1 |
| 握持器械 | 以改良握笔式握持 CPI 探针，探针轻缓插入龈沟或牙周袋内，探针与牙长轴平行，紧贴牙根 | 1 |
| 探测牙周情况 | 将探针沿牙颊（唇）舌（腭）面龈沟从远中向近中行提插式移动，以感觉龈下牙石，查看牙龈出血，并根据探针上的刻度观察牙周袋深度 | 1 |
| 检查牙面无遗漏 | 应检查所有指数牙的颊（唇）舌（腭）面 | 1 |

表 1-7 牙周探诊检查评分标准细化表

| 评分点 | 评分标准 | 分值（4） |
|---|---|---|
| 器械选择及使用 | 牙周探诊用牙周探针，探查根面牙石和根分叉病变时用普通探针，改良握笔式握持器械，做稳支点 | 1 |
| 探查动作 | 探诊力量轻，探针与牙长轴平行，沿根面探入牙周或龈沟，以提插式移动探针，探邻面时紧贴接触点深入，略向龈谷方向倾斜，有一定顺序 | 1 |
| 探查位点 | 探诊应包括 6 个位点，近中颊、颊面、远中颊、近中舌、舌面、远中舌 | 1 |
| 探诊内容及结果描述 | 探诊内容：牙周袋探诊深度、附着水平、探诊出血、根面牙石和根分叉病变 | 1 |

（刘荣场　姚军）

# 第2章

## 窝洞的结构、分类及石膏牙 G.V.Black洞型制备

## 2.1 实验目的

(1) 掌握窝洞的分类与命名。

(2) 掌握石膏牙 G. V. Black 窝洞洞型制备方法。

(3) 掌握改良执笔式握持器械的方式。

## 2.2 实验内容与材料器械

### 2.2.1 实验内容

(1) 标准窝洞模型上认知各窝洞类型的结构及其命名。

(2) 三倍体石膏牙上完成 G. V. Black 各类洞型的制备。

(3) 练习使用改良执笔式握持器械进行操作。

### 2.2.2 窝洞的分类

(1) Ⅰ类洞  所有牙面窝沟点隙的龋损所备成的窝洞,包括磨牙和前磨牙的𬌗面洞、上颌前牙腭面洞、下颌磨牙颊面 2/3 的颊面洞和颊𬌗面洞、上颌磨牙腭面 2/3 的腭面洞和腭𬌗面洞等。

(2) Ⅱ类洞  后牙邻面的龋损所备成的窝洞,包括磨牙和前磨牙的邻面洞、邻𬌗面洞、邻颊面洞、邻舌面洞和邻𬌗邻复面洞等。

(3) Ⅲ类洞  前牙邻面未累及切角的龋损所备成的窝洞,包括切牙和尖牙的邻面洞、邻舌面洞和邻唇面洞等。

(4) Ⅳ类洞  前牙邻面累及切角的龋损所备成的窝洞,包括切牙和尖牙的邻切洞。

（5）Ⅴ类洞 所有牙齿唇颊舌腭侧面颈 1/3 处的龋损所备成的窝洞，包括前牙和后牙颊舌面的颈 1/3 洞。

（6）由于龋损部位的多样化，有学者将前牙切嵴或后牙牙尖发生龋损所备成的窝洞列为Ⅵ类洞。

### 2.2.3 窝洞的命名记录及结构

（1）命名记录 切缘 I（incisal）、唇面 La（labial）、舌面 L（lingual）、颊面 B（buccal）、𬌗面 O（occlusal）、近中面 M（mesial）、远中面 D（distal）、腭面 P（palatal），唇面和颊面统一以 F（facial）表示，近中𬌗面洞可记录为 MO。

（2）结构 包括洞壁、洞角、洞缘、抗力形、固位形。抗力形体现在洞深、箱状洞型、阶梯结构、窝洞外形圆缓、无基釉及薄壁弱尖六个方面。固位形包括侧壁固位、倒凹固位、鸠尾固位及梯形固位。

### 2.2.4 方法和步骤

（1）石膏牙Ⅰ类洞雕刻（图 2-1）

① 设计窝洞外形：用红蓝铅笔在 36 三倍体石膏牙𬌗面画出洞型边界，要求洞型范围要包括𬌗面所有窝沟点隙，尽量保留牙尖三角嵴，外形线应圆缓。

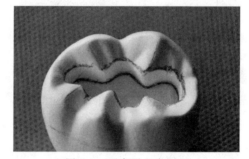

图 2-1 石膏牙Ⅰ类洞型

② 确定雕刻深度：𬌗面实际洞深为 1.5～2mm，根据石膏牙放大倍数，应雕刻洞深为 4.5～6mm。

③ 雕刻并修整洞型：将石膏牙置于水平台面，改良执笔式握持蜡刀，由靠近𬌗面外形线内侧开始，以垂直𬌗面方向下刀挖除石膏，制备出窝洞结构，要求为洞深足够、底平壁直、线角清晰圆钝的箱（盒）状洞型。

（2）石膏牙Ⅱ类洞雕刻（图 2-2）

① 设计窝洞外形：用红蓝铅笔在 16 三倍体石膏牙邻𬌗面画出洞型边界，要求𬌗面为鸠尾形，鸠尾膨大部尽量不破坏斜嵴，鸠尾峡部宽度为颊舌牙尖间距 1/3～1/2。邻面为龈方长于𬌗方宽度的正梯形，龈壁位置尽量位于龈上，邻面外形边缘应达到自洁区，整体外形线应圆缓。

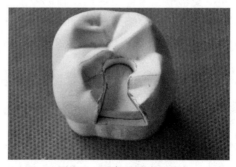

图 2-2 石膏牙Ⅱ类洞型

② 计算雕刻深度：𬌗面鸠尾实际洞深为 1.5～2mm，根据石膏牙放大倍数，应雕刻洞深为 4.5～6mm。邻面龈壁洞深实际为 1～1.5mm，根据石膏牙放大倍数，应雕刻深度为 3～4.5mm。

③ 雕刻并修整洞型：优先雕刻邻面，再雕刻𬌗面，利用蜡刀于外形线内侧完成邻面及𬌗面洞型制备，要求分别为洞深足够，各洞壁平直光滑，点线角清晰圆钝的正梯形及鸠尾形洞型。修整整体洞型要求邻面与𬌗面洞壁衔接处应光滑、自然。髓壁与龈壁应平行且与轴壁近似垂直，形成台阶样结构。鸠尾峡部位置应在轴髓线角内侧。

（3）石膏牙Ⅲ类洞雕刻（图 2-3）

① 设计窝洞外形：用红蓝铅笔在 11 三倍体石膏牙邻腭面画出洞型边界，要求邻面为唇方略大于腭方的正梯形，梯形底线不超过邻唇面轴面角，腭侧面为鸠尾形，位于舌隆突上方且不超过舌侧中线，鸠尾峡部应在邻面边缘嵴内侧，宽度为切龈向宽度 1/3，整体外形线应圆缓。整体洞型尽量处于牙面中 1/3 区域。

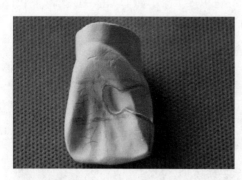

图 2-3　石膏牙Ⅲ类洞型

② 确定雕刻深度：舌侧面鸠尾实际洞深为 1mm，根据石膏牙放大倍数，应雕刻洞深为 3mm。邻面洞深实际为 1mm，根据石膏牙放大倍数，应雕刻深度为 3mm。

③ 雕刻并修整洞型：优先雕刻邻面，再雕刻腭侧面，利用蜡刀于外形线内侧完成邻面及腭侧面洞型制备，形态与Ⅱ类洞型类似，分别要求为洞深足够，各洞壁平直光滑，点线角清晰圆钝的正梯形洞型及鸠尾形洞型。整体洞型要求邻面与腭面洞壁衔接处应光滑、自然。髓壁与唇壁应平行且与轴壁近似垂直，形成台阶样结构。

（4）石膏牙Ⅴ类洞雕刻

① 设计窝沟外形：用红蓝铅笔在 11、16 三倍体石膏牙唇舌面颈 1/3 区画出洞型边界，要求形态为肾型，洞型顶部不高于颈 1/3 与中 1/3 交界线，底部位于龈缘上方，近远中边缘位于两侧轴面角内侧。

② 计算雕刻深度：实际洞深约为 1.5mm，根据石膏牙放大倍数，应雕刻深度为 4.5mm。

③ 雕刻并修整洞型：改良执笔式握持蜡刀，于外形线内侧完成洞型制备。要求洞型为洞深足够、底部为弧形平面、洞侧壁平直、线角清晰圆钝的肾形洞型。

## 2.2.5 材料和器械

三倍体石膏牙（16、36、11）、大蜡刀、小蜡刀、嵌体蜡刀、气枪、红蓝铅笔。

## 2.3　操作注意事项

（1）使用蜡刀雕刻洞型时，注意施力方向及支点的选择。
（2）洞型的洞缘角切勿损伤。
（3）洞型深度应足够且均匀。

## 2.4　实验评价形式

（1）三倍体石膏牙洞型作品评分。
（2）提问相关窝洞的相应分类。
（3）改良执笔式握持器械的方法是口腔医师必须掌握的基础手法，在口腔诊疗过程中应用到的大部分器械均需使用该方法进行握持，才能进行有效的治疗操作。同时，口腔器械及设备在设计理念中，均默认使用右手来握持主要操作器械，如若有左手为惯用手的同学，必须改变用手习惯。这些基本操作，同学应坚持训练，不断改进，养成良好的握持习惯，才能为患者提供更可靠的诊疗服务。

（刘荣场）

# 第 **3** 章

# 离体牙G.V.Black洞型制备

## 3.1 实验目的

（1）掌握龋病的检查及诊断方法。
（2）掌握口腔教学仿真头模设备操作使用方法。
（3）掌握离体牙 G. V. Black 窝洞洞型制备方法。

## 3.2 实验内容与材料器材

### 3.2.1 实验内容

（1）口腔仿头模设备的使用及常用车针类型介绍。
（2）在离体牙上完成 G. V. Black 各类洞型的制备。
（3）完成离体牙龋坏组织的去腐操作。

### 3.2.2 日进仿头模设备使用

口腔教学仿真头模需要水、电、气供给，使用前应检查相应供给是否正常。正常供电保证总电源、设备电源、照明灯电源开启即可。正常供水应保证储水罐水量充足，污水罐排空，供水流量开关处于打开状态，供水脚踏开关处于打开状态。正常供气应保证气泵、空气过滤器、气压阀阀门开启，压力指针指向 0.5～0.7MPa。

使用时以日进仿头模设备为例，应先安装牙𬌗模型，牙𬌗头模上可通过拆卸螺丝进行树脂牙的更换，更换完成后，从仿真头模上拆除颌架、面膜，把强力磁石盖利用颌架上的螺丝固定于颌架上，利用磁吸原理固定牙𬌗模型，再将颌架、面膜重新安装回仿真头模，利用仿真头模头颈部调节点调整头模高度及位置，最后完成高速手机、低速手机、三用枪、吸唾管的安装即可正常使用头模设备。

### 3.2.3 窝洞预备基本原则

（1）去净腐质。

（2）保护牙髓。

（3）尽量保留健康牙体组织。

### 3.2.4 牙体预备方法和步骤

（1）离体牙Ⅰ类洞预备

① 检查牙体组织：利用探针检查离体磨牙𬌗面及颊舌侧窝沟点隙处，如有龋损应确定龋损范围。龋病发生后牙体组织会发生色、形、质的变化。颜色变化可通过视诊观察牙体是否有白垩色、黄黑色或者黑色变化，形态变化可通过视诊观察牙面是否有龋洞，用探针探诊邻面是否有龋洞，质地变化可使用探针检查窝沟点隙、窝洞内部牙体组织是否变软或者出现卡探针现象。

② 去腐、设计外形：如若离体牙有龋损，可使用高速手机及 BR-45 球钻，以提拉式点磨手法，由浅及深地去除窝洞内龋坏组织，龋深时可使用挖匙挖出近髓处腐质，最后使用探针探诊，检查软化牙本质是否去净。在去净腐质后，设计Ⅰ类洞外形。如若离体牙无龋损，则按标准Ⅰ类洞形态设计。

③ 制备标准Ⅰ类洞型（图 3-1）：使用 FG-701 裂钻，将𬌗面窝洞预备修整成底平壁直、线角清晰圆钝的盒状洞型，要将薄壁弱尖、无基釉修整干净。如部分龋损较深，洞底不要

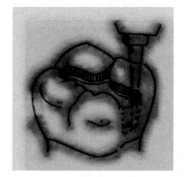

图 3-1　Ⅰ类洞预备示意

求磨平，后期可用垫底材料垫平，但整体洞深要满足 1.5～2mm 的基本充填深度要求。

（2）离体牙Ⅱ类洞预备

① 检查牙体组织：利用探针检查离体磨牙邻面是否有龋损及龋损的范围。

② 去腐、设计外形：如若离体牙有龋损，使用 BR-45 球钻或挖匙去净离体牙腐质，在去净腐质基础上设计Ⅱ类洞外形。如若离体牙无龋损，则按标准Ⅱ类洞形态设计。

③ 制备标准Ⅱ类洞洞型（图 3-2）：先预备邻面，再预备𬌗面。可先使用 BR-45 球钻在𬌗面边缘嵴处内侧垂直钻入邻面，预备出垂直深

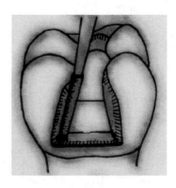

图 3-2　Ⅱ类洞预备示意

度约为 3.5mm，边缘达到自洁区，洞底边缘位于龈上的邻面洞形，再使用 FG-701 裂钻在邻面朝颊舌向适当倾斜，预备修整出邻面梯形的两个侧壁，最后使用 FG-36 倒锥钻将龈壁宽度修整为 1～1.5mm，同时保证邻面垂直深度及龈壁宽度均匀。邻面预备完成后再使用 FG-701 裂钻，以 1.5～2mm 深度标准，在𬌗面制备出鸠尾峡部及膨大部位，同时保证鸠尾峡部位于轴髓线角内侧。最后将邻面及𬌗面分别精修成洞深足够、各洞壁平直光滑、点线角清晰圆钝的正梯形及鸠尾形洞型。

（3）离体牙Ⅲ类洞预备

① 检查牙体组织：利用探针检查离体前牙邻面是否有龋损及龋损的范围。

② 去腐、设计外形：如若离体牙有龋损，使用 BR-45 球钻或挖匙去净离体牙腐质，在去净腐质基础上，设计Ⅲ类洞外形。前牙区去腐应从舌腭侧向唇侧方向下车针，尽量保留唇面釉质组织，如若离体牙无龋损，则按标准Ⅲ类洞形态设计。

③ 制备标准Ⅲ类洞洞型：先预备邻面，再预备腭侧面。先使用 BR-45 球钻在邻面边缘嵴处内侧从腭侧向唇侧方向垂直钻入邻面，向切龈向扩展，向唇侧加深，再使用 FG-701 裂钻朝切龈向适当倾斜，预备修整出邻面梯形的两个侧壁，最后用倒锥钻将唇壁宽度修整为 1mm，同时保证邻面洞型深度均匀。邻面预备完成后再使用 FG-701 裂钻，以 1mm 深度标准，在舌面窝扩展出鸠尾形态洞型或固位沟洞型。最后完成整体洞型修整。

（4）离体牙Ⅴ类洞预备

① 检查牙体组织：利用探针检查前后牙颊舌侧颈 1/3 区是否有龋损及龋损的范围。

② 去腐、设计外形：如若离体牙有龋损，使用 BR-45 球钻及挖匙去净龋坏组织。在去净腐质基础上，设计Ⅴ类洞外形，洞型设计尽量位于龈上，不超过邻面轴面角，如若离体牙无龋损，则按标准Ⅴ类洞形态设计。

③ 制备标准Ⅴ类洞洞型：光滑面上可先用 BR-45 球钻定点定深，再用 FG-701 裂钻扩展洞型，形成洞深均匀为 1mm、底部为弧形平面、洞侧壁平直、线角清晰圆钝的肾形洞型。

## 3.2.5 材料和器械

（1）挖匙（图 3-3） 由柄部与双侧匙形工作端组成，分为大、中、小号，用于挖除炎症肉芽组织、腐烂的牙体组织等。

（2）车针（图 3-4） 常用车针包括 FG-701 裂钻、BR-45 球钻、FG-36 倒锥钻等。FG-701 裂钻工作头长度为 4mm，可据此估算窝洞深度，裂钻主要用于开扩及加深洞形，修整洞底及洞壁。BR-45 球钻工作头直径为 1mm，可据此用于备洞定深，球钻主要用于开髓、去腐质。FG-36 倒锥钻底部直径为 1.2mm，主要用于修平洞底及龈壁。

（3）其他　前后牙离体牙，高速手机，口腔检查器械盘，三用枪头。

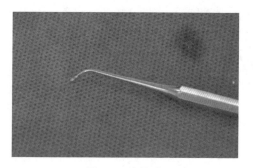

图 3-3　小挖匙

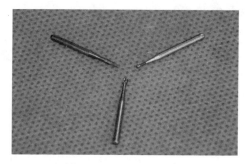

图 3-4　车针（FG-701 裂钻、BR-45 球钻、FG-36 倒锥钻）

# 3.3　操作注意事项

（1）龋深近髓情况下，除使用挖匙外，去腐时还可使用慢速机头、慢速球钻，更为安全。

（2）制备窝洞时，握持器械方式应采用改良执笔式。

（3）备洞时应遵守尽量不破坏健康牙体组织的原则。

（4）使用高速手机、车针时，必须间断式工作，避免因持续钻磨导致局部温度过高而刺激牙髓。

（5）掌握龋病的诊断与治疗方法是作为一名合格的口腔医生最基本的技术要求，在临床实践中应时刻关注龋病的防治问题，为有效降低民众的患龋率，实现健康中国做出自己的贡献。

# 3.4　实验评价形式

（1）离体牙标准洞型作品打分。

（2）完成实验报告。

（刘荣场）

# 第4章

# 仿头模上树脂牙标准洞型制备

## 4.1 实验目的

（1）掌握仿头模上 G. V. Black 各类窝洞洞型制备方法。

（2）掌握仿头模上洞型预备中口镜的使用方法及操作支点的选择应用。

（3）掌握口腔医患诊疗的正确体位。

## 4.2 实验内容与材料器械

### 4.2.1 实验内容

（1）不同牙位洞型预备采取的医患体位。

（2）利用口镜在仿头模上完成 G. V. Black 各类洞型的制备。

### 4.2.2 医患操作体位

临床诊疗操作中，口腔医师要注意医患体位的调整，自身应采取较自然舒适的坐姿，操作过程中尽量使用口镜观察口腔内部情况，避免长期低头、弯腰等不良动作，保持良好工作体态。医师体位一般根据工作需要在 8～12 点范围内变化，椅位调整后，医生的双手操作区应在医生的胸骨中点或心脏水平。患者体位同样根据操作需要进行调整，上颌牙位进行备洞操作时，上颌𬌗平面与地面角度可在 45°～90° 范围进行调整；操作下颌牙位时，下颌𬌗平面与地面角度可在 0°～45°范围内调整。

### 4.2.3 牙体预备方法和步骤

（1）仿头模上 16 树脂牙 I 类洞型预备　在仿头模设备上安装树脂牙𬌗模型、高速手机及车针等，采取正确的医患体位，左手持口镜，寻找合适支点位置，将镜面置于近 17 𬌗面处，获取 16 牙位的操作视野，右手改良执笔式握持高速手机，可选择右下前牙为支点，先用 BR-45 球钻定点、定深，再换 FG-701 裂钻修整洞型，完成标准Ⅰ类洞型预备（图 4-1）。

（2）仿头模上 36 树脂牙Ⅱ类洞型预备　完成准备工作后，左手持口镜，做口外支点，牵拉颊侧黏膜，利用镜面将光线汇聚至 36 牙位，右手改良执笔式握持高速手机，可选择左下前磨牙作为支点，先用 BR-45 球钻于 36 近中边缘嵴内侧垂直钻入，注意留存与邻牙接触的薄壁组织，保护邻牙，再使用裂钻及倒锥钻完成邻面部分制备，𬌗面洞型预备同离体牙一致，最后检查、修整，完成标准Ⅱ类洞型预备（图 4-2）。

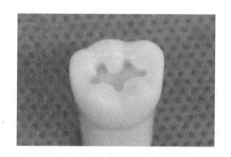 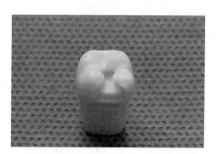

图 4-1　Ⅰ类洞示意（牙位不计）　　　图 4-2　Ⅱ类洞示意（牙位不计）

（3）仿头模上 11 树脂牙Ⅲ类洞型预备　完成准备工作后，左手持口镜，寻找合适支点位置，镜面置于 11 舌侧，镜面聚光，获取并照亮视野，右手持高速手机，支点可选在右上前磨牙区，参照离体牙洞形制备步骤，利用球钻及裂钻完成标准Ⅲ类洞型预备。

（4）仿头模上Ⅴ类洞型预备　唇颊侧的Ⅴ类洞预备可以有直接视野，口镜主要用于牵拉唇颊侧黏膜，暴露操作区，建议先选择球钻定点定深，再使用裂钻参照离体牙预备标准完成标准Ⅴ类洞型预备（图 4-3）。

## 4.2.4　材料和器械

口腔日进头模、树脂牙（16、36、11）、高速手机、FG-701 裂钻、BR-45 球钻、FG-36 倒锥钻、口镜、三用枪头等（图 4-4）。

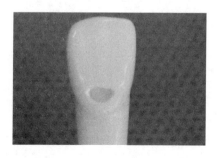 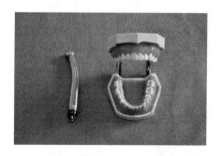

图 4-3　Ⅴ类洞示意　　　　　图 4-4　高速手机、口腔日进头模

## 4.3　操作注意事项

（1）Ⅱ类、Ⅲ类洞型预备应注意保护邻牙，避免邻牙损伤。
（2）备洞过程应注重口镜的使用，避免弯腰、低头等不良操作习惯的形成。
（3）良好的操作姿态可有效地避免多种腰颈部职业病发生，能提高职业续航力。

## 4.4　实验评价形式

（1）仿头模Ⅰ类、Ⅱ类洞型预备考核。
（2）完成实验报告。
离体磨牙复面洞制备术评分标准细化表见表 4-1。

表 4-1　离体磨牙复面洞制备术评分标准细化表

| 评分点 | | | | 评分标准 | 分值（20） |
|---|---|---|---|---|---|
| 操作过程 | 握持方式及支点 | | | 左手固定离体牙，操作中𬌗面始终朝向上且不能随意翻转 | 1 |
| | | | | 右手改良持笔式握持机头，以无名指作支点 | 1 |
| | 操作程序 | | | 由边缘嵴稍内侧入钻，先预备邻面洞，向龈方加深，同时向颊舌方向扩展 | 1 |
| | | | | 由邻面向𬌗面中央扩展，形成鸠尾洞型 | 1 |
| | 操作动作 | | | 点磨，逐渐达到标准深度 | 1 |
| 备洞结果 | 窝洞形态、位置和深度 | 邻面部分 | | 形态：呈正梯形，龈壁位于釉牙骨质界上方 1mm 左右 | 1 |
| | | | | 龈壁宽度：釉牙骨质界内 0.5~1mm | 1 |
| | | | | 边缘：颊、舌洞缘达自洁区，颊、舌壁略外敞 | 1 |
| | | 𬌗面部分 | 峡部 | 位于颊、舌尖之间，轴髓线角的内侧 | 1 |
| | | | | 小于邻面洞宽，峡与邻面洞宽比例为 2:3 或 1:2 | 1 |
| | | | | 小于膨大部洞宽 | 1 |
| | | | 膨大部 | 位于中央窝，颊、舌侧对称膨出 | 1 |
| | | | | 小于邻面洞宽 | 1 |
| | | | 洞深 | 釉牙本质界下 1mm | 2 |
| | | 壁角线 | | 底平，壁直，点线角清晰圆钝 | 2 |

| 评分点 | | 评分标准 | 分值（20） |
|---|---|---|---|
| 备洞结果 | 剩余牙体组织量 | 保留牙尖斜嵴，剩余牙体组织有足够抗力，无薄壁弱尖（3分）<br>预备量不足或较多磨除牙体组织（1~2分）<br>预备量过少或过多磨除牙体组织（0分） | 3 |

注：如有穿髓孔，则该考试项目为"0"分。

（刘荣场）

# 第5章

# 橡皮障隔离技术

## 5.1 实验目的

（1）掌握橡皮障器械的使用方法。

（2）掌握橡皮障翼法上障。

（3）明确橡皮障使用的必要性。

## 5.2 实验内容与材料器械

### 5.2.1 实验内容

（1）以康特橡皮障系统为例，介绍橡皮障系统的组成和使用方式。

（2）利用翼法及橡皮障布优先法分别对36、上颌前牙区进行上障。

（3）诊疗过程中应用橡皮障的优势体现。

### 5.2.2 方法和步骤

#### 5.2.2.1 康特橡皮障系统的组成

（1）橡皮障布　障布根据厚度、颜色、材质、尺寸分为多种，根据操作需要，选择合适障布即可，例如对于乳牙上障，可选用5×5尺寸的障布；对于乳胶过敏患者，可选用非乳胶材质障布。

（2）定位板　能在障布打孔时，提供标准的牙位点标记，使打孔孔位更精确。

（3）打孔器　有5个打孔点位，由小到大编号1～5号，打孔点周径与牙齿周径大小相匹配，可满足全口上下颌前后牙的孔位打孔需求。通常1～5号孔位依次对应的牙位为：下颌切牙、上颌切牙、尖牙和前磨牙、磨牙、较大磨牙。

（4）橡皮障夹　障布的主要固定装置，常规夹子由弓、翼、喙、体部四部分组成。

（5）橡皮障夹钳　用于夹持橡皮障夹。

（6）橡皮障支架　撑开并固定橡皮障布，打开操作空间。

（7）固位楔线　障布的辅助固定装置。

## 5.2.2.2　橡皮障的优点

（1）分离操作区域，隔离血液及唾液，保证术区干燥清洁，提高治疗成功率。

（2）提供清晰的手术视野，节省治疗时间。

（3）保护软组织免受刺激性冲洗液的伤害。

（4）防止患者误吞误咽，造成意外事故。

（5）防止医源性交叉感染。

## 5.2.2.3　上障前准备

（1）利用牙线清理目标牙位的牙间隙，同时检查清除目标牙位上附着的牙结石及增生的牙龈组织。

（2）检查并磨除目标牙位上存在的尖锐牙体组织或悬突，对于缺损较大的牙齿，必要时应先完成假壁的制作。

（3）必要情况下可对目标牙位进行排龈或者局部麻醉操作。

（4）可使用凡士林涂布患者口角处，防止出现干燥、唇裂等不适。

## 5.2.2.4　36翼法

（1）确定打孔位点、打孔　将橡皮障布置于定位板上，用记号笔标记36牙位打孔位置，同时于障布角落标记各象限方向，取下障布，用打孔器4号孔位进行打孔。

（2）润滑目标牙　使用凡士林均匀涂布于36上，润滑各牙面。

（3）上橡皮障　将已打好孔的橡皮障布，利用橡皮障夹翼部撑开，注意橡皮障夹弓部应朝向远中方向，然后用橡皮障夹钳撑开橡皮障夹，连同障布一起固定在36牙颈部上，保证四点稳定接触，注意避免损伤牙龈，再将颊舌侧被翼部撑开的障布从橡皮障夹上用光敏刀拉下，使障布回弹至牙面，再将牙线双折在舌侧形成环状将橡皮障布压下接触区，再从颊侧抽出牙线，修整近远中面的障布，使其充分回弹。

（4）撑开视野　支架的开口端朝头顶方向，支架整体弧度顺从下颌体部弧度安放，将游离的橡皮障布固定于支架的三角突起上，打开操作视野。

## 5.2.2.5　上颌前牙区橡皮障布优先法上障

（1）确定打孔位点　将橡皮障布置于定位板上，用记号笔标记13～23牙位打孔位置，同时于障布角落标记各象限方向，取下障布，用2号、3号孔位进行打孔。

（2）润滑目标牙　使用凡士林均匀涂布于13～23牙位上，润滑各牙面。

（3）上障　建议四手操作，撑开障布，将障布从 13 牙位开始向 23 牙位逐个套入牙齿颈部，如若牙齿邻接较紧，助手可使用牙线辅助，从各个牙位邻面接触点上方下压障布，使障布就位。上完障布后，可选择使用弹性楔线于 13 及 23 远中进行固定，或选择合适的橡皮障夹如上颌前磨牙夹对 14、24 进行固定，注意夹子的弓部应朝向远中，同时避免损伤牙龈组织。固定完成后，再使用光敏刀将术区牙颈部区的障布反折压入龈沟内。橡皮障安装示意见图 5-1。

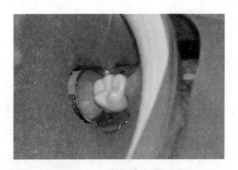

图 5-1　橡皮障安装示意

（4）撑开视野　支架的开口端朝头顶方向，支架整体弧度顺从下颌体部弧度安放，将游离的障布固定于支架的三角突起上，打开操作视野。

#### 5.2.2.6　橡皮障的拆除

诊疗完成后，对于单牙位点上障，应先撤除橡皮障夹，再将支架与障布同时取下。对于多牙位点上障，应先用剪刀剪断牙间的障布，再去除橡皮障夹、楔线等固定装置，最后同时取下支架与障布。

### 5.2.3　材料和器械

（1）康特橡皮障系统　橡皮障布、定位板、打孔器、橡皮障夹、橡皮障夹钳、橡皮障支架、固位楔线（图 5-2）。

（2）光敏刀（图 5-3）　又称树脂雕刻刀，可用于树脂塑形、压排龈线等操作。

（3）边缘封闭剂　用于上障完成后障布边缘的进一步封闭，以获得更严密的隔离效果。

（4）其他　口腔日进头模、牙线、光固化灯、凡士林等。

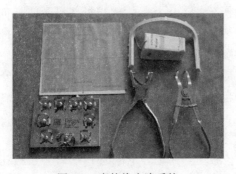

图 5-2　康特橡皮障系统

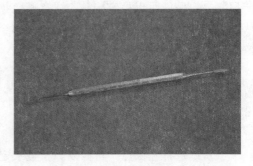

图 5-3　光敏刀

## 5.3　操作注意事项

（1）上障前后应反复确认目标牙位，避免医疗事故产生。

（2）上障完成后需确定障布充填回弹，紧贴牙面，必要时可选择用边缘封闭剂封闭潜在间隙，或者使用牙线在牙颈部区结扎，使障布充分收紧。

（3）使用橡皮障夹时应注意保护牙龈和黏膜，避免软组织损伤。

（4）应用橡皮障隔离技术能提高各种治疗操作的成功率，思考、分析其中"因果"关系，明确口腔临床操作的整体性及复杂性，如合格的橡皮障技术是严密隔湿的前提，而良好的隔湿又是整个修复操作成功的关键，获得理想疗效又是进一步推广橡皮障隔离技术应用的有力保障。

## 5.4　实验评价形式

（1）提问橡皮障的优点及使用要点。

（2）在仿头模上用翼法完成36的上障操作。

（3）完成实验报告。

（刘荣场　文吉）

# 第6章

# 窝洞垫底充填术

## 6.1 实验目的

(1) 掌握银汞合金的充填技术。

(2) 掌握常用水门汀材料的应用范围和使用方法。

(3) 掌握窝洞垫底技术。

## 6.2 实验内容与材料器械

### 6.2.1 实验内容

(1) 常用水门汀材料的调制手法及单层、双层垫底技术。

(2) 金属邻面成型装置的使用技术。

(3) 银汞合金的调制与充填。

### 6.2.2 双层垫底的方法和步骤

#### 6.2.2.1 水门汀材料的性能、特点及用途

(1) 磷酸锌水门汀 凝固时间 2~5min，具有较高的压缩强度，低溶解率，黏结强度较低，材料初步调制完成后 pH 为 1~2，48h 后接近中性，固化早期对牙髓刺激强。一般用于中层垫底、修复体暂时黏固等。

(2) 氧化锌丁香酚水门汀（ZOE） 根据临床用途可分为多种型号，凝固时间 3~8min，溶解性较强，黏固能力较低，压缩强度较低，对牙髓刺激小，具有安抚牙髓作用，一般用于深窝洞洞衬垫底、暂封、牙周敷料等。需要注意的是，若需选用树脂材料黏结或充填窝洞，不宜使用含丁香酚的水门汀垫底或洞衬。

(3) 聚羧酸锌水门汀 凝固时间 2~8min，黏结强度较高，压缩强度较高，对

牙髓刺激较小，一般用作单层垫底、暂时充填修复、粘接修复体等。聚羧酸锌水门汀没有促进继发性牙本质形成的功能，若材料直接接触牙髓组织，会诱发牙髓炎症，故不可用作直接盖髓。

（4）玻璃离子水门汀　根据成分组成可分为多种类型，材料色泽与牙体组织相近，具有较高的黏结强度，压缩强度较高，具有释氟能力，可防止继发龋形成，但对牙髓具有一定的刺激性，一般用于垫底、永久性充填、粘接修复体等。需要注意的是，传统型玻璃离子水门汀在固化初期容易被唾液影响，溶解性较高，操作中必须严密隔湿，术后可再于牙面涂布一层凡士林进一步隔离。

（5）氢氧化钙水门汀　凝固时间3～5min，压缩强度低，易在水中崩解，可形成局部强碱性环境，有一定杀菌、抑菌作用，一般用于直接盖髓、间接盖髓、垫底等。用作间接盖髓时，为避免意外穿髓，可不必去净近髓软化牙本质，材料覆盖后上层充填即可；用于直接盖髓时，需严格遵循相关适应证条件。

#### 6.2.2.2　水门汀材料的调制

（1）磷酸锌水门汀调制　用于充填或者垫底时，应取适当粉剂及液剂置于玻璃板上，一般按照粉液比3g∶1mL的比例用金属调拌刀进行调和。用于粘接时，为获取更好的流动性，可以适当增加液剂的含量。在调拌过程中，注意需将粉剂逐份加入液体中分次调拌均匀。

（2）氧化锌丁香酚水门汀的调制　取适当粉剂及液剂置于玻璃板上，使用金属调拌刀将粉剂分为若干份，逐份加入液剂中，采取旋转手法调拌。该材料用于黏固时，材料稠度应较稀，调制成拉丝状即可，用于垫底时，稠度应适当增加。

（3）聚羧酸锌水门汀　使用塑料调刀及调拌纸。用于充填时，可按2.5∶1的粉液比，将粉剂逐份加入液体中进行调和。用于粘接时，可适当降低粉液比以获得更好的流动性能。

（4）玻璃离子水门汀　粉液型产品应按说明书推荐充填、粘接的粉液比进行调制，应使用塑料调刀进行调和。该材料与金属器械接触会使调和物色泽变灰而影响美观。

（5）氢氧化钙水门汀　使用塑料调刀及调拌纸。双糊剂型调制比例为1∶1。微量水分或潮湿环境能加速材料固化。

#### 6.2.2.3　垫底

（1）单层垫底　窝洞较深，洞底距髓腔正常牙本质厚度在1mm以上时，一般可做单层垫底。以聚羧酸锌水门汀为例，备洞完成后，冲洗、干燥、消毒窝洞，隔湿，调制聚羧酸锌水门汀，用黏固粉充填器取适量材料，送于洞底压平，将材料铺展至各点线角处。为保证充填深度足够，一般垫底材料高度不超过釉牙本质界下0.2～0.5mm处。

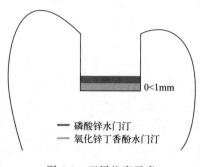

图 6-1 双层垫底示意

磷酸锌水门汀
氧化锌丁香酚水门汀

0<1mm

（2）双层垫底（图 6-1）　去腐后窝洞过深，接近牙髓时，需做双层垫底，窝洞预备完成后，清洗、消毒、干燥窝洞，隔湿，先调制氧化锌丁香酚水门汀，完成后将材料置于黏固粉充填器工作端，直接输送至窝洞底部，均匀压向洞底各点线角处，再将洞壁上多余的材料去净，等待材料初步硬化，基层垫底材料厚度一般不超过1mm。再调制磷酸锌水门汀，利用充填器输送并均匀压入洞底各点线角，压平，去净洞壁上多余材料，等待材料初步硬化即可。一般双层垫底材料整体厚度随洞深而异，但须保证垫底完成后剩余洞深符合充填材料抗力性需求。

## 6.2.3　银汞充填的方法和步骤

（1）备洞清洁并放置邻面成型片及楔子于仿头模上完成 36 树脂牙的近中邻𬌗面洞型预备，清洁并干燥窝洞，隔湿，取邻面 3 孔位金属成型片，通过成型片夹固定于牙上，成型片中部突起方朝向龈方，深度超过龈壁，成型片边缘应高于𬌗面边缘嵴，以便充填物边缘嵴成形。再从颊侧向邻间隙置入楔子，使成型片紧贴牙面。

（2）充填　取银汞合金胶囊，利用银汞调拌机进行混合调制，调制完成后，优先恢复邻面，用银汞输送器分次将银汞合金送入窝洞邻面，使用银汞充填器加压充填，使复面洞转变为单面洞型，再向𬌗面洞输送银汞，先充填点线角处，用充填器层层压紧，逐层充填，直至银汞材料略超出洞缘。

（3）修整充填体　利用探诊大弯头去除邻面多余充填物，注意保护邻面边缘嵴及接触区，使用银汞雕刻刀去除𬌗面多余充填物，并顺沿牙尖走向，雕刻出相应的𬌗面解剖形态，注意防止窝洞边缘出现缺损或者飞边，检查咬合高点，最后可使用银汞抛光器，对银汞表面进行初步抛光。充填后 15min 内应完成雕刻成形。银汞初步硬化后，拆除邻面成型片装置及楔子。

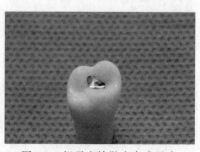

图 6-2　银汞充填抛光完成示意

（4）表面抛光（图 6-2）　充填完成24h 后，可对银汞表面进行研磨抛光，先用抛光车针修整窝洞边缘处飞边，使充填物边缘与洞缘衔接自然且光滑，同时修整形态，再使用抛光橡皮轮，对银汞表面进行精细化抛光。光洁的银汞修复体表面可以有效防止菌斑聚集，提高材料耐腐蚀性能，增加表面强度，防止继发龋形成。

### 6.2.4 材料和器械

（1）银汞输送器 用于将调制完成后的银汞材料安全输送至窝洞内，防止掉入患者口中，造成不良后果。

（2）银汞雕刻刀 用于银汞充填时𬌗面外形的雕刻成形。

（3）银汞抛光器 用于银汞合金初填时的表面初步抛光。

（4）银汞充填器 工作端头部带网状凸起，用于银汞合金充填的加压充填操作。

（5）金属成型片及成型片夹（图6-3） 成型片有3孔隙大号及2孔隙小号两种型号，分别适用于磨牙及前磨牙邻面的包裹塑形，成型片夹为成型片的固定装置，夹臂末端应进入目标牙近远中邻间隙中，以达到稳定夹持的效果。

（6）楔子 有大小之分，应根据治疗牙位邻间隙大小选择合适的楔子，插入两牙邻间隙中，使成型片紧贴牙面，占据邻间隙空间位置，避免充填后出现邻面悬突。

（7）其他 口腔日进头模、树脂牙、口腔检查盘、银汞合金胶囊、黏固粉充填器、银汞调拌器、各类水门汀材料、玻璃板、调拌刀及咬合纸等（图6-3、图6-4）。

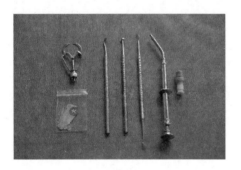

图6-3 金属成型片、成型片夹、
充填抛光器械、银汞胶囊

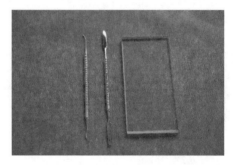

图6-4 黏固粉充填器、金属
调刀、玻璃板

# 6.3 注意事项

（1）安装成型片装置后，需检查成型片与牙面的贴合程度，必要时应重新调整。

（2）拆除成型片时，应先取下成型片夹，再从颊侧将成型片抽出，动作应轻巧，防止损伤患者龈组织。

（3）充填后应告知患者24h内勿用患牙咀嚼食物。

（4）多余的银汞材料应统一收集处理，切勿随意丢弃，防止造成汞污染。

（5）应在课后完成口腔相关材料的拓展阅读，了解口腔材料日新月异的发展趋势，紧跟我国科技的进步和创新步伐，持续学习、与时俱进，更好地服务社会。

# 6.4 实验评价形式

（1）完成 36 邻𬌗面洞型充填塑形，打分。

（2）提问常用水门汀材料应用方式。

（3）完成实验报告。

（刘荣场　章一帆）

# 第7章

# 牙体缺损的直接粘接修复术

## 7.1 实验目的

（1）掌握玻璃离子水门汀直接充填技术。

（2）熟悉光固化复合树脂材料的性能及应用范围。

（3）掌握光固化复合树脂黏结修复的基本方法。

（4）熟悉印章法在树脂充填过程中的应用。

## 7.2 实验内容与材料器械

### 7.2.1 实验内容

（1）使用玻璃离子水门汀完成Ⅰ类洞的充填。

（2）利用邻面成型装置在头模上完成Ⅱ类洞的光固化树脂充填程序。

（3）利用不同类型树脂，完成前牙树脂贴面修复。

（4）使用印章法完成Ⅰ类洞的树脂充填。

### 7.2.2 方法与步骤

#### 7.2.2.1 仿头模上16树脂牙Ⅰ类洞玻璃离子水门汀充填技术

在头模上进行16树脂牙Ⅰ类洞标准洞型预备，预备完成后吹干、隔湿，按照说明书推荐粉液比，使用塑料调刀及调拌纸调制玻璃离子水门汀，调制完成后使用探针将材料输送至窝洞内侧，使用充填器轻压玻璃离子材料，使其充满整个窝洞，材料高于窝洞边缘，注意避免气泡、空腔形成，在材料硬化前，可用充填器大致去除殆面大部分多余材料，待其初步硬化，再使用蓝色咬合纸检查咬合高点位置，使用车针磨除并完成36殆面塑形修整。

### 7.2.2.2 仿头模上36树脂牙Ⅱ类洞光固化树脂充填技术

（1）洞型预备　在仿头模上完成36树脂牙Ⅱ类洞标准洞型预备，预备完成后吹干，隔湿。

（2）安装豆瓣邻面成型装置　选择大小合适的豆瓣成型片，使用持针器或镊子将成型片安装至牙位上，将邻间楔插入邻间隙，压紧成型片，使其贴合牙面，再使用钳子撑开固位环，固定成型片，圆环的脚要放置在成型片与楔子之间，必要时可以辅助补充硅胶牙间楔，提高邻面成形效果（图7-1）。

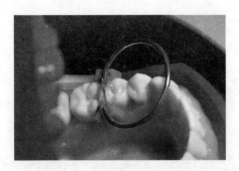

图7-1　豆瓣成型片安装示意

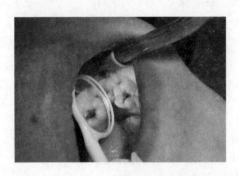

图7-2　37％正磷酸酸蚀操作

（3）粘接面处理

① 全酸蚀粘接系统：隔湿下利用37％正磷酸，同时酸蚀牙釉质与牙本质，酸蚀时间恒牙为20s，乳牙为60s，冲洗至少15s，吹干水分，使窝洞表面形成脱矿微孔层，可再取一湿润小棉球，轻擦窝洞内牙本质表面，在酸蚀后干燥的牙釉质面及相对潮湿的牙本质面涂布表面预处理剂，再涂布粘接剂，三用枪头轻吹均匀，光固化。牙本质层面，粘接剂充分渗透进脱矿的牙本质纤维间微孔隙与预处理剂发生聚合，渗透进入牙本质小管内形成树脂突，产生固位力牢靠的混合层结构。牙釉质层面，表面形成大量树脂突，产生微机械固位（图7-2）。

② 自酸蚀粘接系统：以第六代自酸蚀粘接系统为例，将酸蚀单体加入预处理剂中，省去了独立酸蚀冲洗的步骤。操作时先在窝洞表面涂布含酸蚀单体的预处理剂，吹薄使其铺展均匀，酸性单体会溶解玷污层，使其改性，同时渗入牙本质使其脱矿，预处理剂也会渗入牙本质小管及纤维网孔隙中，增加表面活性，再涂布粘接剂，吹匀并充分接触后光固化。此时粘接树脂、预处理剂，牙本质胶原纤维结构及改性后的玷污层共同形成混合层机制。需要注意的是自酸蚀系统对牙釉质表面的蚀刻程度弱于全酸蚀系统。

（4）充填

① 固态树脂分层斜向充填（图7-3）：混合填料树脂材料在光固化过程中，材料密度增大，体积会产生聚合收缩，窝洞充填时考虑洞形因素值及聚合收缩性能对窝

洞边缘密合性的影响，在充填过程应采用分层斜向充填方式。分层充填的第一层为水平充填，材料厚度不超过 1mm，可用此层垫平窝洞底部，此后每层充填的树脂不超过 2mm，且为斜向式充填，每层充填后光固化 20s，充填时需恢复𬌗面大致解剖形态。Ⅱ类洞充填时应先分层充填邻面，恢复邻面边缘后，再分层充填𬌗面，同时注意恢复𬌗面大致解剖形态。

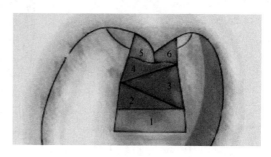

图 7-3　固态树脂分层充填示意

　　② 流体树脂注射充填：流体树脂具有良好的流动性能，该材料可直接注射进入窝洞内部，光固化后塑形即可。需要注意的是流体树脂材料硬度较固态树脂低，不适用于直接承受咬合力的功能尖等处的充填。

　　③ 大块树脂直接充填：树脂材料经过多次改进，近来有多款大块树脂投入临床使用，如 3M™、Filtek Bulk fill（FBF）等，该类型树脂单次固化深度可达 4～5mm，因此在深窝洞的充填过程中，可采用大块树脂直接充填法，能减少充填次数，节约诊疗时间。

　　（5）修形与抛光　有效的抛光塑形能减少牙面上细菌黏附、菌斑聚集，增加食物排溢效率，预防继发龋。充填固化完成后，取下邻面成型装置，检查𬌗面是否存在咬合高点、邻面是否出现悬突，利用相应形态的车针磨除高点及牙面多余树脂完成塑形。𬌗面初步抛光可选用黄标车针完成，邻面可用树脂抛光条由粗到细进行抛光修整，最后可用抛光杯及树脂橡皮抛光轮对牙齿表面树脂进行精细化的抛光。

### 7.2.2.3　前牙 11 树脂贴面修复方法及步骤

　　（1）牙体预备　切端磨除 1mm，唇面牙备量为 0.2～0.5mm，齐龈直角肩台。注意保护邻面近远中接触点。

　　（2）比色，材料选择　树脂比色板对比，选择与牙颈部区、牙体部区、牙切端区相近色泽的树脂材料。

　　（3）酸蚀粘接　选择全酸蚀粘接技术，对牙面进行处理。

　　（4）充填修复　分颈部、体部、切端三部分进行树脂充填成形、固化，要求三部分区域连接处树脂色泽相互移行渐变。再使用车针、橡皮轮塑形抛光。

### 7.2.2.4　后牙 36 树脂牙Ⅰ类洞橡皮障下简易印章法树脂充填技术

　　（1）上障　安装牙𬌗头模后，使用翼法对 36 牙进行上障。

（2）制取简易树脂印章（图7-4）在36殆面均匀涂布凡士林，利用流体树脂覆盖殆面所有窝沟点隙，保证树脂块有一定厚度，在树脂上安置一根粘接棒，光固化，取下简易树脂印章。也可用透明硅橡胶记录殆面形态，制作硅橡胶印章。

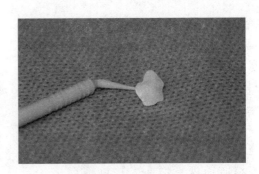

图7-4 简易树脂印章

（3）备洞 在36树脂牙上预备标准Ⅰ类洞型。

（4）酸蚀粘接 使用自酸蚀粘接剂＋正磷酸选择性酸蚀方式完成粘接。

（5）充填 大块树脂充填窝洞，树脂高度应稍超出窝洞边缘，表面放置透明薄膜，覆盖简易树脂印章，用充填器加压，光固化，最后取下印章，去除表面溢出的多余树脂材料，抛光。

## 7.2.3 材料和器械

（1）粘接系统 目前临床上常用的粘接系统可分为酸蚀-冲洗粘接系统及自酸蚀粘接系统，酸蚀-冲洗粘接系统主要代表为第四代及第五代产品，第四代产品由37％磷酸凝胶、预处理剂与粘接剂三组分构成，第五代粘接产品将预处理剂与粘接剂混合，为双组分装。自酸蚀粘接系统主要代表为第六代与第七代产品，第六代产品由自酸蚀预处理剂与粘接树脂双组分构成。第七代产品将酸蚀单体、预处理剂、粘接树脂混合形成单瓶装。

（2）光固化树脂材料 由树脂基质、无机填料、偶联剂、引发体系等组分构成。根据临床用途分通用型膏体树脂、流动树脂、可压型树脂、大块树脂四类。同类树脂根据固化后的颜色还可区分为多种型号（图7-5）。

（3）光固化灯（图7-6） 用于固化含光敏引发剂的各类材料，光源波长应在450～490nm之间。固化时光源应尽量靠近材料表面，距离控制在1mm左右。

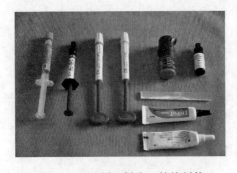

图7-5 酸蚀剂、树脂、粘接剂等

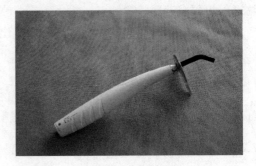

图7-6 光固化灯

（4）豆瓣成型片系统（图7-7）　以俄罗斯 TRO VM 豆瓣成型片系统为例。内含各种类型豆瓣成型片、固位环、成型片专用钳等组成。

（5）树脂抛光条　可根据颜色区分不同研磨砂颗粒大小的抛光条，适用于牙间隙树脂的研磨与抛光。

（6）其他　口腔日进头模、树脂牙、口腔检查器械盘、聚酯薄片、咬合纸、备洞车针、玻璃离子水门汀材料、黏固粉充填器、调拌刀、调和板。

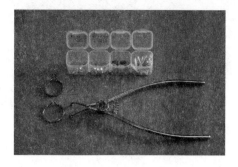

图 7-7　豆瓣成型片套装

# 7.3　操作注意事项

（1）牙本质粘接过程中应注意湿粘接。

（2）自酸蚀系统对牙釉质酸蚀效果较差，可辅助以磷酸做选择性酸蚀。

（3）离体牙釉质酸蚀干燥后注意酸蚀面应呈白垩色脱矿表现。

（4）使用光固化机时注意保护眼部。

（5）树脂粘接修复过程中，可对患牙制备树脂短斜面，能增加粘接面积，增强粘接强度，使充填材料与牙体组织中间过渡更为自然。

（6）后牙𬌗面缺损严重采用树脂充填修复时可选择用牙尖堆塑法，更好的恢复𬌗面形态。

（7）印章法树脂充填时，若患牙因龋导致形态不完整，应在备洞后取模，翻制石膏模型，先用蜡修复整体形态，在模型上制作印章，用于口内充填使用。

（8）在洞深近髓情况下应先使用 Dycal 或者 Lc 材料垫底护髓。

# 7.4　实验评价形式

（1）完成简易印章法树脂充填步骤，并根据作品打分。

（2）提问粘接充填的相应操作要点，学生完成实验报告。

（刘荣场　高原）

# 第8章

# 牙体牙髓虚拟临床诊疗

## 8.1　实验目的

（1）熟悉口腔虚拟仿真设备的使用。

（2）通过虚拟仿真设备练习口内备洞技巧。

（3）掌握急性牙髓炎的诊疗程序。

## 8.2　实验内容与材料器材

### 8.2.1　实验内容

（1）利用牙体牙髓数字化虚拟仿真培训系统进行基本操作练习。

（2）完成相关病历的虚拟诊间诊疗步骤。

### 8.2.2　虚拟仿真操作系统设备介绍

（1）大显示器及小显示器　大显示器的显示软件界面可通过触屏方式操作软件各模块功能。小显示器是在使用力反馈进行口内检查时观察使用，通过镜面反射达到力触觉与视觉空间融合的效果。

（2）左、右手力反馈手柄　模拟口镜探诊镊子等工具的使用，在操作过程中能产生力学反馈。

（3）支点平台及3D鼠标　支点平台可辅助提供操作支点。3D鼠标可调整各方向角度的视角。

（4）脚踏板　踩下脚踏可开始手机工作模式，在口腔执业医考系统中踩下脚踏可对患者进行语音问诊。

## 8.2.3　方法与步骤

### 8.2.3.1　牙体牙髓数字化虚拟仿真培训系统　（图 8-1）

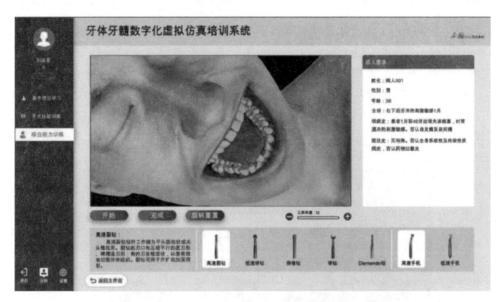

图 8-1　牙体牙髓数字化虚拟仿真系统

（1）基本理论学习　包括牙齿外形认知、髓腔解剖认知、窝洞介绍、器械介绍、操作演示等模块内容。在外形认知、髓腔解剖认知、器械介绍模块，系统构造了每颗牙齿及器械的单独模型，用户可以点击单颗牙齿或器械，可旋转或缩放目标模型进行观察；在窝洞介绍模块，可学习窝洞的分类、窝洞的命名和窝洞的结构等相应的理论知识；在操作演示模块，系统提供了"Ⅱ类洞制备"和"髓腔通路制备"等多个演示选项，点击对应的选项即可进入演示界面。

（2）基础技能训练　包括钻削基本功、标准洞型制备、洞型设计、髓腔通路预备、根管治疗等模块内容。在钻削基本功、标准洞型制备、髓腔通路预备、根管治疗模块中，系统根据不同洞形及治疗需求，提供多种训练方案，操作时可选择相应的器械，利用力反馈设备进行练习。此外，系统区分了牙釉质和牙本质的磨削手感和颜色，有利于体验不同硬度的磨削感受；在洞型设计模块，包含多个成人和儿童的龋坏病例，根据不同病历需要，设计相关洞型形态。在本模块中，应针对不同牙位的Ⅰ、Ⅱ、Ⅴ类洞型进行标准洞型备洞训练，同时对不同牙位牙齿进行开髓操作训练。

（3）综合能力训练　本模块需要根据病例的提示，实施相应的治疗手段，从而有效地巩固临床基本技能的训练成果，提高训练用户的临床能力。在本模块中收集各类型龋病及牙髓炎的病例，应先根据患者病历信息进行初步分析，拟定治疗方案，再点击"开始"，即可进入虚拟仿真操作界面，需根据患者主诉，确定需要治疗的牙位，选择下方正确的车针进行备牙操作，完成后系统会根据操作结果给予评分。

#### 8.2.3.2 口腔执业医考病史采集及病历分析仿真系统

（1）进入系统　在大显示屏触屏打开"口腔执业医考病史采集及病历分析仿真系统"模块，通过虚拟键盘输入账号密码登录系统或选择游客模式登录，模块内含多种临床常见病例，选择口内相关病例系统开始考核操作。

（2）病史采集　进入场景，患者进入诊室，可长按语音问诊按钮或踩脚踏开关进行语音问诊，根据问题，系统会根据病例给予语音病情反馈。问诊应根据应答全面覆盖各种可能诊断（图8-2）。

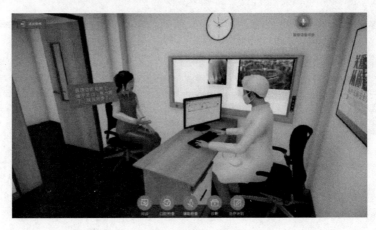

图 8-2　病史采集

（3）口腔检查　进入椅旁场景，先调节医患体位及灯光投射位置，再点击选择所需的检查器械至托盘内，选择完成后进入口腔检查界面，先进行视诊，利用3D鼠标及屏幕触屏可观察患者面部情况，再通过力反馈手柄对患者进行口内检查，左手力反馈手柄模拟的是口镜，右手力反馈手柄模拟的是所选工具，工具可在屏幕左侧点击切换。检查操作结果会在屏幕上显示。检查完成后通过虚拟键盘填写口腔检查记录表（图8-3）。

（4）辅助检查　进入辅助检查场景，勾选添加患者可能需要进行的辅助检查项目，系统会自动给出相关检查结果。

（5）诊断　根据病史采集、口腔检查、辅助检查结果，对患者添加可能的诊断及诊断依据，同时添加相关鉴别诊断和鉴别诊断依据。

（6）治疗计划　根据诊断结果，为患者点击添加需要的治疗方式。操作完成后点击提交，系统会自动生成虚拟病历及成绩报告。成绩报告中会对所有相关操作进行赋分，练习过程中可根据成绩报告进行检验操作的正确性及完整性。

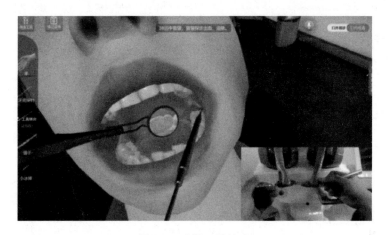

图 8-3　虚拟口腔检查

### 8.2.4　材料与器械

电脑及口腔虚拟仿真操作设备。

## 8.3　操作注意事项

（1）口腔检查操作中要注意屏幕上方是否对检查结果进行反馈，否则检查无效。

（2）在最终提交之前都可以来回切换病史采集、口腔检查、诊断及治疗计划程序进行修改。

（3）辅助检查、诊断与治疗计划中设置较多的干扰选择项，切勿盲目勾选。

## 8.4　实验评价形式

（1）在"牙体牙髓数字化虚拟仿真培训系统"中完成基本理论学习，在基础技能训练模块中进行Ⅰ类洞预备、Ⅱ类洞预备、开髓等训练。

（2）在"牙体牙髓数字化虚拟仿真培训系统"综合能力训练中完成一份龋病备洞考核，并取得 B 以上评分。

（3）进行随机一份病例诊疗系统考核操作，取得 80 分以上者为考核合格。

（刘荣场）

# 第9章

# 开髓术

## 9.1 实验目的

（1）掌握牙髓腔各部分解剖特征。

（2）掌握各组牙齿的开髓方法和技术要点。

（3）掌握器械使用特点、医师的体位、开髓术中的支点应用等。

## 9.2 实验内容及材料器械

### 9.2.1 实验内容

（1）熟悉牙髓腔的解剖，了解髓腔的增龄性变化。

（2）仿头模上进行各组牙的开髓术式操作、支点和口镜的使用方法。

（3）在离体牙上开髓，反复练习开髓和根管口的寻找和确定。

（4）完成实验报告。

### 9.2.2 方法和步骤

#### 9.2.2.1 结合各组牙齿髓腔模型 （图 9-1～图 9-3 ）或标本复习髓腔解剖形态

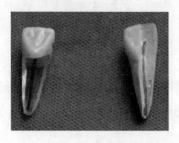
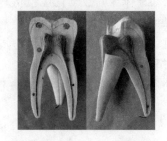

图 9-1　上颌切牙髓腔模型　　　　　图 9-2　上颌第一磨牙髓腔模型

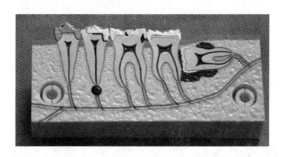

图 9-3　下颌磨牙髓腔模型

（1）复习各组牙齿髓腔解剖形态及各部分形态。

（2）复习髓腔的增龄性变化。

### 9.2.2.2　熟悉并掌握开髓术的原则

（1）开髓术窝洞制备的形状、大小与方向应与牙髓腔解剖形态相对应。

（2）揭净髓室顶，保留髓室壁、髓室底和各根管口的自然形态。

（3）探寻根管口，用根管治疗器械经开髓建立的直线通路进入根管口。

（4）尽量保留健康牙体组织。

### 9.2.2.3　开髓术的基本方法

首先可采用离体牙或带髓腔塑料仿真牙进行开髓术的训练（图 9-4）。离体牙操作参考下面步骤。

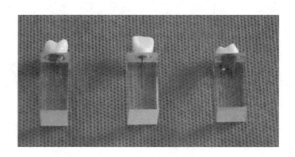

图 9-4　带牙髓腔塑料根管

（1）研读 X 线片　根据牙齿 X 线片，参考髓腔解剖标本，分析牙齿的髓腔形态、大小、方向、髓室顶距髓室底的距离、牙齿及牙根的长度、根管数目等。

（2）去除所有龋坏组织和影响开髓路径的修复体。

（3）形成开髓洞形　选择大小合适的裂钻安放在涡轮手机上，进行洞形制备。首次练习离体牙开髓时，可在牙面用铅笔画出开髓窝洞外形图。

（4）穿通髓腔，揭净髓室顶　在最高的髓角处穿透髓室顶进入髓腔。注意控制钻针进入的深度，做好支点，体会钻针进入髓腔瞬间的"落空感"。穿通髓腔后，换用球钻或 Endo Z 等车针 [图 9-5（a）] 揭净髓室顶。

（5）检查髓角部位的髓室顶是否去净并修整开髓洞形。

（6）探查根管口　用根管口探针探查根管 [图 9-5（b）]，注意体会牙髓探针探及根管口时产生的"嵌入感"，检查器械是否可沿直线进入各根管。

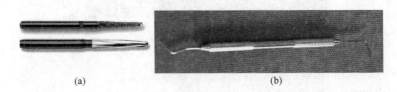

(a) (b)

图 9-5　DG16 探针和 Endo Z 车针

#### 9.2.2.4　各组牙的开髓方法与步骤

##### 9.2.2.4.1　上颌前牙开髓术

上前牙一般为单根管，根管较长较粗，部分根管的根尖 1/3 略向远中弯曲。

（1）开髓洞形　开髓窝洞外形为圆三角形，位于舌面窝的中央，近远中边缘嵴之间。三角形的顶在舌隆突处，两腰分别与近远中边缘嵴平行，底边与切缘平行。上尖牙的开髓窝洞外形则近似于椭圆形。

（2）开髓步骤　钻针从舌面窝的中央进钻，钻针方向与舌面垂直。钻至釉质牙本质界时，改变钻针方向，使其尽可能与牙长轴平行，向根部方向穿通髓腔。根据髓腔的大小揭净髓室顶，充分暴露近、远中髓角及根管口位置（图 9-6）。

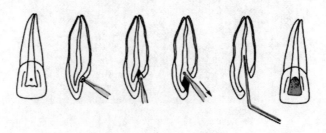

图 9-6　上颌前牙开髓术

开髓过程中应注意：①钻到釉质牙本质界后应立即改变钻针方向，避免形成唇侧台阶或出现颈部侧穿；②开髓口的洞形不宜过大或过小。开髓口过大易形成台阶，甚至出现邻面侧穿及破坏舌隆突的情况；开髓口过小易致近、远中髓角暴露不充分而遗留残髓。

### 9.2.2.4.2 下颌前牙开髓术

（1）根管系统解剖特点　为单根牙，部分下颌前牙根管的根尖 1/3 向远中弯曲或有双根管。

（2）开髓洞形　开髓窝洞外形为椭圆形，位于舌面窝正中。

（3）开髓步骤　从舌面窝与牙面垂直进钻，达到牙本质层后，改变手机方向，沿牙体长轴方向进钻，直至穿通髓腔，去净髓室顶，充分暴露髓角（图 9-7）。

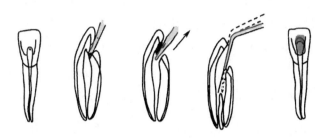

图 9-7　下颌前牙开髓术

过程中应注意：①用较小型号钻针，钻针方向始终保持与牙长轴一致，否则极易造成牙颈部侧穿；②避免开髓口过大形成台阶，或开髓口过小而遗留舌侧髓室顶，甚至遗漏另一舌侧根管。

### 9.2.2.4.3 上颌前磨牙开髓术

（1）根管系统解剖特点　上颌第一前磨牙 87% 以上为两根管，有时为一个扁根管。上颌第二前磨牙多为单根，约 75% 为一个扁根管，约 11% 为双根管。

（2）开髓洞形　开髓口的外形与颈部横断面处的髓室外形相似，为一长椭圆形。其颊舌径为颊舌三角嵴中点之间的距离，宽度约为咬合面近远中径的 1/3（图 9-8）。

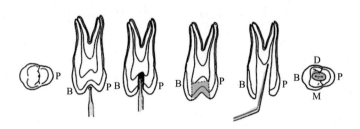

图 9-8　上颌前磨牙开髓术

B—腭侧；P—颊侧；D—远中；M—近中

（3）开髓步骤　在咬合面中央进钻，至牙本质深层后向颊舌侧扩展至颊舌三角嵴的中点处。穿通颊侧或舌侧髓角后，揭净髓室顶。

开髓过程中应注意：①用较小型号钻针，且钻针方向始终与牙长轴保持一致避免形成台阶；②去净髓室顶，勿将暴露的两个髓角当做根管口；③开髓洞口的近远中宽度不能超过髓室的近远中径，否则易形成台阶或牙颈部侧穿。

#### 9.2.2.4.4　下颌前磨牙开髓术

（1）根管系统解剖特点　常为单根管，有时可为双根管。根管粗大较直，根管在牙颈部的横断面为卵圆形。

（2）开髓洞形　开髓洞形为椭圆形或卵圆形，位于咬合面颊尖三角嵴中下部。

（3）开髓步骤　在咬合面中央近颊尖处进钻，钻针方向与牙长轴方向一致，一直穿透髓腔。然后根据根管粗细，去净髓室顶，形成洞形（图9-9）。

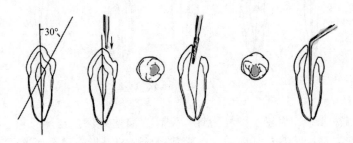

图 9-9　下颌前磨牙开髓术

开髓过程中应注意：①在咬合面的颊尖三角嵴进钻，钻针方向与牙长轴一致，防止向舌侧穿孔或形成台阶；②开髓过程中，注意因牙冠倾斜或磨损带来的新的变化；③去净颊舌侧髓室顶，避免遗漏根管。

#### 9.2.2.4.5　下颌磨牙开髓术

（1）根管系统解剖特点　下颌第一磨牙的近中多为一扁根，多数内有颊、舌两个根管；远中根管较粗大，横断面近似圆形。有时有三根，即远中舌根存在，此根管多细小弯曲。

下颌第二磨牙多近远中各一根。远中根和根管常为直形，近中根管多向远中弯曲，近中颊侧根管弯曲尤为显著。有时两根在颊侧融合，根管也可能在颊侧融合，此时根管的横断面呈 C 形。

（2）开髓洞形　开髓窝洞外形为钝圆角的长方形，位于咬合面近远中径的中1/3偏颊侧部分。开髓洞形近中边稍长，远中边稍短；颊侧洞缘在颊尖的舌斜面上，舌侧洞缘在中央沟处。

（3）开髓步骤　在𬌗面中央窝进钻，钻至牙本质深层时，向近远中及颊侧方向扩展，形成比髓室顶略小的长方形窝洞。然后穿通远中或近中髓角，再沿洞口外形开扩，揭净髓室顶（图9-10）。

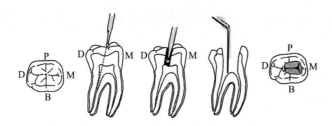

图 9-10 下颌磨牙开髓术

开髓过程中应注意：①开髓洞形的位置在中线偏颊侧才能容易暴露髓腔，还可避免造成舌侧颈部及髓底形成台阶或穿孔；②钻针方向应始终与牙长轴方向一致，避免形成台阶或侧穿；③注意中老年患者因增龄性变化，牙齿髓室顶底距离较近，防止破坏髓室底形态或造成底穿；④要注意体会落空感，检查髓室顶是否揭净；⑤注意髓腔变化，如 C 形根管、远中双根管及其他情况。

#### 9.2.2.4.6　上颌磨牙开髓术

（1）根管系统解剖特点　上颌第一磨牙有三个牙根，其中腭根最粗大，根管口最易找到；颊侧有近远中两根，远中颊根内有一个根管，多为直形；近中颊根较扁，多有双根管或单双根管型，上颌第二磨牙与第一磨牙相似，上颌第三磨牙牙根和根管数变异大。

（2）开髓洞形　开髓的窝洞外形应与颈部横断面处的根管口排列相似，为一钝圆的三角形。三角形的顶在腭侧，底边在颊侧，其中一腰与斜嵴平行。

（3）开髓步骤　用裂钻在中央窝进钻，钻至牙本质深层时，向颊舌向扩展，形成一偏近中、颊舌径较长的钝圆三角形洞型。然后在近中舌尖处穿通髓角，沿洞口形态揭髓室顶。用探针的双弯侧检查颊侧髓室顶是否去净，并确定开髓窝洞颊侧底边的长度，用球钻提拉去净髓室顶，形成窝洞壁向髓腔壁的平滑移行部（图 9-11）。

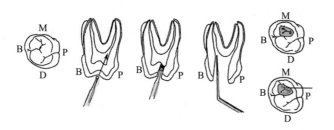

图 9-11　上颌磨牙开髓术

开髓过程中应注意：①进钻时，钻针方向略偏向远中，避免磨损髓室的近中壁，甚至造成颈部缩窄处侧穿；②开髓洞形略偏近中，尽量避开咬合面强大的近中舌嵴；③颊侧底边的长度在揭髓室顶时确定，以尽量保留不必磨去的牙体组织；④髓室顶底间距离随年龄增加而变小，揭髓室顶时要防止破坏髓室底形态，防止髓室底穿；⑤注意根管数目变化，如双根管甚至三根管等其他情况。

### 9.2.3  材料和器械

各组牙齿的牙髓腔标本、透明塑料仿真牙（带髓根管模型）及开髓步骤标本、离体牙石膏模型（上、下颌前牙，前磨牙和第一或第二磨牙各一颗）及相关 X 线片、日进头模、高速手机、口腔检查盘、裂钻、球钻、开髓钻、根管口探针、10#K 锉、开髓术 PPT 或视频资料。

## 9.3  操作注意事项

（1）上颌开髓一定必须有稳固的支点，并且要仔细观察，以防磨除过多的健康牙体组织。

（2）学生实习时，以仿头模为患者，以离体牙为患牙，操作中树立"爱伤"观念。

（3）开髓术操作时，自始至终采用正确体位、术式和支点。

（4）练习使用口镜反光和探查上颌牙齿的情况。

（5）开髓是临床牙髓根尖周病的治疗起始步骤，要认识到对于牙髓炎患者来说，牙痛本身就是机体的应激反应。由于疼痛、陌生的医护人员、生疏的环境都会进一步让患者感到紧张和焦虑。对患者进行必要的心理疏导和充分的爱伤观念都将有利于治疗的进一步开展。

## 9.4  实验评价形式

（1）提问各组牙齿开髓术的操作要点。

（2）通过学生开髓窝洞制备的结果，评价学生对开髓术掌握的程度。

（3）完成并评价实验报告。

开髓术评分标准细化表见表 9-1。

表 9-1  开髓术评分标准细化表

| 评分点 | | 评分标准 | 分值（20） |
|---|---|---|---|
| 操作过程 | 器械选择 | 高速手机、低速手机、裂钻、球钻、探针、10# 或 15# k 锉等 | 0.5 |
| | 握持方式及支点 | 左手固定离体牙，操作中牙𬌗面始终朝向上方，不能随意翻转 | 1 |
| | | 右手改良持笔式握持手机 | 0.5 |
| | | 以无名指作支点 | 0.5 |

| 评分点 | | 评分标准 | 分值（20） |
|---|---|---|---|
| 操作过程 | 操作动作及程序 | 点磨，车针方向始终与牙长轴平行 | 0.5 |
| | | 于𬌗面中央窝进入，逐渐扩大、加深开髓窝洞，制成一近髓深洞 | 0.5 |
| | | 穿髓，揭髓室顶 | 0.5 |
| | | 修整髓室侧壁和根管口（如去除牙本质领） | 0.5 |
| | | 定位根管口，探查根管 | 0.5 |
| 开髓结果 | 开髓位置洞形及剩余牙体组织量 | 位置正确，洞形标准，洞缘线圆缓，未额外损伤正常牙体组织（7分）；位置正确，洞形欠佳，开髓洞口较大或较小，对正常牙体组织有所损伤（3分）；位置不正确，洞形差，对正常牙体组织损伤大，剩余牙体组织过少（0分） | 7 |
| | 髓室顶去净 | 探形小弯端不能钩住髓室顶边缘（3分）；探形小弯端可钩住少数部位髓室顶边缘（1分）；探形小弯端可钩住各个部位髓室顶边缘（0分） | 3 |
| | 直线通道建立和髓室底完整 | 髓室侧壁与根管口和根管冠段直线相连，髓室底完整（3分）；髓室侧壁不直，存有牙本质领或磨除较多，髓室底磨损（1～2分） | 3 |
| | 定位根管口 | 所有根管口暴露清晰，持10#或15#k锉自开髓口可直线顺畅探入根管（2分）。所有根管暴露尚清楚，但不能自开髓口顺畅探入根管（1分）。遗漏根管口，不能直线探入该根管（0分） | 2 |

注：如有髓室侧壁或髓室底穿孔，则该考试项目为"0"分。

（查光玉　王心华）

# 第10章

# 活髓保存治疗

## 10.1 实验目的

（1）掌握盖髓术和活髓切断术的原理和适应证。

（2）掌握盖髓术的操作技术。

（3）熟悉活髓切断术的操作技术。

## 10.2 实验内容及材料器械

### 10.2.1 实验内容

（1）复习盖髓术和活髓切断术的原理和适应证。

（2）在离体牙上行盖髓术，在仿真牙上行活髓切断术。

### 10.2.2 方法和步骤

首先结合各组牙齿剖面标本，复习髓腔解剖形态、保髓治疗的适应证和优缺点。注意在临床上盖髓术和活髓切断术均需术后2周复诊，直至无症状后去部分暂封剂，用水门汀垫底，永久充填。

#### 10.2.2.1 间接盖髓术［图10-1（a）］

（1）患牙上障，利用逐层磨除方法，在离体牙上制备近髓窝洞，辨清近髓区域。

（2）利用1%的次氯酸钠冲洗窝洞、隔湿并清理，拭干窝洞。准备LC或其他盖髓糊剂。

（3）用充填器械蘸适量糊剂涂敷于近髓区，糊剂完全覆盖近髓区，厚约0.5mm。

（4）用黏固粉充填器取适量氧化锌丁香油糊剂暂封窝洞，如拟用树脂充填则使用玻璃离子水门汀。

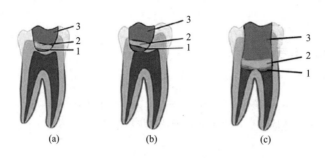

图 10-1　盖髓术和活髓切断术
1—氢氧化钙盖髓剂；2—玻璃离子垫底；3—树脂充填

#### 10.2.2.2　直接盖髓术［图 10-1（b）］

（1）利用逐层磨除方法，在离体牙上模拟意外穿髓情形。

（2）利用 1％次氯酸钠或生理盐水冲洗窝洞、隔湿并清理，拭干窝洞。

（3）调制 Dycal 等其他氢氧化钙糊剂。

（4）用黏固粉充填器蘸适量氢氧化钙糊剂涂无压力状态下敷于穿髓孔上，糊剂完全覆盖穿髓孔和近髓区，厚约 0.5mm，避免糊剂沾在洞壁的其他处。

（5）用黏固粉充填器取适量氧化锌丁香油糊剂暂封窝洞。

#### 10.2.2.3　活髓切断术［图 10-1（c）］

（1）消毒窝洞　上障，去净腐质，冲洗、干燥窝洞，75％乙醇小棉球消毒窝洞。

（2）去髓室顶　从新鲜离体牙穿髓孔处，或采用带牙髓的塑料根管模型（图 9-4），用裂钻磨去髓室顶，髓角处用小球钻提拉式修整。

（3）切断冠髓　用消毒的锐利挖匙或球钻，自根管口略下方切断冠髓。

（4）冲洗止血　用 1％次氯酸钠或生理盐水冲洗髓腔内的残剩碎屑，干棉球止血（临床上出血多时，可用小棉球蘸肾上腺素轻压止血），干燥窝洞。

（5）放置盖髓剂　用黏固粉充填器取适量已调制好的氢氧化钙或 MTA 与其他糊剂放在根管口处，覆盖厚度为 1～1.5mm。

（6）暂封窝洞　用黏固粉充填器取适量已调好的氧化锌丁香油糊剂暂封窝洞，中等大小压力压贴暂封剂，使其与洞壁贴合。

### 10.2.3　材料和器械

各组透明塑料仿真牙（带髓根管模型）、离体牙石膏模型（前磨牙和第一或第二磨牙各一颗）及相关 X 线片、日进头模、高速手机、口腔检查盘、裂钻、球钻、挖匙、水门汀充填器、调和刀、玻璃板、75％乙醇、1％次氯酸钠、生理盐水、氢氧化钙糊剂、Dycal 糊剂、MTA、氧化锌丁香油水门汀、玻璃离子水门汀、聚羧酸锌水门汀等。

## 10.3　操作注意事项

（1）练习操作时，始终注意正确的术式、支点和口镜的应用。

（2）直接盖髓术和活髓切断术要求严格的无菌操作，术中控制感染是治疗成功的关键。

（3）避免盖髓糊剂沾在窝洞其他洞壁处而影响后续材料的充填封闭。

（4）活髓切断术中切断冠髓时，必须用锐利的挖匙或大圆钻，以避免撕拉根髓。

（5）活髓保存治疗过程中，需要考虑到牙痛对患者而言是难以忍受的，因此我们在无菌操作的同时，爱伤观念、关爱患者、无痛治疗也是治疗成功的关键，术后疼痛症状的减轻或消失会缓解患者紧张和焦虑情绪，有利于后续治疗的进一步开展。

## 10.4　实验评价形式

（1）提问盖髓术的适应证和操作要点。

（2）通过学生观察透明仿真牙模型的结果，评价学生对开髓术掌握的程度。

（3）完成并评价实验报告。

（查光玉）

# 第11章

## 根管治疗术

## 11.1 实验目的

（1）掌握常规根管治疗术的技术原理、各种设备及器械的用法。

（2）掌握标准技术法、逐步深入法（含逐步后退技术）的步骤和技术要点。

（3）熟悉镍钛器械单一长度技术的步骤和技术要点。

（4）掌握侧方加压法和热牙胶垂直加压技术。

## 11.2 实验内容及材料器械

### 11.2.1 实验内容

（1）复习根管治疗术的原理和适应证。

（2）学习根管治疗器械的使用技术。

（3）复习根管治疗的程序和各步骤的目的、完成时机与根管预备质控标准。

（4）在离体牙上开髓，反复练习开髓和根管口的确定。

（5）分别完成1个前牙、1个前磨牙或磨牙及塑料根管模块的根管治疗术。

（6）利用X线片评判根管的充填情况。

### 11.2.2 方法和步骤

#### 11.2.2.1 基本理念

首先结合各组牙齿剖面标本和资料，复习髓腔解剖形态、根管治疗的技术原理和实验注意事项等。熟悉掌握生理性根尖孔、工作长度、工作宽带、根尖止点、初尖锉、主尖锉等基本理念。

（1）根管疏通和通畅锉（pathfile） 在根管预备之前，首先要疏通根管，了解根管的通畅性、弯曲情况以及根尖大小（图 11-1）等。一般将较小的根管锉如 10<sup>#</sup> K 锉轻轻插入根管，采用捻法，缓慢前进，小幅度提拉疏通根管根尖，再以机用通畅锉（图 11-2）结合根管冲洗来进一步疏通和清理根管。

（2）根尖止点（apical stop）　根尖部根管壁上牙本质牙骨质界处位于根管最狭窄处，此处一般距离解剖性根尖 0.5～1mm，是根管预备的终止点，也是根管充填的终止点。

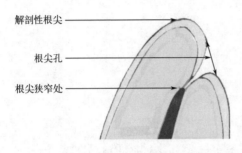

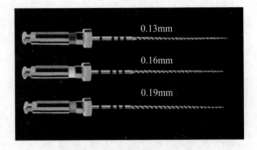

解剖性根尖

根尖孔

根尖狭窄处

0.13mm

0.16mm

0.19mm

图 11-1　根尖狭窄处　　　　　　图 11-2　通畅锉

（3）初尖锉（initial apical file，IAF）　以到达根管工作长度并与根管壁有摩擦感的第一根锉为初尖锉。

（4）主尖锉（master apical file，MAF）　完成根尖预备时所用的最大号根管锉为主尖锉，它通常要比初尖锉大 2～3 号，至少为 25<sup>#</sup> 锉。

（5）回锉（recapitulation）　在根管预备过程中，在换之前采用的小一号锉再次到达工作长度并清理根管，该步骤称为回锉。

（6）工作长度（working length，WL）　指从牙冠部参照点到根尖止点之间的距离。

### 11.2.2.2　开髓及髓腔预备

开髓并修整髓室壁，建立供器械进入根管的直线通路，为根管预备和根管充填创造条件。在形成器械进入根管直线通路的同时，应尽量保留健康牙齿组织。详见本篇 9.2.2.4 章节所述。

### 11.2.2.3　拔髓或髓腔初步清理

（1）拔除成形牙髓　根据根管的粗细，可选取合适的拔髓针（图 11-3），从根管口一侧插入根管，直达根尖部，顺时针或逆时针旋转 180° 可拔出成形的牙髓。注意：拔髓针进入根管时，遇阻力必须后退，换用小号拔髓针或根管锉；拔髓针旋转的角度也不能过大，否则拔髓针易被根管壁卡住，稍多旋转就可能使拔髓针折断。

（2）超声冲洗　对于不成形的牙髓可结合根管超声冲洗来到达到清理根管内的感染物质的目的。先在髓腔内用冲洗器注入次氯酸钠，根据根管的粗细，选取不同型号的根管锉和超声荡洗针头（图 11-4），分别依次达根管的冠 1/3、中 1/3 和根尖 1/3 处，提拉冲洗；期间做冲洗时，若见有碎屑荡出应再反复提拉荡洗，直至出来的冲洗剂清澈无污物为止。注意：尽量避免疏通过程中第一根锉就插至根尖孔位置，而将感染物推出根尖孔。

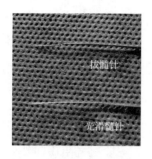

图 11-3　拔髓针和光滑髓针

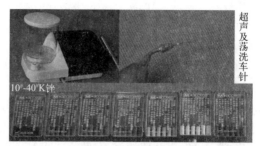

图 11-4　K 锉和超声荡洗器械

### 11.2.2.4　各组牙的根管预备

根管预备的基本要求：维持根管的原始走向；尽可能保留牙体组织；根尖部预备成形局限在生理性根尖孔范围以内；预备后的根管壁光滑连续，管腔通畅，便于冲洗和充填。

（1）前牙标准技术根管预备　标准技术（standardized technique）又称常规技术（routine preparation technique），即用较小的器械探查和疏通根管后，确定根管工作长度，后面每一支根管锉都到达操作长度，直至完成根管预备。标准技术适用于粗大或较直的根管，不宜弯曲根管使用。基本步骤如下。

① 根管疏通及清理。

② 确定工作长度（WL），常用 X 线片法和电测法。X 线法主要根据公式“牙体实际长度/X 线片中牙体长度＝根管锉实际长度/X 线片中根管锉长度”来计算牙体实际长度，并在此基础上减去 0.5～1mm 来估算根管治疗的 WL。

X 线法易产生误差，目前多使用根管长度测量仪来确定 WL（图 11-5）。

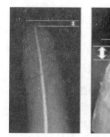

(a)X线法误差产生原因

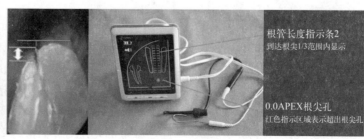

(b)根管长度测量仪

图 11-5　根管长度测量方法

③ 根管预备：要求器械从小号到大号逐号依次使用，根尖部位主尖锉要比初尖锉最少大 3 号，以到达 30#～40# 为宜，同时要求每根器械均要完全达到工作长度。根管扩大的方法除了可采用根管疏通方法外，还可采用以下方法。

a. 旋转提拉法：顺时针旋转 30°～60°，使器械的切刃切入牙本质内，向外提拉退出器械。

b. 平衡力法：顺时针旋转 30°～60°，然后在轻轻向下加压的同时逆时针旋转 30°～60°，最后向外提拉退出。

c. 锉法：将器械压向一侧根管壁，向外提拉切削感染的牙本质，最后清理通畅根管，完成预备。

（2）塑料根管块的逐步深入法根管预备（含逐步后退技术）　逐步深入技术由 Goerig 于 1982 年提出，是对逐步后退技术的一种改良。该技术的原理是在冠部入口预备完成后，先用开口锉和 G 钻完成根管入口的制备，去除冠方阻碍，然后行根尖区的预备。逐步深入技术是一种采用了逐步后退和根向预备两种原理的混合技术。其基本步骤如下。

① 根管入口预备：在髓腔直线入口预备完成后（图 11-6），估计工作长度，用 10#～20# K 锉依次伸入根管至遇到阻力处（塑料根管长 11～12mm），K 锉扩大根管；然后用 3#～1# G 钻，从大到小深入预备通畅部分（塑料根管长 11～12mm）。用 G 钻时只能轻轻向下用力，似"小鸡啄米"。也可用各种根管口成形器械或镍钛开口锉代替 G 钻。预备深度直至根管弯曲部位 ［图 11-7、图 11-8 (a)］。

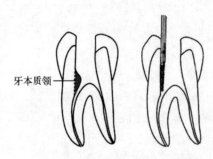
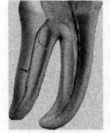
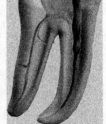

图 11-6　牙本质领用安全钻针去除　　　　图 11-7　用开口锉形成根管上 1/3～1/2 通道

② 根尖部预备：同样使用 K 锉，先疏通预备到 25# 锉至操作长度，再使用逐步后退技术预备到剩余未扩锉的根管。逐步后退技术适用于轻中度的弯曲根管，也可用于直根管的预备，是要求学生掌握的基本方法。具体步骤如下。

a. 确定工作长度（working length，WL）：用 X 线片法或电测法测量 WL，详见前述内容。

b. 选择初尖锉：常为 10# 或 15# 锉，常用初尖锉测量根管的工作长度。

c. 根尖部预备：从初尖锉开始依次将根尖部预备到比初尖锉大 3 号，例如：初尖锉是 ISO 10# 锉，该根管根尖部预备方式为 10# WL→15# WL→10# 回锉→20# WL→

15#回锉→25#WL→20#回锉［图 11-8（b）、（c）］。每支锉均达工作长度，每更换一次器械型号，用大约 2mL 的冲洗剂冲洗一次根管。此时，25#锉称为主尖锉。主尖锉预备完成后，采用逐步后退法预备根管中下部分［图 11-8（c）］，即根管锉每增大一号，进入根管内的长度后退 1mm，直至扩大到根管中部较直的部位。需要注意的是主尖锉预备完成后的根管应满足两个条件：主尖锉能宽松而无阻力地插入根管至全工作长度；加压向根尖方向继续推进主尖锉时，主尖锉在根尖狭窄部遇到坚实的抵抗而不能继续向根尖方向移动，形成根充挡。

d. 根管壁修整：将主尖锉插入根管工作长度，使用锉法按顺时针方向切削整个根管壁，消除根管壁上可能存在的细小阶梯，并冲洗洁净根管。最后使根管预备成为光滑、连续通畅的锥形［图 11-8（d）、（e）］。

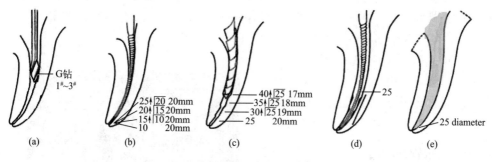

图 11-8　逐步深入法根管预备示意

（3）磨牙镍钛器械单一长度法　本实训采用镍钛机用根管锉 Protaper 为例叙述单一长度法的步骤和方法（图 11-9），具体如下。

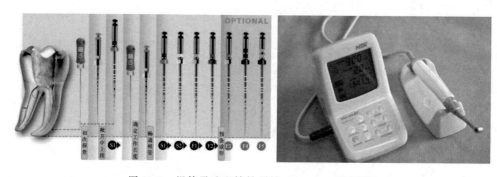

图 11-9　根管马达和镍钛器械（Protaper 机用锉）

① 根据 X 线片粗估工作长度，用 10 号 K 锉疏通根管至距粗估长度 3～4mm 处（根管入口疏通）。

② 用 S1、Sx 敞开根管中上段，距粗估工作长度 3～4mm 处，Sx 进入的深度不得超过 S1（根管入口预备，图 11-6）。

③ 用 10 号 K 锉疏通根管至根尖狭窄处，确定精确工作长度（确定工作长度）。

④ 用 S1、S2 依次达到工作长度，进行根尖初步预备（根尖初步预备）。

⑤ 依次用 F1、F2、F3 到达工作长度，完成根管预备（预备完成）。

### 11.2.2.5 根管冲洗

根管预备中及预备完成后均需用大量的根管消毒液冲洗根管，直至最后流出的液体呈清亮状态，否则表明根管内尚未清理干净。冲洗液可选用 1%～2% 的次氯酸钠和 17% 的 EDTA（去除玷污层）分别冲洗根管，可结合超声冲洗。

### 11.2.2.6 根管消毒 （封药法）

（1）根管消毒是为了进一步降低根管内残留的微生物和毒素，预防根管再感染，减少根尖周组织炎症的产生，目前最常用的根管消毒剂为氢氧化钙和氯己定。

（2）复习根管消毒用药的类型和适应证。

（3）操作应在隔湿情况下，用纸尖（图 11-10）将根管内的液体吸干。应用氢氧化钙糊剂时可通过螺旋输送器或根管锉导入根管，封药 1～2 周。

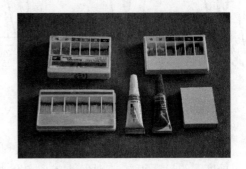

图 11-10　吸潮纸尖、牙胶尖和根管封闭剂

### 11.2.2.7 根管充填

根管充填目的是消除所有从口腔和根尖周组织进入根管系统的渗漏途径，严密地填塞、封闭根管系统，预防再感染，为根尖周组织病变的愈合创造有利的生物学环境。根充时机为患牙无自觉症状，临床检查无异常表现，根管已成形，根管内清洁、无异味或渗出。

目前根管充填主要采用牙胶尖和根管封闭剂相结合的方法，包括冷压法和热压法两大类。其中主要的技术包括冷侧方加压法和热牙胶垂直加压法。

（1）冷侧方加压技术

① 隔湿、用吸潮纸尖或消毒棉捻干燥根管。

② 试主牙胶尖：根据根管操作长度和主尖锉的大小选择合适的主牙胶尖（图 11-10）。主牙胶尖应与主尖锉大小一致，在根管内能到达操作长度或稍短 0.5mm。用镊子标记出工作长度，然后置入根管内，检查其是否能顺利按工作长度达到根尖狭窄部 [图 11-12（a）]。注意：合适的主牙胶尖在根尖 1/3 与根管壁紧密贴合，在根中上 1/3 与根管壁之间有一定的间隙，以便进行侧压 [图 11-12（b）]。若取出时根尖部有回拉阻力，表明主牙胶尖刚好卡在根尖狭窄部。

侧压法可拍 X 线片检查主牙胶尖试尖情况，如果主牙胶尖超出工作长度，穿出

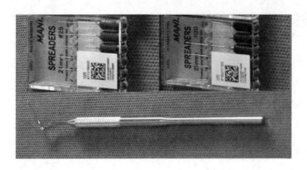

图 11-11　侧方加压器

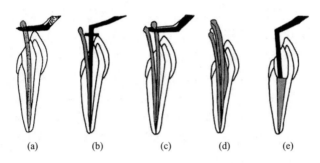

(a)　　　(b)　　　(c)　　　(d)　　　(e)

图 11-12　侧方加压充填牙胶尖

了根尖狭窄部，则所选牙胶尖太细，应换大一型号的牙胶尖，或用牙胶尖测量尺（图 11-13）来修正牙胶尖尖部超过工作长度的部分，重复以上测试步骤。如果主牙胶尖短于工作长度，表明所选主牙胶尖的型号过大，换小一型号的牙胶尖再测试，直至选出合格的主牙胶尖。如果主牙胶尖锥度不合适，即在根尖 1/3 与根管壁有间隙，或在根中上 1/3 与根管壁之间无间隙，

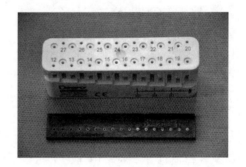

图 11-13　根管测量台和测量尺

则可能牙胶尖型号不合适或根管预备不理想，未形成合适的锥度，应重选牙胶尖或重新预备根管。主尖选择和修整完成后，用 75% 乙醇或 2.5%～5% 次氯酸钠消毒、干燥备用。

　　③ 选择侧方加压器（图 11-11）：侧方加压器应较宽松地到达工作长度，侧方加压器插入主尖和根管壁之间的理想深度比工作长度少 0～1mm，用橡皮片在侧方加压器上标记该长度。如遇弯曲根管，可预弯不锈钢侧方加压器或选用镍钛合金侧方加压器。

　　④ 充填根管封闭剂：一般恒牙选用树脂类糊剂如 AH-Plus，乳牙可选用 Vitapex 制剂。输送器械可用根管锉或螺旋输送器（图 11-14）等，用根管锉导入时，

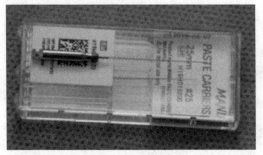

图 11-14 螺旋输送器

应将根管锉蘸取封闭剂后，将糊剂输送进根管内，再贴根管壁逆时针退出，以免根管内充气而影响充填效果。

⑤ 侧方加压充填牙胶尖：选择主牙胶尖，将已消毒及标记好的主牙胶尖尖端蘸上根管封闭剂，缓慢插入至标记的长度［图 11-12（a）］，以向侧方和冠方排出气泡，避免将封闭剂挤出根尖孔。

侧方加压：沿主牙胶尖的一侧插入侧压器至标记长度（WL-1mm），并将主牙胶尖压向一侧［图 11-12（b）］，停留 15s，以防牙胶的回弹。将相应副牙胶尖尖端蘸少许封闭剂，插入至侧压器进入的长度。反复进行侧方加压，加入相应的副牙胶尖，直到侧压器只能进入根管口 2 ～3mm［图 11-12（c）、（d）］。注意：侧压器可旋转 180°并施以侧向力进入根管，但在弯曲根管内旋转角度则应小于 90°。

⑥ 冠部封闭：用携热器械齐根管口切断牙胶尖，在根管口向根尖方向做垂直加压［图 11-12（e）］，以使根管冠方的牙胶与根管壁更贴合。用酒精棉球擦净髓腔，用暂封剂暂封窝洞。

⑦ 拍 X 线片检查根管充填情况。

（2）后牙热牙胶垂直加压法充填技术 热牙胶垂直加压法是利用牙胶加热后变软产生流动性，充填时可更好地适应根管系统的解剖形态，特别是对弯曲根管和侧支根管的充填具有较大优势。其操作步骤如下。

① 隔湿、用吸潮纸尖干燥根管。

② 试主牙胶尖：根据根管的形态和长度选择锥度较大的非标准牙胶尖为主牙胶尖，作好长度标记后插入根管拍 X 线片检查。当 X 线片显示主牙胶尖距操作长度 0.5mm，回拉有阻力，主牙胶尖锥度与根管基本一致时，可用 75％乙醇或 2.5～5％次氯酸钠消毒、干燥备用［图 11-15（a）、图 11-16］。

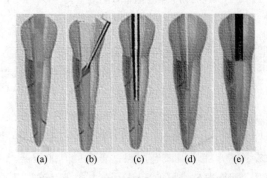

（a）　（b）　（c）　（d）　（e）

图 11-15　热牙胶垂直加压和连续波充填

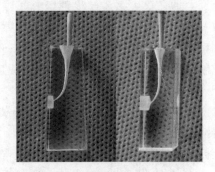

图 11-16　机用镍钛锉预备不同
弯曲度根管（试主尖）

③ 选择垂直加压系统：垂直加压技术需要使用热牙胶设备和垂直加压器（图 11-17），目前市场上有多种设备，本实验采用 BL 热牙胶设备。在一个特定根管的根充中至少需要选择 2～3 个垂直加压器，最小号器械应能达到距根尖部处 3～5mm 处，其他垂直加压器与根中 1/3 和根管口直径相适应。要求垂直加压器可在根管内自由上下运动而不挤压根管壁。在选择垂直加压器的同时也应选好用来加热和取出牙胶的携热尖。

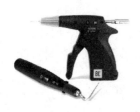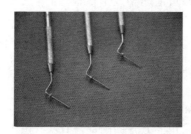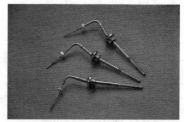

图 11-17　热牙胶垂直加压器械

④ 涂根管封闭剂及放置主牙胶尖：用主牙胶尖蘸取少量的封闭剂插入根管，可在根尖部位的根管壁上留下一薄层根管封闭剂。注意蘸取的封闭剂勿过多，以防止将过多封闭剂挤出根尖区，造成术后不良反应。

⑤ 垂直加压主牙胶尖：首先，用携热尖去除主牙胶尖根管口外的多余部分［图 11-15（b）］，用已试好的垂直加压器向根部加压，可将断面下方软化的 1～3mm 的牙胶充分压实。随后，将携热器插入根管直至距根尖 3～5mm 处，冷却并保持压力加压 10s。待根尖部牙胶尖冷却，加热 1 秒钟取出上部多余牙胶后再垂直加压［图 11-15（c）］。

⑥ 根尖向冠方的牙胶连续波回填［图 11-15（d）、（e）］：将已预热的热牙胶注射器放入根管内，注射银针头与根管内已有的牙胶相接触，融化表层牙胶后，连续注射牙胶，直至充填至根管口处，并加压使牙胶均匀致密成为一体，无间隙和气泡。

此步骤也可采用分段充填的方法进行，即每次注射入根管内的长度为 3～5mm，垂直加压，直至充填到根管口处。

⑦ 暂封窝洞，拍片检查根充结果。

## 11.2.3　材料和器械

日进头模、已开髓的离体牙石膏模型（每组牙位有 1 个牙）、透明塑料根管块（后牙）、口腔检查盘、水门汀充填器、开髓车针、光滑髓针、拔髓针、G 钻、根管锉（15#～40#）、镍钛根管锉、冲洗针头、酒精灯、调和刀、玻璃板、氢氧化钙糊剂、氧化锌丁香油糊剂、17% EDTA 溶液、3%过氧化氢溶液、1%～2%次氯酸钠、生理盐水、吸潮纸尖、0.02～0.06 锥度牙胶尖（15#～40#）、AHplus 根管封闭剂、牙胶尖测量尺、根管测量台、牙胶尖切断器、超声根管荡洗系统、热塑牙胶充填系统、根管显微镜、相关 X 线片拍摄器材、视频资料录像片等。

## 11.3 操作注意事项

（1）根管预备的目的包括根管清理和成形；根管封药的目的是进一步降低根管内感染微生物的水平。

（2）探查到根管口后，手动疏通根管必不可少。先清理髓腔和次氯酸钠冲洗，再用最小号的锉顺着根管走向进行疏通，可辅助 EDTA 凝胶（图 11-18）润滑，循序渐进。

（3）根管预备过程中始终保证根管湿润及有充分的冲洗，冲洗要多种冲洗剂结合使用，冲洗时避免加压，可采用侧方开口的冲洗针头（图 11-19）。

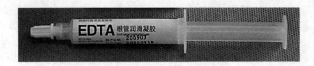
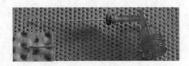

图 11-18　EDTA 凝胶　　　　　　　　　　　图 11-19　冲洗针头

（4）根骨预备尽量保持根管和根尖孔的自然形态和位置，避免发生根管和根尖孔偏移（图 11-16）。

（5）使用器械前要检查有无折痕、锈蚀或螺纹松解，以有效预防意外事件发生，如实验室安全事件。一切事故都要扼杀于萌芽之中。

（6）WL 电测法确定时，注意根管内要保持湿润，导线连通的情况。

（7）根管锉使用时，从小到大不要跳号，严格记次使用，及时更换，以免造成器械折断。

（8）使用机用锉时应严格控制扭力和转速，遵循厂家推荐的扭矩和转速。

（9）使用机用器械时，不应向器械尖端加压和施力。

（10）保持镍钛机用器械在转动状态下进、出根管，以减少扭转折断的发生。

（11）每支器械在每一根管内的工作时间不超过数秒，以降低器械疲劳折断的风险。

（12）镍钛器械操作时每换一支器械都要冲洗根管，并用小号锉疏通根管或回锉。

（13）根管预备的操作必须局限在工作长度之内，避免对根尖周组织的刺激。

（14）整个根管预备过程一定要沉着、冷静。

（15）由于根管的复杂性，医师能否彻底把握疾病的诊断和治疗结果并不容易，临床治疗过程中病情突变或操作失误等情况也时有发生。这些现象可能难以避免。因此，治疗前的知情同意、治疗过程中的及时交流以及出现意外的正确评价则是每个医生必备技能。这既是关爱患者的体现，也是构建良好医患关系的保障。

## 11.4　实验评价形式

（1）提问各主要根管预备技术、根管充填技术的操作要点。
（2）通过观察主牙胶尖合适程度，评价评定对根管预备的掌握程度。
（3）通过学生评价 X 线的结果，评价学生对根管治疗掌握的程度。
（4）完成并评价实验报告。

（查光玉　韩子韵）

# 第12章

# 根管治疗后的牙体修复

## 12.1 实验目的

（1）掌握根管治疗后牙体修复的基本方法。

（2）熟悉树脂间接修复的操作流程。

## 12.2 实验内容及材料器械

### 12.2.1 实验内容

（1）根据模型介绍 RCT 后各类牙体修复方法及其优缺点。

（2）根管治疗后离体后牙的暂时修复。

### 12.2.2 RCT 后牙体修复方法

RCT 后牙体修复方式分暂时性修复及永久性修复。暂时性修复是指在永久性修复完成前，为保护基牙，满足患者经济、美观及功能需要，为患牙制作不能自由拆卸的临时性修复体，主要包括塑料临时冠、树脂嵌体、树脂全冠等。永久性修复体主要包括铸造金属全冠、金属烤瓷全冠、全瓷冠、全瓷高嵌体、桩核冠等。塑料临时冠、永久性修复体制作流程详见口腔修复篇相应章节。

（1）塑料临时冠　暂时性修复体，制取相对简单，能基本满足患者发音、恢复部分咀嚼功能、保护基牙、维持修复间隙的需要，为临床应用最多的暂时性修复体，但其恢复的美观性相对较差，可能不足以满足部分患者前牙区美学需求。

（2）树脂嵌体及树脂全冠　暂时性修复体，由不同色泽型号的复合树脂材料堆塑形成，具有较高的美观性能，能更好地恢复基牙形态与功能，但该修复体耐磨性能差，椅旁制作相对塑料临时冠烦琐。

（3）铸造金属全冠　永久性修复体，优点为基牙预备量小，修复体占用空间小，强度高，耐磨耗，但美观性能差，做磁共振检查前需拆除。

（4）金属烤瓷全冠  永久性修复体能满足美观及使用功能需求，修复体硬度足够但质地较脆，易出现边缘崩瓷现象，部分修复体长期使用后，由于腐蚀，冠内部金属离子会游离至冠周相应的软组织中，临床可表现为冠边缘的牙龈或黏膜着色。

（5）全瓷冠和高嵌体  瓷修复体为永久性修复体，美观性能佳，生物相容性好，但价格相对昂贵。

### 12.2.3 根管治疗后的树脂暂时修复

根据剩余牙体组织情况，可选择不同的修复方式。若牙体组织基本健全，可考虑用复合树脂材料做直接充填修复。若牙体组织缺损范围较大，可考虑复合树脂间接修复方式，如制作前牙树脂全冠或后牙树脂嵌体，方法如下。

（1）基牙处理及预备  使用复合树脂材料充填髓腔内侧，同时恢复基牙必要结构，如牙本质肩领等。按照全瓷冠或嵌体牙备标准预备患牙，预备方法详见第三篇第 32～34 章（图 12-1）。

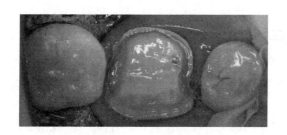

图 12-1  基牙预备

（2）取模、翻制硬石膏模型  利用硅橡胶印膜材料取模，使用硬石膏灌制。

（3）比色，选取树脂  根据比色结果选择相应牙本质色、牙釉质色树脂。

（4）制作树脂修复体（图 12-2）  利用选取的树脂逐层充填固化，制作相关修复体。必要时可先在石膏模型上用蜡塑造理想解剖外形，利用硅橡胶制取导板，除蜡后使用硅橡胶导板辅助树脂修复体制作，以获得更好的解剖形态。

（5）粘接、戴牙（图 12-3）

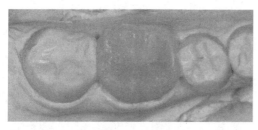

图 12-2  椅旁制作树脂全冠

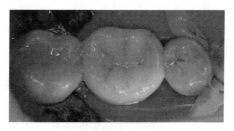

图 12-3  戴牙

### 12.2.4　材料与器械

（1）硅橡胶印模材料　一般由轻体及重体两组分构成，可分为缩合型与加成型两种，该材料具有良好的流动性能及塑形性能，能精确制取口内模型，硬化后尺寸稳定性好，不易产生形变，是目前最理想的口腔印模材料。

（2）其他　离体牙、高速手机、备牙车针、复合树脂材料、粘接系统、比色板、硬石膏、调拌刀、橡皮碗等。

# 12.3　注意事项

（1）树脂修复体耐磨性差，一般不用作永久性修复。

（2）采取暂时性修复方式后，注意防止边缘微渗漏及基牙损伤，应考虑尽早做永久性修复。

# 12.4　实验评价形式

（1）完成实验报告。

（2）提问各类型修复体适应证及优缺点。

（3）根管治疗后牙体修复是保存齿科中一个重要的环节，其成功的关键在于能否持久地行使咬合功能。

（刘荣场　查光玉）

# 第13章

# 显微根管和根尖手术基本技术

## 13.1　实验目的

（1）掌握根尖手术适应证和根尖周病损愈合原理。

（2）掌握根尖手术需用器械及其用法。

（3）熟悉根尖手术的步骤和技术要点。

（4）了解牙科显微镜的基本操作。

## 13.2　实验内容及材料器械

### 13.2.1　实验内容

（1）学习根尖手术适应证和牙科显微镜的使用。

（2）教师在动物头上做前牙根尖手术的示教。

（3）学生完成根尖手术的操作并记录。

（4）完成实验报告。

### 13.2.2　方法和步骤

#### 13.2.2.1　显微镜使用

手术显微镜（operating microscope）由支架系统和光学系统两大部分组成。支架系统包括底座、连接臂、关节和其他附件，主要作用是为光学系统提供悬挂支持结构。光学系统是手术显微的核心部分，具有放大、照明功能，能提供充足的光源便于观察和记录。

根管显微镜在根管治疗、根管再治疗和根管外科等方面都有广泛的应用。通过显微镜直接观察根管的细微结构，确认手术位置，可减少治疗的不确定性，提高治疗质量。

（1）钙化根管的疏通　根管钙化表现为 X 线片上根管系统的影像模糊或消失。传统磨除观察方法对于后牙细小、弯曲的根管容易造成根管偏移、台阶、侧穿等不良后果。

由于钙化部分较正常牙本质颜色偏白、质脆，如图 13-1 所示，可根据钙化根管与正常牙本质之间颜色和质地的差别，对需切削部位作出更精确的判断，从而有效减少根管偏移和根管壁穿孔的发生。学生观看老师示教，并尝试操作。

（2）遗漏根管的探寻　临床上最常发生遗漏的是上颌磨牙近中根的 $MB_2$ 根管（图 13-2），下前牙舌侧根（甚至多个根管）和下磨牙的远中舌根等其他多根管系统，在显微镜下，可结合透照法、染色法以及发泡试验等方法来探寻遗漏根管并完成根管治疗。学生观看老师示教，并尝试操作。

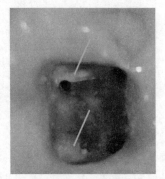
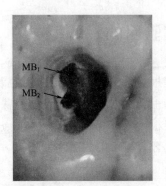

图 13-1　根管钙化物　　　图 13-2　26 $MB_2$ 根管

（3）折断器械的取出　器械折断于根管内是根管治疗过程中常见的并发症，平时操作要时刻注意根管锉的形态变化（图 13-3）。因在显微镜下能更有效地获取根管内的操作视野，显微超声技术已成为处理根管内折断器械的主要方法。

① 术前拍摄平行投照 X 线片了解折断器械的长度、在根管内的位置及根管的粗细及弯曲度等，评估取出折断器械的难易程度。

② 显微镜下定位折断器械（图 13-4），预备直线通路，利用塞力特超声工作尖 ET25 或 ET40 工作，利用超声松动并取出分离的器械。

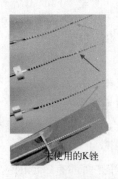
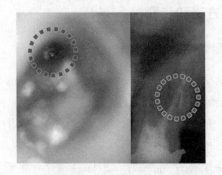

图 13-3　K 锉的螺纹松解　　图 13-4　分离的根管锉镜下所见（25 倍视野）

注意保护好其他根管口通路，勿使弹跳出的断尖部分重新落入其他根管内。学生观看老师示教，并尝试操作。

### 13.2.2.2 显微根尖手术 （以上颌中切牙为例）

讲述临床上准备进行手术的患牙应已完成完善的根管治疗。患者的全身情况检查，包括血常规、凝血功能、肝功能和 HIV 检查及当日体温等，以及相关患牙的 X 线片。本实训术前准备包括：术者常规洗手、戴手套；检查手术器械齐备并严格消毒；术区的铺巾消毒等。

（1）局部麻醉　用 2% 利多卡因或阿替卡因在患牙唇侧近根尖处进行局部浸润麻醉。

（2）术区准备完毕后，固定显微镜，先在低倍（2～3 倍）镜下确定术区。

（3）切口　根据患牙的部位、数量可分别选做弧形、角形和梯形切口。

（4）翻瓣　用骨膜分离器循切口进入，从切口一侧开始翻瓣。翻瓣后，用龈瓣牵引器牵开黏骨膜瓣。

（5）去骨　翻瓣后，参照 CBCT 影像，确定患牙根尖在牙槽骨中的位置。上、下颌切牙区骨壁较薄的地方，患牙根尖区的皮质骨通常已被破坏。骨板较厚的地方，可以先用去骨钻或超声骨刀去除近根尖处牙根根面上的骨质，直至根面暴露，然后沿牙根走向去骨直到根尖暴露。

（6）根尖搔刮　适当扩大骨窗的开口面积后，用刮匙贴骨壁刮出根尖周病变组织［图 13-6 (a)］。刮出的病变组织置于 10% 甲醛溶液中待组织病理学检查。

（7）根尖切除　用超声预备器械在显微镜低倍率（3～8 倍）切除约 3mm 根尖组织，根尖断面制备成牙体长轴垂直。在 15 倍左右视野下，使用亚甲胺蓝染色，用合适的显微口镜［图 13-5 (b)］来检查切除情况、已有根充的严密情况以及根尖部有无裂痕等。

（8）根管倒预备　用合适的超声工作尖［图 13-5 (a)］在牙根尖端断面上的根管口处，在显微镜低倍率（3～8 倍）下，伴随持续水流冷却进行窝洞预备，预备的深度一般为 3mm。倒预备完成后，用无菌生理盐水彻底冲洗，显微加压器压紧根尖冠方的牙胶。然后在高倍率（16～25 倍）下检查根管壁的清理效果，避免残留牙胶或碎屑。

（9）根管倒充填　利用倒充填器械［图 13-5 (c)］用 MTA 充填预备好的窝洞。加压使之与根管壁紧密接触，待初步凝固后，去除根面上多余的充填材料，抛光［图 13-5 (d)］充填物。MTA 固化需要 2～3h，一般在 8～16 倍下进行倒充填操作，充填完毕后在高倍率（16～30 倍）下检查充填材料的边缘封闭情况和表面光滑程度。

（10）复位缝合　去除残余的充填材料和碎骨片，用生理盐水冲洗术区，检查干净后，用挖匙搔刮骨壁，使鲜血充满骨腔，如若骨腔较大，可充填骨诱导或骨引导材料；再用组织钳将龈瓣复位对齐，并用盐水纱布于唇颊面由根方滑向冠方轻轻挤压组织瓣2～3min，以减少瓣膜与骨组织之间血凝块形成，使瓣与骨面紧密贴合，然后缝合伤口［图13-6（b）］。

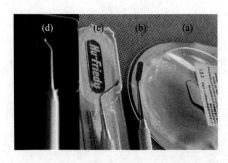

图13-5　根管显微手术用器械

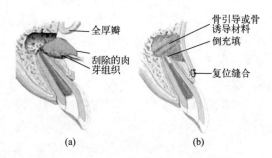

图13-6　根尖切除及倒充填术

常用间断缝合技术，本显微根尖手术中建议用的缝针是3/8圆针和6-0或8-0丝线（传统根尖手术多用4-0丝线进行缝合），以减少对软组织的损伤和瘢痕形成。

（11）临床的术后护理用绷带和棉卷轻压术区以减少组织肿胀和淤血。临床术后疼痛一般较轻，必要时可服用止痛药物如对乙酰氨基酚等。嘱患者保持口腔清洁，可用氯己定溶液漱口，每日3次。一般在术后5～7天拆线。临床一般术后3～6个月复查，并于术后12个月和24个月再次复查其临床表现和X线情况。

### 13.2.3　材料和器械

口镜（包括显微口镜），探针，镊子，刀柄，刀片，手术剪，持针器，1/2圆角针，3/8圆针，6-0、4-0、8-0丝线，骨膜分离器，骨凿，大、小挖匙，冲洗器，5mL注射器，高速手机，裂钻，超声器械（倒预备及倒充填器械、塞力特超声工作尖和荡洗针头），充填器，根管口探针，显微根管锉，显微吸引器，显微冲洗器，MTA输送器，显微充填器，调拌刀，玻璃板，敷料，生理盐水，MTA，10％甲醛，亚甲胺蓝染色剂，猪头数个，钙化根管或断针滞留于根管内的离体牙。

## 13.3　操作注意事项

（1）临床中要严格手术适应证，根管治疗失败者首选根管再治疗。

（2）显微镜属于贵重仪器，操作务必细心，用后及时清理复位。

（3）根尖手术基本操作如翻瓣和缝合技能要勤加练习。

（4）临床根尖手术后的观察和复诊非常必要。

（5）手术治疗对患者来说不仅是疾病带来的负担，还有经济负担。除了充分的知情同意的谈话，还要对患者对疾病治疗结果期望值有准确评价。患者如果以为医师都能手到病除，一旦治疗结果不满意，则容易认为是医师不负责任，可能进一步加深医患间矛盾甚至引起法律纠纷。因此充分的术前沟通及对患者治疗需要和治疗期望的切实评价，对实现精准医疗、构建和谐社会尤为重要。

## 13.4　实验评价形式

（1）评定学生对根尖手术适应证的掌握情况。
（2）评价其显微镜布置的掌握的程度、手术基本操作技术的掌握程度。
（3）评定学生完成的根尖手术记录。

（查光玉）

第 **2** 篇

# 口腔颌面外科学实验

口腔颌面外科学实验目的是要求学生在学习口腔颌面外科专业课的过程中，通过实验操作、临床见习来学习、巩固、验证相关理论知识；通过动手操作，得到比较全面的口腔颌面外科基本操作技能训练；树立无菌观念，掌握无菌操作技术，并熟悉常见病的病史采集、诊断、鉴别诊断及治疗方法。

口腔颌面外科学实验对口腔颌面外科基础知识、基本操作技能、牙及牙槽外科和口腔颌面部炎症、损伤等章节，着重强调实践技能的训练；对肿瘤、涎腺疾病、颞下颌关节疾病、神经疾病、先天性及后天性畸形和缺损等章节，着重强调专科检查、病史采集及病历规范书写的实践。

根据口腔颌面外科学课程的特点，为了培养身心健康、有灵魂的卓越口腔医务工作者，全面提升新时代医学大学生的综合素质，我们拟定了以下课程思政的目标：具有熟练无菌操作、精益求精的外科理念；具备良好的医患沟通能力和高效优质的服务理念；具有大医精诚、救死扶伤的医疗精神；具有甘于奉献、不畏艰辛的忘我工作精神；具备循证医学理念和终身自主学习的能力；具有心怀仁爱、医者仁心的医德医风；具有爱伤意识，诊疗过程时刻体现人文关怀精神；具有良好的法治素养及团结协作精神；熟悉与医疗相关的法律、法规和医院的规章制度，树立牢固的法制观念。

口腔颌面外科基本操作技术大多是有创操作，如果操作不当，会对患者造成不可逆的伤痛，故同学们在口腔颌面外科操作的过程中，既要有严谨认真的工作态度和细致轻柔的爱伤意识，又要有熟练且快稳准的操作技能，因此，需要在实验中不断练习，提升自己的临床技能操作水平。

# 第14章

# 口腔颌面外科基本操作技术

## 14.1 实验目的

（1）初步掌握头面颈部消毒铺巾法和基本包扎技术。

（2）掌握常用手术器械辨认及其使用方法。

（3）掌握口腔颌面外科切开、缝合、打结及拆线方法。

## 14.2 实验内容及材料器械

### 14.2.1 实验内容

（1）口腔颌面部消毒铺巾技术　消毒方法、范围，铺巾法（包头法、手术野铺巾法）。

（2）头面部基本包扎技术　十字交叉法，单眼包扎法。

（3）基本手术操作技术　辨认常用手术器械，练习其使用方法，包括切开、缝合、打结及拆线。

### 14.2.2 方法和步骤

由带教老师分别对两名学生进行示教后，学生2～3人一组互相练习。

#### 14.2.2.1 消毒铺巾

（1）术前准备　临床术前准备含理发、沐浴、剃净毛发。常用药物及浓度为：碘酊，面颈部2%，口腔内1%，头皮部3%，应予75%乙醇脱碘；氯己定溶液，皮肤0.5%，口腔创口0.1%；0.5%碘伏。

（2）消毒方法　以消毒棉球从术区中心开始，逐步向四周环绕涂布（感染创口相反）。涂布时不可留有空白区，同一术区应消毒3～4遍，并避免药液流入呼吸道、眼内及耳道内。

（3）消毒范围　以保证有足够的安全范围为原则。头颈部手术消毒范围应至少术区外 10cm，四肢、躯干则需 20cm。口腔颌面外科常见的手术范围如下。

① 口腔内手术：全部口腔，面部眶上缘（上）颈上线（下），耳前（两侧）。

② 腮腺区手术：耳周发际上 5cm（上），包括颈中部（下），中线（前），耳后 5cm（后）。

③ 因麻醉或手术需显露口腔者，则应消毒口内及全面部。

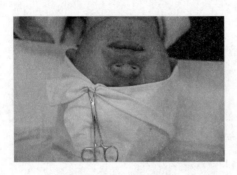

图 14-1　包头法

（4）消毒巾铺置法

① 包头法（图 14-1）：主动或被动抬头，将两块重叠的消毒巾置于头颈下手术台上。头部放下后，将上层消毒巾分别自两侧耳前或耳后向中央包绕，使头和面上部均包于消毒巾内并以巾钳固定。

② 手术野铺巾法

a. 孔巾铺置法（图 14-2）：将孔巾之孔部对准术区遮盖，适用于门诊小手术。

b. 三角形手术野铺巾法：以三块消毒巾分别铺置，呈三角形遮盖术区周围皮肤，以巾钳固定，适用于口腔、鼻、唇及颊部手术。

c. 四边形手术野铺巾法（图 14-3）：以四块消毒巾分别铺置，呈四边形遮盖术区周围皮肤，以巾钳固定，适用于腮腺区、颌下区、颈部及涉及多部位的大型手术。

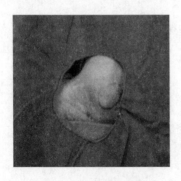

图 14-2　孔巾铺置法

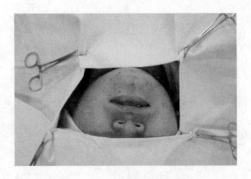

图 14-3　四边形手术野铺巾法

#### 14.2.2.2　头面部基本包扎技术

（1）十字交叉法　选择宽 8～10cm、长 5m 左右的绷带。患者取坐位，操作者在其正前方站立，先在加压区域和患侧耳周放置 2～3 层纱布。用绷带先由额至枕部环绕 2 周，继而反折经一侧耳前腮腺区向下，经下颌下、颏部至对侧耳后向上，复至同侧耳后；绕下颌下及颏部至对侧耳前，向上经顶部，向下至同侧耳前，再绕下颌下、颏部至对侧耳后。如此反复缠绕，最后再如前作额枕部环绕 1 周，以防止绷带滑脱，止端打结，或以胶布固定。检查松紧度，注意颏下区防止压迫气管，保持呼吸道通畅；绷带包扎均匀，无脱落线头，边缘无毛边。

（2）单眼包扎法　选择宽 8～10cm、长 5m 左右的绷带。患者取坐位，操作者在其正前方站立，于健侧鼻根先置一上下行的短绷带，并在患侧耳周垫以棉垫或纱布，以免包扎时压迫耳廓。绷带自额部开始，先绕额枕环绕 2 周，继而斜经头后绕至患侧耳下并斜行向上经同侧颊部、眶下至鼻背、健侧眶上，如此环绕数周，每周必须覆盖前一层绷带的上 1/3～1/2，直至包妥为止，止端以胶布固定，将留置的短绷带打结收紧，以暴露健眼。

### 14.2.2.3　手术患者包头、消毒、铺巾（以腮腺、口腔手术为例）（图 14-4、图 14-5）

3 名同学一组，分别扮演术者、患者、助手，以腮腺全麻手术为例，在手术台上示教包头、消毒、铺巾。

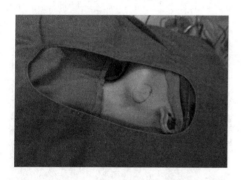
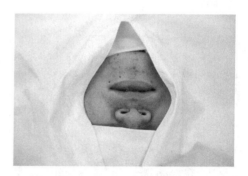

图 14-4　腮腺手术消毒　　　　　　　　图 14-5　口腔手术铺巾

### 14.2.2.4　基本手术操作

（1）正确辨认常用的手术器械，并掌握其正确的使用方法，注意手术刀片的拆、装及握持方法。

（2）示教海绵（或鲜皮动物）上切开、止血、组织分离、缝合、打结及拆线，然后每位同学再进行操作练习。

① 切开：切口设计要求与神经、血管平行，选择隐藏部位与皮纹方向一致，长短以充分显露为宜。切开时，皮肤用手绷紧或固定。手术刀与组织面垂直（起刀时垂直将刀尖刺入，移动时转至 45°角切开皮肤，切完时又使刀呈垂直位），准确、整齐、深度一致地一次切开。要注意层次并逐层切开。切忌在皮肤上来回拉锯式切割

和斜切，以致造成创缘不齐。除少数整复手术外，各层组织，如皮肤、筋膜、肌肉均应逐层切开。

② 钳夹、结扎止血：钳夹止血是使用最多、最普遍的方法，即用蚊式血管钳对看得见的出血点进行迅速、准确的钳夹并结扎。在结扎后剪线时，组织内结扎线头所留长度一般为 1mm 左右，避免遗留过长线头。

③ 组织分离技术：目的是显露解剖部位，切除病变组织，同时保护正常和重要组织。分锐性分离和钝性分离。锐性分离是直视下使用刀、剪进行分离。钝性分离是非直视下使用血管钳进行分离。

④ 缝合：原则为彻底止血，自深而浅，对位缝合。注意适当的边距和针距：整复手术边距 2～3mm、针距 3～5mm；颈部手术边距 3mm、针距 5mm；舌组织手术边距和针距 5mm 以上。

a. 单纯缝合：又分为间断缝合（图 14-6）和连续缝合两种。间断缝合将切开的组织边缘对正缝合，在口腔颌面外科手术中，肌肉、筋膜、皮肤等以间断缝合为主。

b. 外翻缝合：又称褥式缝合，适用于创缘较薄的黏膜、松弛的皮肤以及有内卷现象的创缘缝合。

⑤ 打结（图 14-7）：示教单手打结法和持针器打结法，要求外科结，且每个结均为顺结。

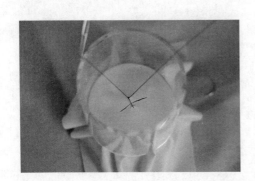 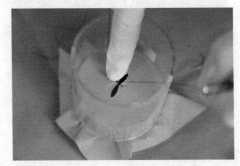

图 14-6　间断缝合　　　　　　　　　　图 14-7　打结

⑥ 拆线：拆线前应用碘酊或酒精消毒。

### 14.2.2.5　口内缝合术操作步骤

（1）消毒和戴无菌手套　操作者着装应符合要求，应该严格按照无菌操作规范进行，首先要进行黏膜消毒。外科洗手后戴无菌手套，在缝合模型上进行。

（2）进针　将两侧相邻创面的边缘向中线拉拢，缝针先从游离侧进入，距创缘 2～3mm 处垂直进针，刺入橡皮布内，再穿过较为固定的另一侧，每针间距 3～5mm，将两侧瓣的位置对准后，准备打结固定。缝针进入两侧瓣组织离创缘的距离应相等。拉拢时动作应轻柔，不可用力过大，避免将组织撕裂。

（3）打结　缝合完毕后需要对缝线打结。打结方法分为器械打结及手打结两种。器械打结多用于口腔内较深、结扎血管以及缝线过短时的创面缝合，因打结的位置在口腔内比较深，用器械打结比较方便。方法是将血管钳或持针器放在缝线较长端与结扎物之间，用长头端缝线环绕血管钳或持针器一圈后打结，再按同样方法打第二结。口腔内缝合为避免滑脱，一般以三重结为宜。

（4）剪线　打结完成后，术者将双线尾并拢，轻轻提起，助手用左手托住微微张开的线剪，"顺、滑、斜、剪"，将剪刀近尖端顺着缝线向下滑至线结的上缘，再将剪刀向上倾斜适当的角度，然后将缝线剪断。组织内结扎线头所留长度一般为1mm左右，口内线头至少余留5mm。

### 14.2.2.6　换药、拆线操作步骤

（1）换药前的准备　进入换药室及换药前后应戴好口罩、帽子。换药用品一般包括消毒药碗、镊子（有齿与无齿各1把）、探针、剪刀、碘伏棉球、盐水棉球、纱布、油纱布、胶布、绷带以及其他特殊需用药物等。每次换药前后均使用肥皂洗手，擦干后再涂抹消毒剂。

（2）换药操作步骤　换药应严格遵守无菌操作原则，即使是感染创口也应如此，否则将造成或加重创口感染。

① 以手先除去外层敷料，再以镊子去除内层敷料。移除内层敷料时，应顺切口方向揭开，以免造成创口撕裂。如内层敷料与创口粘连过紧，切勿强拉，可用生理盐水等溶液浸湿后，再行移去。用碘伏棉球自创口内缘向外缘擦拭，已接触外缘皮肤后不能再向内擦拭。对于有创面的创口，创面只能用盐水棉球或其他消毒液涂拭清洁。

② 应清除创口内外的异物，如线头、坏死组织等。脓性分泌过多时，应用消毒溶液或抗生素溶液冲洗。如需作细菌培养，在打开创面时即应自创面或脓腔采取标本，或直接将引流物送培养。

③ 换药完毕后，应盖以外敷料（暴露创口例外）。一般至少应有3～4层纱布，然后用胶布或绷带固定。

（3）拆线　拆线前，应用1%碘伏或75%乙醇涂擦缝合处，先行消毒。拆线如果为一次拆完，一般也宜间隔拆线，以防创口有裂开倾向时，可及时停止拆除其他缝线。拆线时，一手以无齿镊将线头提起，在一端紧贴皮肤处剪断，然后向被剪断侧拉出。如任意在他处剪断后拉出，有使感染被带入深层组织的可能，拉出线头如向非剪断侧，则有使创口裂开的危险。

## 14.2.3　材料和器械

无菌手套、口腔检查器械盘、11号尖刀片、刀柄、组织剪、线剪、血管钳、持针器、口腔缝合器、铺巾钳、三角针、圆针、缝线、海绵或鲜皮动物、卵圆钳、碘

伏棉球、酒精棉球、消毒巾、绷带、纱布、胶布等。

## 14.3　操作注意事项

（1）掌握正确的操作手法，反复训练提升操作速度和准确性。

（2）所有操作过程中动作需轻柔、细致认真，具有爱伤意识，时刻体现人文关怀精神。

（3）铺巾注意事项　树立无菌观念，具有无菌操作的外科理念。包头铺巾均在外科洗手后进行，注意不能接触手术台面等非无菌物品；保持拱手位，不能与助手的手接触；无菌巾铺置前看准部位，1/4折面向下，半空中放下，避免拖拉动作；注意巾钳交接、握持手法；巾钳固定前要有提拉动作，防止钳夹到皮肤或眼睑；钳夹部位为手术巾外层，不能直接与皮肤接触，防止手术中使用电刀意外灼伤皮肤。

（4）包扎注意事项　注意无菌操作，创面覆盖无菌纱布；颌下区和颈部注意保持呼吸道通畅，压力均匀适度；腮腺区创口包扎，应施以一定的压力；切开引流创口，第一次包扎适当加压（止血），换药后再次包扎应注意引流通畅；整形手术创口，压力不宜过重，以免影响组织血运；骨折复位后的创口包扎，应注意防止错位。

（5）缝合注意事项　接触良好，正确对位；先游离侧，后固定侧；无张力或最小张力；等量、对称；防止创缘内卷或过度外翻；不能夹有其他组织，以免影响愈合；功能部位（如口角、下睑等）避免过长的直线缝合；合适的缝线：颌面外科常用1-0、3-0和1号缝线；缝合舌组织时，由于组织易撕裂，进针点距创缘4～5mm。缝合进针时，针尖应与黏膜垂直，方可达到一定的进针深度。如两侧创缘高低不等（厚薄不均），应加以矫正，即薄（低）侧组织缝合稍多而深些，而厚（高）侧组织则稍少而浅些。

（6）打结的松紧适度。

（7）换药注意事项　严格遵守无菌操作原则；动作要准确、轻巧、细致，切忌粗暴；遵循先无菌创口，后污染创口，再感染创口的顺序。

（8）拆线注意事项　如伤口有张力，可延缓几天拆线，或间隔拆线，拆线后可用蝶形胶布牵拉减张。

## 14.4　实验评价形式

（1）评定学生完成的各种操作手法及操作效果。

（2）口内缝合术、十字交叉绷带包扎法、单眼交叉绷带包扎法评分标准见细化表（表14-1～表14-3）。

表14-1　口内缝合术评分标准细化表

| 评分点 | 评分标准 | 分值（20） |
|---|---|---|
| 体位与准备 | 术者站立位，一手持镊子，另一手持持针器 | 1 |
| 缝合动作 | 用镊子夹住一侧皮片的中份拉起 | 2 |
| | 在距切口处2～3mm处垂直进针 | 2 |
| | 旋转过针 | 2 |
| | 再经另一侧皮片拉起垂直出针 | 1 |
| 拉线打结 | 用左手持针，缓慢拉线后，用持针器打结 | 2.5 |
| | 再手握持针器，用示指推进结头，控制好缝线的松紧度，再用持针器反向打结，然后再打第3个结 | 2.5 |
| 剪线 | 拉紧缝线并剪除，保留线头5mm | 2 |
| 追加缝合 | 在切口中央缝合后，两侧各追加缝合一针，进针、拉线、打结同上 | 3 |
| | 缝合时针距和边距对称、均匀 | 2 |

表14-2　十字交叉绷带包扎法评分标准细化表

| 评分点 | 评分标准 | 分值（10） |
|---|---|---|
| 体位 | 患者坐位，操作者在其正前方站立 | 1 |
| 绷带选择 | 颌面部常用宽8～10cm、长5m左右的绷带 | 1 |
| 加压 | 先在加压区域和患侧耳周放置2～3层纱布 | 1 |
| 包扎缠绕方法 | 先用绷带由额至枕部环绕2周，继而反折经一侧耳前腮腺区向下，再经颌下、颊部至对侧耳后向上，再经顶部向下至同侧耳后绕下颌下、颊部至对侧耳前 | 2 |
| 绷带固定 | 反复缠绕，最后再如前作额枕部的环绕1周，以防止绷带滑脱，止端以胶布固定 | 1 |
| 效果评价 | 目标区域：以腮腺区为标准 | 1 |
| | 组织器官保护：双侧耳郭保护 | 1 |
| | 松紧度：保持呼吸道通畅，防止压迫气管 | 1 |
| | 美观：绷带包扎均匀，无脱落线头，边缘无毛边 | 1 |

表 14-3  单眼交叉绷带包扎法评分标准细化表

| 评分点 | 评分标准 | 分值（10） |
|---|---|---|
| 体位 | 患者坐位或仰卧位，操作者站立在其正前方 | 1 |
| 绷带选择 | 颌面部常用宽 8～10cm、长 5m 左右的绷带 | 1 |
| 加压 | 先在加压区域及患侧耳周放置 2～3 层纱布 | 1 |
| 包扎缠绕方法 | 于健侧鼻根部先置一上下行的短绷带；绷带自额部开始，先环绕额枕 2 周，继而斜经头后绕至患侧耳下并斜行向上经同侧颊部、眶下至鼻背、健侧眶上，如此环绕数周，每周覆盖前一层绷带上的 1/3～1/2，直至包扎妥善为止 | 2 |
| 固定 | 反复缠绕，最后再环绕耳枕 1 周，以胶布固定；将留置的短绷带打结收紧，以暴露健眼 | 1 |
| 效果评价 | 包扎区域：以眶下区为标准 | 1 |
| | 组织器官保护：健侧眼睛是否暴露，患侧耳郭是否保护 | 1 |
| | 松紧度：保持呼吸道通畅 | 1 |
| | 美观：绷带包扎均匀，无脱落线头，边缘无毛边 | 1 |

（曹明国  孙伟锋）

# 第15章

# 口腔颌面部局部麻醉

## 15.1 实验目的

（1）掌握三叉神经解剖知识及其在口腔和面部的分布。

（2）熟悉口腔常用各种局部麻醉的方法和步骤。

（3）初步掌握下牙槽-舌-颊神经阻滞麻醉、浸润麻醉、鼻腭神经阻滞麻醉、腭前神经阻滞麻醉、上牙槽后神经阻滞麻醉操作方法。

（4）初步掌握局部麻醉的并发症及其防治。

## 15.2 实验内容及材料器械

### 15.2.1 实验内容

（1）结合头颅标本复习三叉神经解剖知识，教授口腔各种局部麻醉方法。

（2）示教各种常用口腔局部麻醉的方法和步骤。

（3）同学互相注射阻滞麻醉（下牙槽-舌-颊神经阻滞麻醉、浸润麻醉、鼻腭神经阻滞麻醉、腭前神经阻滞麻醉、上牙槽后神经阻滞麻醉）。

### 15.2.2 方法和步骤

#### 15.2.2.1 结合头颅标本讲授并示教各种局部麻醉方法

结合头颅标本的解剖结构重点讲授三叉神经解剖结构与局部麻醉的关系。讲解各种常用口腔局部麻醉的方法、步骤及其并发症的防治。

#### 15.2.2.2 示教局部麻醉方法和步骤

（1）局部麻醉前的准备

① 接待同学，收看门诊病历及核对姓名、年龄和麻醉的牙位，核对有无全身禁

忌证，有无过敏史。

② 调节头位、椅位、灯光，麻醉上颌牙时，一般上颌𬌗平面与地平面呈45°角，麻醉下颌牙时，下颌𬌗平面与地平面平行，椅位高度调节至下颌𬌗平面与术者的肘关节水平。

③ 请患者漱口，铺小方巾，关掉灯光。准备好麻醉药物及器械，将器械放在无菌托盘内。

④ 医生手消毒。

（2）局部麻醉的操作步骤

① 请护士（助手）协助打开灯光。再次核对需麻醉的牙位。

② 核对麻醉药物，确定麻醉方法，检查注射针头质量及麻醉药物是否含有杂质。

③ 用干棉球揩干注射部位，然后用1％碘伏消毒进针部位。

④ 按正确的麻醉方法注射麻醉药物，注射前应排除针筒内的气泡。进针后在回抽无血的情况下边注射边观察患者面色，注射速度应缓慢，不宜太快。

⑤ 麻醉显效检查：刺激患者的牙龈无疼痛感或同侧下唇、舌体有麻木感。

### 15.2.2.3 局麻操作

同学间互相注射阻滞麻醉（下牙槽-舌-颊神经阻滞麻醉、浸润麻醉、鼻腭神经阻滞麻醉、腭前神经阻滞麻醉、上牙槽后神经阻滞麻醉），要求同学按照老师示教局麻的方法和步骤进行操作。

## 15.2.3 常用相关麻醉要点、麻醉效果评价

（1）骨膜上浸润麻醉

① 将麻醉药注射到所麻醉牙位的根尖部骨膜浅面，主要用于上颌及下颌前牙及牙槽突手术。

② 根据注射部位的要求调整好患者的椅位，用口镜牵引注射处的黏膜使之绷紧，然后在拟麻醉牙的唇颊侧前庭沟底进针，当注射针头刺入根尖平面的骨膜上后，酌情注射局麻药液0.5～1mL。

③ 麻醉范围：对应牙的颊侧牙龈、黏骨膜、牙髓。

（2）下牙槽-舌-颊神经阻滞麻醉（下颌支内侧隆突注射法）（图15-1）

① 注射时，下颌𬌗平面与地平面平行，患者保持大张口，将注射器置于对侧第一、第二前磨牙之间并与中线成45°角，注射针应高于下颌𬌗平面1cm且与之平行，使针体与患侧颊黏膜接近垂直。

② 在翼下颌皱襞中点外侧3～4mm处进针（若上颌无牙，则在第三磨牙牙槽嵴下1.5cm处）。进针深度2～2.5cm，待针尖触及骨面且回抽无血后注入麻药1.5～2mL。然后将注射针退针少许，再注入麻药0.5mL。

③ 麻醉区域及效果：麻醉下牙槽、舌、颊三条神经所支配的下颌同侧唇、颊、

舌牙龈、黏骨膜，口底黏膜、舌下腺、牙髓及牙槽突。

（3）鼻腭神经阻滞麻醉（切牙孔注射法）（图15-2）

① 切牙孔位于左右尖牙连线与腭中线的交点上（前牙缺失者，以唇系带为准，越过牙槽突往后 0.5cm）。

② 注射时，患者头后仰，大张口，注射针自切牙乳头侧缘刺入黏膜，注射少量麻药，然后将针头移向中线，使之与中切牙长轴平行，向后上方推进约 0.5cm 即可进入切牙孔，回抽无血，注入麻药 0.25～0.5mL。

③ 麻醉区域及效果：两侧上颌尖牙腭侧连线前方的牙龈、黏骨膜和牙槽突。

（4）腭前神经阻滞麻醉（腭大孔注射法）（图15-3）

① 注射时，患者头后仰，大张口，上颌𬌗平面与地面成 60°角。

② 注射针在腭大孔的表面标志稍前方

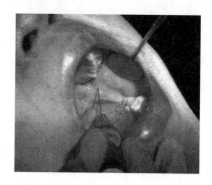

图 15-1　下牙槽-舌-颊神经阻滞麻醉

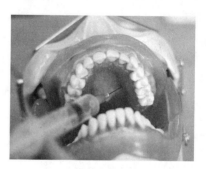

图 15-2　鼻腭神经阻滞麻醉

刺入腭黏膜，往上后外方推进至腭大孔，回抽无血，注入局麻药 0.3～0.5mL。行腭前神经阻滞麻醉时，注射局麻药不可过量，注射点不可偏后。

③ 麻醉区域及效果：可麻醉上颌同侧磨牙、前磨牙腭侧的牙龈、黏骨膜及牙槽突等组织。

（5）上牙槽后神经阻滞麻醉（上颌结节注射法）（图15-4）

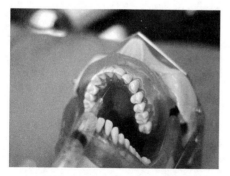

图 15-3　腭前神经阻滞麻醉

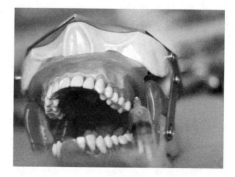

图 15-4　上牙槽后神经阻滞麻醉

① 注射时，取坐位，头微后仰，上颌𬌗平面与地面成 45°角，半张口。

② 术者用口镜将口颊向后上方牵开以显露术区，以上颌第二磨牙远中颊侧口腔前庭沟底为进针点，注射针与上颌牙体长轴成 40°角，向上后内方刺入。进针时针尖斜面沿着上颌结节弧形表面滑动，深 1.5～1.6cm，针尖刺入不宜过深，以免刺破上颌结节后方的翼静脉丛引起血肿。回抽无血后注入麻醉药液 1.5～2mL。

③ 麻醉区域及效果：可麻醉上颌同侧磨牙（除第一磨牙颊侧近中颊根）、牙槽突及其相应的颊侧牙龈、黏骨膜。

（6）检查麻醉效果，如有麻醉失败者，应分析麻醉失败的原因，如进针点、进针方向、进针角度、进针深度等方面是否有错误。

### 15.2.4 材料和器械

综合治疗椅、无菌手套、口腔检测器械盘、消毒棉球、1%碘酊、注射仿头模、麻醉药、注射器及抢救用品等。

# 15.3 操作注意事项

（1）注射前仔细询问局麻药物过敏史、是否空腹、测量血压，排除局麻禁忌，避免发生局麻并发症。

（2）注意正确的注射进针点、注射角度、操作手法、回抽动作。局部麻醉操作过程中动作需轻柔，要有细致真诚的爱伤意识。缓慢推注局麻药物，边注射边观察患者反应，如发现局麻并发症，立即停止注射，做相应处理。

（3）树立无菌观念，具有无菌操作的外科理念。

（4）建立良好的医患沟通能力和优质的服务理念，安抚患者，避免恐慌和摇头动作，诊疗过程时刻体现人文关怀精神。

# 15.4 实验评价形式

（1）评定学生局麻操作步骤及局部麻醉效果。

（2）下牙槽-舌-颊神经阻滞麻醉、上牙槽后神经阻滞麻醉评分标准见细化表（表 15-1～表 15-3）。

表 15-1 常用相关阻滞麻醉要点表

| 常用麻醉方法 | 进针点 | 注射方法 | 注射药量 | 麻醉范围 |
|---|---|---|---|---|
| 浸润麻醉 | 拟麻醉牙对应的前庭沟底 | 注射针头刺入根尖平面的骨膜上 | 注入麻药 0.5～1mL | 麻醉牙的颊侧牙龈黏骨膜、牙髓 |

| 常用麻醉方法 | 进针点 | 注射方法 | 注射药量 | 麻醉范围 |
|---|---|---|---|---|
| 下牙槽-舌-颊神经阻滞麻醉 | 翼下颌皱襞中点外侧3～4mm | 大张口，注射器置于对侧口角，与中线成45°角，高于下颌𬌗平面1cm，进针深度2～2.5cm，触及骨面，回抽无血 | 注入麻药1.5～2mL，然后将退针少许，再注入麻药0.5mL | 三条神经所支配的下颌同侧唇、颊、舌牙龈、黏骨膜、口底黏膜、舌下腺、牙髓及牙槽突 |
| 鼻腭神经阻滞麻醉 | 切牙乳头侧缘 | 后仰大张口，与中切牙长轴平行，向后上方推进约0.5cm，进入切牙孔，回抽无血 | 注入麻药0.25～0.5mL | 两侧尖牙腭侧连线前方的牙龈、黏骨膜和牙槽突 |
| 腭前神经阻滞麻醉 | 腭大孔的表面标志稍前处 | 后仰大张口，注射器置于对侧尖牙区，往上后外方推进至腭大孔0.3～0.5cm，回抽无血 | 注入局麻药0.3～0.5mL | 同侧磨牙、前磨牙腭侧的牙龈、黏骨膜及牙槽突 |
| 上牙槽后神经阻滞麻醉 | 上颌第二磨牙远中颊侧口腔前庭沟底 | 半张口，注射针与上颌牙长轴成40°角，向上后内方刺入，沿着上颌结节弧形表面滑动深约1.5～1.6cm，回抽无血 | 注入麻醉药液1.5～2mL | 同侧磨牙（除第一磨牙颊侧近中颊根）、牙槽突及其相应的颊侧牙龈、黏骨膜 |

**表 15-2　下牙槽-舌-颊神经阻滞麻醉评分标准细化表**

| 评分点 | 评分标准 | 分值（10） |
|---|---|---|
| 体位与医嘱 | 下颌𬌗平面与地平面平行 | 0.5 |
| | 尽量大开口 | 0.5 |
| 进针点 | 翼下颌皱襞中点外侧3～4mm，颊脂垫尖处 | 2 |
| 进针方向 | 注射针与中线约呈45°角，针筒位于对侧前磨牙区，注射针高于下颌𬌗平面1cm | 1 |
| 行针过程 | 以进针方向向深部刺入 | 2 |
| 进针深度 | 针尖达下颌支内侧骨面，深约2.5cm | 1 |
| 回抽动作 | 回抽无血 | 1 |
| 注射量 | 注入麻药1～1.5mL，边退针边注射1mL | 1 |
| 麻醉效果 | 下唇麻木 | 1 |

**表 15-3　上牙槽后神经阻滞麻醉评分标准细化表**

| 评分点 | 评分标准 | 分值（10） |
|---|---|---|
| 体位与医嘱 | 上颌𬌗平面与地平面呈45°角 | 0.5 |
| | 患者半张口 | 0.5 |

| 评分点 | 评分标准 | 分值（10） |
|---|---|---|
| 进针点 | 上颌第二磨牙远中颊根前庭沟底 | 2 |
| 进针方向 | 注射针与上颌殆平面呈 40°角 | 1 |
| 行针过程 | 边进针边向后、上、内移行，沿着骨面滑行 | 2 |
| 进针深度 | 1.5cm 左右 | 1 |
| 回抽动作 | 回抽无血 | 1 |
| 注射量 | 注射麻药 1.5～2mL | 1 |
| 麻醉效果 | 上颌后牙颊侧牙龈锐器刺激无痛 | 1 |

（孙伟锋　吴昊宣）

# 第16章

## 牙拔除术

## 16.1　实验目的

（1）掌握拔牙的相关适应证、禁忌证。

（2）掌握牙钳、牙挺的正确握持方式与操作方法。

（3）熟悉各类牙拔除术的步骤与操作要点，基本掌握普通牙拔除术。

## 16.2　实验内容及材料器械

### 16.2.1　实验内容

（1）认识有关拔牙及牙槽外科手术器械。

（2）示教各类拔除术的步骤和方法。

（3）学生在仿头模（或鲜猪头）上进行各类牙拔除术操作。

（4）门诊见习各类牙拔除术。

### 16.2.2　方法和步骤

#### 16.2.2.1　拔牙手术器械识别

（1）有关拔牙术及牙槽外科手术器械的识别

① 在带教老师的指导下，从提供的器械盘内一一识别出牙拔除术的基本器械：含牙钳、牙挺及辅助器械，如牙龈分离器、刮匙、咬骨钳、骨锉、骨膜剥离器、手术刀及缝合器具（持针器、线剪），并掌握各类器械的握持手法及使用方法。

② 观察牙钳的结构形态，识别出直钳、反角式钳及刺枪式钳。

③ 观察牙钳的形态类型，鉴别出上颌牙钳〔上颌前牙钳、上颌前磨牙钳、上颌

磨牙钳（分左右）、上颌智齿钳、上颌万
用钳，图16-1～图16-3]、下颌牙钳［下
颌前牙钳、下颌前磨牙钳、下颌磨牙钳
（分左右）、下颌智齿钳，图 16-4 ～
图 16-6、图16-8] 及特殊牙钳，总结出
上颌牙钳与下颌牙钳的区别要点。识别
上颌根钳、下颌根钳、上颌牛角钳、下颌牛角钳（图16-7）。

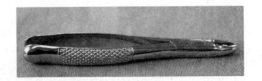

图 16-1　上颌前牙拔牙钳

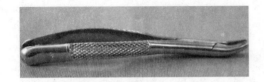

图 16-2　上颌前磨牙拔牙钳

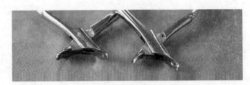

图 16-3　上颌磨牙拔牙钳（区分左右）

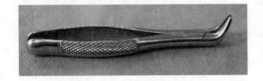

图 16-4　下颌前牙拔牙钳

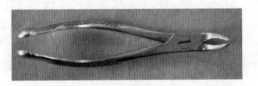

图 16-5　下颌前磨牙拔牙钳

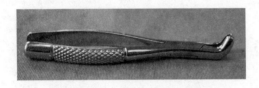

图 16-6　下颌磨牙拔牙钳

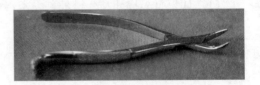

图 16-7　下颌牛角钳

④ 观察牙挺的结构形态，识别出直挺、弯挺（分左、右）、三角挺（图16-10）。
鉴别牙挺（图16-11）、根挺、根尖挺（图16-9）。

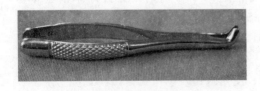

图 16-8　下颌智齿拔牙钳

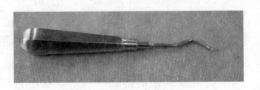

图 16-9　根尖挺（弯挺）

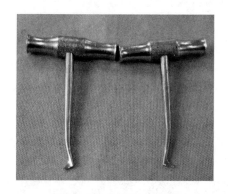

图 16-10 三角挺（成对）

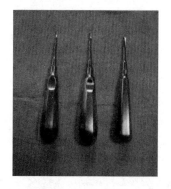

图 16-11 牙挺

（2）实验各类牙钳和牙挺的正确握持方式与操作方法

① 根据带教老师示教，在仿头模上实验正确规范的牙钳使用要点。

a. 握持（图 16-12）：牙钳由钳柄、关节和钳喙三部分构成。钳柄为握持部位，多为右手握钳，将钳柄置于手掌，以示指和中指把握一侧钳柄，另一侧钳柄紧贴掌心，而拇指按于关节上，无名指与小指深入两钳柄之间，以便分开钳柄；也可采用反向握钳法，其动作与正握法的区别是右手拇指位于钳柄末端一侧。持握牙钳时，应注意握持区尽量靠钳柄的末端区，以增大牙钳的杠杆机械效率。钳住牙冠后，将无名指和小指退出两钳柄之间，和示指、中指同居一侧再紧握钳柄，即可开始拔牙动作。

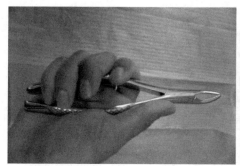
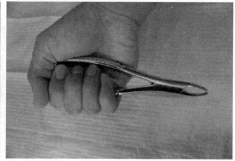

图 16-12　牙钳握持手法

b. 安放用力：牙钳的安放一般应与患牙的长轴平行，以防断根及伤及邻牙。在拔牙的全过程应始终夹紧患牙，以完成各种拔牙动作。力量的控制极为重要，绝不允许使用未受控制的暴力。

c. 体位：需要保持正确的体位、术者合理的位置、以上臂和肩作为前臂及手的控制点、正确的握钳、适宜的力度。

d. 保护：拔上颌牙，术者可用左手两指扶住患牙和邻牙；拔下颌牙用左手拇指扶于钳喙与钳柄交界区，以辅助加力和防止伤及对颌牙，其他手指托住下颌下缘，起固定颌骨及减小对颞下颌关节损伤的作用。

② 根据带教老师示教，在仿头模上实验正确规范的牙挺使用要点。牙挺由刃、柄和杆三部分构成，挺刃是作用于患牙的部分，它的形状及大小随使用目的而有所不同；挺柄是术者握持的部分。牙挺的工作原理为杠杆原理、楔的原理、轮轴原理。

a. 握持（图 16-13）：牙挺的握法有两种即掌握持及指握持。掌握法所产生的力量较大；指握法时术者的感觉更为敏锐。

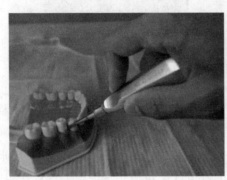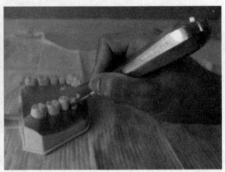

图 16-13　牙挺握持手法

b. 插入：分水平和垂直插入法。水平插入法挑选挺刃宽窄及弧度与牙根相适应的牙挺，由患牙的近、远中轴角切入，以牙槽突顶为支点；或从残根、断根断面高的一侧切入。将牙挺插入牙周间隙，旋转牙挺，结合小幅度的撬动，扩大牙槽窝并撕裂牙周膜；同时向根尖方向推进，利用楔的原理；辅助牙向殆方脱位；在患牙松动或可用牙钳夹持时，应使用牙钳完成脱位动作。垂直插入法：将直牙挺与牙轴垂直向插入。插入点在所拔牙的近中，其支点在牙槽中隔，挺刃凹面向远中；向殆面方向旋转，同时推进结合撬动，牙的脱位方向是殆面远中。

c. 体位：需要保持正确的患者体位、术者合理的位置、以上臂和肩作为前臂及手的控制点、正确的握挺、适宜的力度。

d. 保护：术者左手同时扶住患牙和邻牙，既可感知患牙的松动进展，也可发现邻牙是受到影响，并可为右手作辅助支点，限制牙挺的活动范围。

#### 16.2.2.2　牙拔除术示教的步骤和方法

（1）确认牙拔除术的适应证。

（2）排除牙拔除术的禁忌证。

（3）术前沟通　要求患者正确叙述病情，向患者说明拔牙术中可能发生的情况及交代术后注意事项等，并应征得患者同意并签署知情同意书。

（4）术前检查

① 询问病史：包括药物过敏史、全身健康及出血情况等。女性患者注意询问妊娠和月经情况。必要时应做相关检查，排除拔牙禁忌。

② 口腔检查：口腔全面检查，重点检查预拔除牙及邻牙、对颌牙。常规影像学检查以进一步了解患牙及其牙周情况，以及与周围重要解剖结构的关系。

③ 患者体位：拔牙时患者多采用坐位。拔上颌牙时，患者上颌𬌗平面约与地平面成45°角。拔除下颌牙时，下颌牙𬌗平面与地面平行。

④ 手术区准备：使用消毒灭菌的器械和敷料，拔牙术区常规消毒，去除大块牙石；拔除阻生牙、埋伏牙或需翻瓣去骨的手术，口周和面部的皮肤应予消毒、铺巾。口内术区及麻醉穿刺区以1%碘伏消毒。术者洗手并消毒，戴手套操作。

⑤ 根据手术准备相应的器械。除增配牙龈分离器、牙挺、牙钳、刮匙和小纱布或干棉球外，其余同第15章麻醉。

（5）牙拔除术操作步骤和方法

① 局麻：根据不同牙位的神经分布及解剖结构，选择合适的局部麻醉方法。具体操作同第15章。

② 分离牙龈：用牙龈分离器分离患牙四周，将牙龈分离器插入牙龈沟内，抵至牙槽嵴顶，切割分离牙龈，注意支点防止滑脱，完全分离牙龈。

③ 挺松患牙：对坚固不松动的牙、死髓牙、冠部有大的充填物或牙冠破坏较大时，应用牙挺将牙齿挺松后换用牙钳。用牙挺时，一是要有支点（近中牙槽嵴顶），二是用左手保护好邻牙及周围软组织。

④ 放置牙钳：正确选用及安放拔牙钳。操作时要求切忌暴力夹紧牙齿，夹紧程度以钳喙不易滑动为宜。置入牙钳之前再次核对牙位，放置好牙钳后务必请带教老师复核，注意勿伤及邻牙。

⑤ 牙齿脱位：向颊侧𬌗向脱位，注意防止突然脱位撞击对颌牙。

⑥ 拔牙后处理：a. 常规检查所拔牙齿是否完整，有无断根，同时检查拔牙创有无龈撕裂或牙槽嵴及牙槽中隔过高，判断是否需要缝合拔牙创或行牙槽嵴修整术；b. 用刮匙探查拔牙窝，去除异物（牙石、牙片、骨片）、炎性肉芽组织、根端小囊肿等，搔刮牙槽窝；c. 复位已被扩大的牙槽窝；d. 用小块纱布或棉卷放置在拔牙创上，嘱患者轻轻咬紧；揩干净患者口周血迹。

⑦ 拔牙后医嘱：详细嘱咐患者拔牙后注意事项，必要时开处方给予抗菌、消炎、消肿等药物，交代复诊事宜。

⑧ 书写门诊病历，签名，带教老师签名。

### 16.2.2.3 各类牙的拔除术

（1）上颌前牙拔除法要点

① 行上前牙唇侧和舌侧黏膜浸润麻醉（腭侧也可鼻腭神经阻滞麻醉）。

② 基于上颌前牙单根、较直、近似圆锥形及唇侧骨板较薄等解剖特点，操作要点是：a. 采用上颌前牙拔牙钳；b. 左手拇指、示指放置在牙弓的唇腭侧显露术区；c. 先唇侧后腭侧摇动，左右可扭转（除上颌侧切牙），纵轴方向牵引脱位；d. 牵引脱位动作必须有所控制，避免滑脱和伤及下前牙。

（2）上颌前磨牙拔除法要点

① 行上颌前磨牙颊侧和腭侧黏膜浸润麻醉（腭侧也可腭前神经阻滞麻醉）。

② 基于多为扁平单根，颊侧骨壁较薄及与上颌窦底壁邻近等解剖特点，操作要点是：a. 采用上颌前磨牙钳；b. 颊侧、腭侧向先后摆动，逐渐加大颊侧的摆动力，并向颊侧牵引拔除，勿用扭力；c. 对稳固牙，可用牙挺挺松后再上牙钳拔除。

（3）上颌第一、二磨牙拔除法要点

① 行上颌结节即上牙槽后神经阻滞麻醉、近中颊根局部黏膜浸润麻醉及腭侧腭前神经阻滞麻醉。

② 基于上颌磨牙多为三根，与上颌窦底壁邻近、根分叉较大、颊侧牙槽骨板较厚等解剖特点，操作要点是：a. 常规需先挺松患牙，再上牙钳，颊侧、腭侧方向反复摇动，促使牙槽窝扩大后，自颊侧方向牵引脱位；b. 因牙钳有左、右之分，故需正确选用，即将颊侧喙尖放置在上颌磨牙颊侧二根分叉处；c. 脱位运动时，力量有所控制，切勿扭转。

（4）上颌第三磨牙拔除法要点

① 行上牙槽后神经阻滞麻醉及腭侧腭前神经阻滞麻醉。

② 基于牙冠较小，牙根数目、形态变异及周围骨质较疏松等解剖特点，操作要点是：a. 采用专用第三磨牙牙钳或反"S"形牙钳；b. 单用牙挺有时即可脱位取出；c. 尽量避免断根。

（5）下颌切牙拔除法要点

① 行下颌切牙唇侧和舌侧局部黏膜局部浸润麻醉。

② 基于下颌切牙单根，冠、根扁平及唇侧骨壁等解剖特点，操作要点是：a. 选用近90°角窄喙下切牙钳或用英式鹰嘴钳；b. 唇、舌向摇动，唇侧牵引脱位，勿扭转；c. 控制用力，勿伤击对颌牙。

（6）下颌尖牙拔除法要点

① 行一侧下牙槽神经及舌神经阻滞麻醉。

② 基于下颌尖牙单根粗长、横断面呈三角形及唇侧骨壁薄等解剖特点，操作要点是：a. 选用钳喙稍宽直角牙钳；b. 唇、舌向摇动，唇侧牵引脱位，可稍加扭转。

（7）下颌前磨牙拔除法要点

① 行一侧下牙槽神经、颊神经及舌神经阻滞麻醉。

② 基于下颌前磨牙单根细长、牙槽骨壁较厚及弹性较小等解剖特点，操作要点是：a. 选用下颌双尖牙钳；b. 常规先挺松患牙再拔除；c. 颊、舌向摇动并自颊侧远中向脱位。

（8）下颌第一、二磨牙拔除术要点

① 行一侧下牙槽神经及颊、舌神经阻滞麻醉。

② 基于下颌第一、二磨牙多为扁平的近、远中向二根，牙槽骨板均坚实、弹性小等解剖特点，操作要点是：a. 选用下颌第一、二磨牙专用钳；b. 将钳喙两喙尖端插入两根分叉处；c. 常规先摇松再拔除；d. 牙冠无法夹持或碎裂后可选用牛角钳。

（9）残根或断根拔除术要点

① 根据残根或断根的位置调节椅位和麻醉方法。

② 示教各种拔除残根或断根器械的使用和实际操作：牙钳拔除法、牙挺拔除法、翻瓣去骨拔除法。根挺用力时，其支点应为牙槽间隔或牙槽骨壁。但上、下前牙的唇侧骨壁较薄，不可作为支点，以免损伤骨板及牙根；根挺插入方法关键在于是否能将挺刃插入断根根面与牙槽骨板之间。如断根为一斜面，应从较高的一侧插入，可使用旋转力、楔力、撬等方法，使用旋转力时频率要多，但旋转角度宜小。

学生根据教师示教的步骤和要点，在仿头模上进行实验Ⅰ°松动以上的各类普通牙拔除。

#### 16.2.2.4 门诊见习各类牙拔除术

要求衣着整齐，穿白大褂，戴帽子、口罩；按规定分组到指定椅位带教老师处见习，遵守附属口腔医院各项规章制度，勿大声喧哗。

### 16.2.3 书写口腔牙拔除术病历

口腔拔除术病历是口腔诊疗过程的客观记录，必要情况下还是重要的法律依据，所以应严肃对待。

### 16.2.4 材料和器械

无菌手套、消毒、口腔检查器械盘、牙钳、牙挺、牙龈分离器、刮匙、咬骨钳、骨锉、骨膜剥离器、手术刀片和刀柄、缝针、缝线、持针器、手术剪、仰角涡轮机、分牙车针、吸唾器、仿头模、拔牙模型等。

# 16.3 操作注意事项

（1）具有科学严谨的临床辩证思维方法、循证医学理念，结合所学的医学知识，术前详细询问病史，综合判断拔牙的适应证，排除手术禁忌。

（2）拔除术过程中动作需轻柔，要有爱伤观念，不断安抚患者情绪，帮助其克服恐惧心理,术后细致交代拔牙后注意事项,养成良好的医患沟通能力和优质的服务理念。

(3)安放拔牙钳注意事项　必须正确选用拔牙钳。握钳时,手掌勿太接近关节部,应握钳柄接近末端处。安放时钳喙的长轴必须与牙长轴平行,钳喙应紧贴牙面滑入牙颈部;钳喙的位置必须在牙根部,并尽可能插向根方,而不是置于牙冠釉质上。夹紧患牙,使其在用力时不会在牙骨质上滑动,否则易断根。确定钳喙未侵犯邻牙,再次核对牙位,以免发生错误。

(4)牙挺使用注意事项　绝不能以邻牙作支点,除非邻牙亦需同时拔除;除拔除阻生牙或颊侧需去骨者外,龈缘水平处的颊侧骨板一般不应作为支点;龈缘水平处的舌侧骨板,也不应作为支点;操作中应注意保护,必须以手指保护,以防牙挺滑脱伤及邻近组织;用力必须有控制,不得使用暴力,挺刃的用力方向必须准确。

(5)拔牙后注意事项　拔牙后24h内不要漱口或刷牙;拔牙当天应进软食,食物勿过热,避免用拔牙侧咀嚼食物;勿用舌头舔创口,不宜反复吸吮。

(6)树立无菌观念,具有无菌操作的外科理念,具有严肃认真的工作作风、精益求精的工匠精神,尽力缩短手术时间,减少损伤,减轻患者的病痛。

# 16.4　实验评价形式

(1)评定学生完成的仿头模牙拔除术操作步骤。

(2)评定病史采集　是否完整、简明扼要、重点突出,重点明确拔牙适应证及禁忌证。

(3)评定拔牙过程　拔牙流程是否规范、动作是否轻柔、尽量减少损伤。

(4)评定门诊病历　书写格式正确,内容简明扼要。

(5)牙拔除术(含局部麻醉)评分项目细化表见表16-1。

表 16-1　牙拔除术(含局部麻醉)评分标准细化表

| 评分点 | 评分标准 | 分值(20) |
| --- | --- | --- |
| 爱伤观念 | 操作中的动作应轻柔、敏捷,时时与患者交流,处处体现爱伤观念 | 1 |
| 体位 | 患者体位:拔上颌牙时,上颌𬌗平面与地面呈45°角;拔下颌牙时,下颌咬合平面与地面平行。其高度应在医生的肩关节和肘关节之间 | 2 |
| | 医生体位:一般应站在患者的右前方或右后方,平稳站立,全身放松 | 1 |
| 病史询问和适应证 | 认真检查或根据病历核对患牙,判断该牙拔除的适应证,排除禁忌证 | 1 |

| 评分点 | 评分标准 | 分值（20） |
|---|---|---|
| 器械准备 | 口腔检查器械、黏膜消毒剂、棉签 | 0.5 |
| | 注射器及局部麻醉药品 | 0.5 |
| | 牙龈分离器、口腔外科专用刮匙 | 0.5 |
| | 对应的拔牙钳 | 0.5 |
| | 棉球、棉卷等敷料 | 0.5 |
| 局部麻醉 | 合适的局部麻醉 | 1 |
| | 正确的局麻操作 | 2 |
| 牙拔除 | 拔牙前应仔细核对患者姓名、拔除牙位 | 1 |
| | 清除大块牙石，消毒患牙牙龈，检查局麻效果 | 1 |
| | 分离牙龈：使用牙龈分器，正确使用分离器的工作面，应有支点 | 1 |
| | 安置牙钳：钳喙长轴应与所拔牙长轴平行，钳喙向根方伸展，夹紧患牙 | 1 |
| | 牙脱位：先充分摇动，最后牵引拔出。脱位时应注意对牙龈及对颌牙进行适当保护 | 2 |
| 拔牙窝的处理 | 仔细检查牙根的完整性 | 0.5 |
| | 使用刮匙探查取出拔牙窝内残片，牙石、肉芽组织等，但不可做剧烈的搔刮动作 | 0.5 |
| | 令血液充满拔牙窝，使用棉卷和纱布行牙槽窝的复位，最后使用棉卷令患者紧咬、压迫止血 | 0.5 |
| 术后医嘱 | 术后压迫止血 20～30 分钟，2 小时后吐掉棉花，24 小时不能剧烈漱口，尽量减少对拔牙创的刺激，不要吸吮拔牙窝。进食温凉，术后 24～48 小时唾液中少量血液为正常现象 | 1 |
| | 如果出血不止，应该用纱布紧咬后迅速来医院就诊 | 0.5 |
| | 嘱咐复查时间及修复时间 | 0.5 |

（曹明国　孙伟锋）

# 第17章

## 下颌阻生第三磨牙阻力分析与拔除示教

## 17.1 实验目的

（1）掌握下颌阻生第三磨牙的阻力分析方法。

（2）熟悉规范下颌阻生第三磨牙的各种步骤与操作要点。

## 17.2 实验内容及材料器械

### 17.2.1 实验内容

（1）认识与下颌阻生第三磨牙拔牙术相关的手术器械。

（2）门诊示教见习下颌阻生第三磨牙拔除术的步骤和方法。

（3）学生在仿头模上进行实验。

### 17.2.2 方法和步骤

#### 17.2.2.1 学习下颌阻生第三磨牙拔除的手术器械的识别和用法

在带教老师的指导下，从提供的器械盘内一一识别出下颌阻生第三磨牙拔牙术涉及的基本器械：牙钳、牙挺及辅助器械如仰角手机、拔牙车针、刮匙、骨膜剥离器、手术刀及缝合器具（持针器、线剪）、超声骨刀。并能讲出各种器械的用法。

#### 17.2.2.2 确认阻生牙拔除适应证

#### 17.2.2.3 排除阻生牙拔除禁忌证

阻生牙拔除的禁忌证与一般牙拔除术禁忌证相同，当阻生第三磨牙处于下列情况时可考虑保留。

（1）正位萌出达邻牙𬌗平面，经切除远中覆盖龈瓣后，可暴露远中冠面，并可与对颌牙建立正常咬合关系者。

（2）当第二磨牙已缺失或因病损无法保留时，如阻生第三磨牙近中倾斜角小于45°角，可保留作为修复用基牙。

（3）虽邻牙龋坏可治疗，但因骨质缺损过多，拔除阻生牙后可能导致邻牙严重松动，可同时留邻牙和阻生牙。

（4）第二磨牙拔除后，如第三磨牙牙根未完全形成，可自行前移替代第二磨牙，与对颌牙建立正常咬合。

（5）完全埋伏于骨内无症状的阻生牙，与邻牙牙周无相通，可保留观察。

（6）阻生牙根尖未发育完成，其他牙齿因病损无法保留时，可将其拔出后移植于其他牙齿处。

（7）第一磨牙龋坏无法保留，如第三磨牙非颊舌位（最好是前倾位），拔除第一磨牙后，间隙可能因第二、第三磨牙的自然调整而消失，配合正畸治疗，可获得更好的𬌗关系。

（8）如果阻生牙的拔除会造成其周围神经、牙齿或原有修复体的损伤，可将其留在原位观察。

### 17.2.2.4　下颌阻生第三磨牙的阻力分析与手术设计

阻生牙顺利拔除的关键是有效解除阻生牙的各种阻力，因此阻力分析是拔除下颌阻生第三磨牙的必要步骤之一。按阻生第三磨牙与下颌第二磨牙长轴的关系，下颌第三磨牙阻生可分为近中阻生、远中阻生、垂直阻生、水平阻生、舌向阻生、颊向阻生及倒置阻生等类型。其中以近中、垂直及水平这三种阻生最为常见，也可根据其萌出程度分为高位阻生、中位阻生、低位阻生，也可按牙冠系单纯的软组织覆盖或为骨组织覆盖，分为软组织阻生与骨内阻生。

结合 X 线片分析下颌阻生第三磨牙的阻力。

（1）冠部阻力

① 软组织阻力来自阻生牙上方覆盖的龈瓣，该龈瓣质韧并保持相当的张力包绕牙冠，对阻生牙𬌗向和远中向脱位形成阻力。此阻力通过切开、分离软组织即可解除。

② 骨阻力来源于包裹牙冠的骨组织，主要是牙冠外形高点以上的骨质。冠部骨阻力仅从 X 线判断常有误差，应结合临床检查进行判断。垂直阻生的冠部骨阻力多在远中，近中阻生或水平阻生的冠部骨阻力多在远中和颊侧。该阻力可通过分牙和（或）去骨的方法解除。

（2）根部阻力　来自牙根周围的骨组织，是主要的拔牙阻力，其阻力大小相关因素如下。

① 阻生牙倾斜度：垂直阻生牙牙根与拔除脱位方向一致，根部阻力较小；近中阻生牙倾斜度较大，与拔除脱位方向不一致，需要转动角度，所以根部阻力较大；水平阻生牙倾斜度约 90°角，与拔除脱位方向更不一致，需更大的转动角度，所以根部阻力更大；倒置阻生牙牙根倾斜度超过 90°角，冠部、根部阻力均最大，拔除时需大量去骨后再将牙分割成多块才能拔除，所以拔除最为困难。

② 牙根形态：融合根、特短根、锥形根的根部阻力较小，用挺出法即可拔除；双根且根分叉较高、根间距较大者，根部阻力较大，需用分根法解除根部阻力；多根牙、根分叉较低且牙颈部有较大骨倒凹者、肥大根、U 形根、特长根的根阻力大，常需去骨达根长 1/3 甚至 1/2 以上才能解除根部阻力。

③ 根尖形态：正常根尖、根尖弯向远中、根尖发育未完成者，根尖部阻力很小，拔除较容易；根尖弯向近中、颊舌侧或根尖弯曲方向不一致、根端肥大者，根尖阻力较大，拔除较困难。

④ 周围骨组织密度：年轻人根周骨密度疏松，牙周间隙明显，相较于中老年人容易拔除；根周骨组织因慢性炎症而出现明显骨吸收者，根阻力较小，容易拔除；如因慢性炎症导致骨硬化或根周骨粘连，则根阻力较大，拔除较困难，该情况多见于年长患者。

去除根部骨阻力的方法有分根、去骨及增隙。单纯去骨创伤较大，应多采用分根、增隙等多种方法综合应用解除牙根阻力。

（3）邻牙阻力　是指第二磨牙产生的妨碍阻生牙拔除脱位的阻力。其阻力大小视阻生牙与第二磨牙的接触程度和阻生的位置而定，该阻力可通过分冠和去骨的方法解决。

要根据阻力分析、器械设备条件和术者经验设计合理的手术方案。手术方案要点包括：麻醉方法和麻醉药物的选择、切口的设计、解除阻力的方法、去骨部位和去骨量、分割冠根的部位、牙脱位的方向。由于手术方案主要根据影像结果而制订，如果术中出现与临床实际情况不相符时，应及时调整术前设计的方案。

### 17.2.2.5　牙拔除术示教的步骤和方法

（1）拔牙术前器械准备　除增配牙龈分离器、牙挺、牙钳、刮匙和小纱布或干棉球外，其余同第 16 章。

（2）拔除术前准备工作

① 经病史询问及局部检查确定适应证后，常规应拍口腔全景片或锥形束 CT（CBCT）。

② 结合临床及 X 线片分析阻生牙的阻生类型，阻生牙的位置、方向、牙根数目、弯曲度及其与邻牙、下颌支、下牙槽神经管等解剖结构的关系，邻牙状况及拔除阻力。

③ 根据分析结果，拟定手术方案（切口设计、方法、去骨量和估计牙脱位方向）。

④ 依据手术方案，准备一套拔除阻生牙的器械，重点选择合适的牙挺、骨凿和或高速涡轮钻（超声骨刀）。

⑤ 除向患者作一般解释外，应根据病牙状况，重点交代手术时间、创伤程度、手术反应、术中术后可能出现的并发症，以便取得患者的理解与配合，征得患者同意并签署手术知情同意书。

⑥ 调节头位，椅位及灯光。

⑦ 口腔消毒液含漱后，用碘伏棉球作口内外局部消毒；铺无菌消毒巾，术者手消毒。

（3）拔除步骤及方法

① 麻醉：采用患侧下牙槽神经、舌神经及颊长神经阻滞麻醉法。

② 切开翻瓣：用11#手术刀切开并用骨膜剥离器掀起软组织瓣，显露手术野。切口通常呈角形，远中切口应在阻生牙远中面的中央偏颊侧切开，由后往前切开骨膜，侧切口则在第二磨牙的颊侧中部切开直达黏膜转折处。翻瓣是沿切口边缘，由颊侧紧贴骨面向远中分离，显露其下面的阻生牙或牙槽骨壁。

③ 去骨：通过骨凿（超声骨刀）和（或）高速涡轮钻的应用，去除冠周足够骨质。根据阻生类型，分割牙齿。凿骨目的在于消除阻力，便于牙齿脱位。凿骨前应充分判断阻力最大部位，有目的地进行去骨，避免不必要的创伤。

④ 劈开：主要用于消除邻牙阻力，也可用于减少骨阻力或牙根部阻力。劈开的方法有纵劈及横劈两种。

a. 纵劈法：将凿刀置于牙冠的颊面侧沟或颊面近中颊沟内，骨凿的方向应与牙齿的长轴一致，助手或手术者用手托住患者下颌，以骨锤锤击凿柄末端，将牙分开。若牙冠的颊侧沟不显，或阻生牙龋坏，或牙齿已经挺松者，以及水平、舌侧与远中倾斜阻生者，则不适于应用纵劈。

b. 横劈法：是利用骨钻先在牙齿颈部钻一横沟，然后用牙挺插入裂隙内，左右转动使牙齿横断，再分别将冠根摘除。若仍不能摘除，则再作冠、根纵劈，分别摘除。此法多用于埋藏于骨内位置较深的水平阻生智齿，且冠与第二磨牙抵触甚紧者。

⑤ 拔牙：分别挺出和（或）拔除阻生牙或被分割开的牙片。拔除后应仔细检查牙根是否完整，避免残留牙根或牙片于牙槽窝内。

⑥ 处理拔牙创：应检查牙槽骨有无骨突，修平尖锐骨突，搔刮牙槽窝，清除残留碎骨、炎性组织或残余囊肿；并复位拔牙创。

⑦ 缝合前反复冲洗牙槽骨窝，将牙槽窝冲洗干净后将粘骨膜瓣复位，用丝线缝合伤口，局部垫无菌纱布或纱卷压迫止血。

⑧ 交代术后注意事项，并给予抗菌消炎、消肿止痛等药物。

⑨ 书写口腔下颌阻生第三磨牙拔除病历。

## 17.2.3 相关检查评价指标

（1）病史是否完整、简明扼要、重点突出，重点明确拔牙适应证及禁忌证。

（2）重点检查牙齿松动度，有无叩痛，牙槽骨、牙龈软组织有无红肿及溢脓情况。

（3）拔牙流程是否规范、动作是否轻柔，尽量减少损伤。

### 17.2.4　材料和器械

无菌手套、消毒盆、口腔检查器械盘、牙钳、牙挺、牙龈分离器、刮匙、咬骨钳、骨锉、骨膜剥离器、手术刀片和刀柄、缝针、缝线、持针器、手术剪、仿头模、拔牙模型、仰角手机、拔牙车针、超声骨刀等。

## 17.3　操作注意事项

（1）具有科学严谨的临床辩证思维方法、循证医学理念，结合所学的医学知识，术前详细询问病史，综合判断阻生牙拔除术的适应证，排除手术禁忌。还应科学分析阻力，合理设计拔牙方法，选择解除阻力的方法。

（2）阻生牙拔除术程中动作需轻柔，要有爱伤观念，不断安抚患者情绪，帮助其克服恐惧心理，术后细致交代拔牙后注意事项，养成良好的医患沟通能力和优质的服务理念。

（3）要有严肃认真的工作作风、精益求精的工匠精神以及良好的医德医风，提升手术技能，减少手术创伤，同时具有细致轻柔的爱伤意识、医者仁心、人文关怀。

（4）下颌阻生第三磨牙拔除后可能有肿胀、疼痛等症状，应提前沟通，必要时用抗生素预防感染。

（5）操作过程中应注意与助手的沟通配合，应具备团结协作精神。

（6）树立无菌观念，具有无菌操作的外科理念，具有严肃认真的工作作风、精益求精的工匠精神，尽力缩短手术时间，减少损伤，减轻患者的病痛。

（7）具有良好的法治素养，及时完整、实事求是书写门诊病历文书。

## 17.4　实验评价形式

（1）评定学生完成的下颌阻生第三磨牙模型拔除术。

（2）评价门诊病历书写。

（曹明国　孙伟锋）

# 第18章

## 牙槽骨修整手术

## 18.1　实验目的

（1）熟悉牙槽骨修整术的目的、手术时间、手术步骤。

（2）初步掌握牙槽骨修整术的操作。

## 18.2　实验内容及材料器械

### 18.2.1　实验内容

（1）复习牙槽骨修整术的适应证。

（2）教师门诊示教手术步骤。

（3）学生在仿头模上进行牙槽骨修整术的操作。

### 18.2.2　方法和步骤

#### 18.2.2.1　牙槽骨修整术的目的及时机

牙槽突修整术的目的是矫正牙槽突各种妨碍义齿戴入和就位的畸形；去除牙槽突区突出的尖或嵴，防止引起局部疼痛；去除突出的骨结节或倒凹；矫正上颌前牙牙槽突的前突。手术应在拔牙后 2~3 个月、拔牙创基本愈合、牙槽突改建趋于稳定时进行。对拔牙时即发现有明显骨突者，应在拔牙同时进行修正。

#### 18.2.2.2　术前准备

（1）根据牙槽骨隆突畸形的部位、大小及形态，准备相应的手术器械，重点选择合适的骨凿、骨锉及咬骨钳。

（2）向患者解释手术的创伤程度及术后可能出现的反应及并发症，签署知情同意书。

（3）调节灯光、椅位；口内外消毒、铺巾。

### 18.2.2.3　手术步骤及方法

（1）麻醉　多采用局部黏膜下浸润麻醉，必要时可用阻滞麻醉法。

（2）切口　根据牙槽骨畸形部位、大小及类型选择弧形、"L"形或梯形切口，蒂在牙槽底部。

（3）翻瓣　用骨膜剥离器翻起粘骨膜瓣。翻瓣时应仔细、轻柔，显露骨尖或骨突及周围少许骨面即可，切勿越过唇颊沟，避免术后广泛血肿及水肿。

（4）去骨　用咬骨钳或骨凿去骨。注意骨凿斜面应贴骨面，逐量去骨，避免去骨过多或造成新的骨尖畸形。

（5）修整缝合　锉平骨面，冲洗清除骨屑，黏膜瓣复位后用手指触摸检查，发现骨尖即可再锉平。黏膜瓣过多时应作黏膜瓣切缘修剪，最后间断或连续缝合创口。

（6）置无菌纱布于手术区，轻咬加压止血。

（7）嘱术后注意事项，术后酌情给予抗菌消炎、消肿止痛药物。

## 18.2.3　相关检查评价指标

（1）病史采集　是否完整、简明扼要、重点突出。

（2）一般检查　重点检查牙槽骨、牙龈软组织情况。

（3）牙槽骨修整术　是否动作轻柔、尽量减少损伤。

## 18.2.4　材料和器械

无菌手套、消毒盆、口腔检查器械盘、口内外消毒用品、消毒巾、麻醉剂及注射用品、手术刀片及刀柄、骨膜剥离器、咬骨钳、骨凿、骨锉、手术剪、血管钳、缝合器具、纱布等。

# 18.3　操作注意事项

（1）具有科学严谨的临床辩证思维方法、循证医学理念，结合所学的医学知识，术前详细询问病史，综合判断槽骨修整手术的适应证，排除手术禁忌。

（2）要有爱伤观念，不断安抚患者情绪，帮助其克服恐惧心理。

（3）牙槽骨修整术后可能有肿胀、疼痛等症状，应提前沟通，必要时用抗生素预防感染。

（4）操作过程中应注意和助手的沟通配合，具备团结协作精神。

（5）具有良好的法治素养，及时完整、实事求是书写门诊病历文书。

# 18.4　实验评价形式

（1）评定学生完成的牙槽骨修整术模型。
（2）评价门诊病历书写。

（曹明国　孙伟锋）

# 第19章

## 单颗牙种植手术

## 19.1　实验目的

（1）掌握牙种植术的适应证、禁忌证以及手术过程。

（2）初步掌握单颗牙种植术的操作方法及步骤。

## 19.2　实验内容及材料器械

### 19.2.1　实验内容

（1）复习牙种植术的适应证、禁忌证。

（2）复习牙种植术的术前准备、影像学观察要点。

（3）操作牙种植术虚拟仿真实验。

（4）临床示教牙种植术。

### 19.2.2　方法和步骤

#### 19.2.2.1　识别牙种植术相关手术器械

（1）牙种植术相关手术器械的识别　在带教老师的指导下，识别并初步熟悉种植机（主机、马达、机头）、种植器械工具盒（种植体钛钳、钛钻、连接器、方向指示器、长度测量尺等）、钻头（球钻、一号裂钻、定向钻、逐级扩孔钻及肩台钻等）、种植体旋入扳手、修复工具盒等，初步熟悉其使用方法。

识别刮匙、咬骨钳、骨锉、骨膜剥离器、手术刀及缝合器具（持针器、线剪），掌握各类手术器械的使用方法。

识别牙龈环切刀、小骨膜剥离器、牙龈厚度测量尺以及各种螺丝扳手等显露种植体及连接基台的器械，了解各类手术器械的使用方法。

（2）种植器械的操作方法

① 根据带教老师示教，在虚拟仿真设备上练习种植工具正确的使用方法。

② 根据实验教程指导，在虚拟仿真设备上练习种植手术。

### 19.2.2.2　牙种植术示教的步骤和方法

（1）确定牙种植术的适应证。

（2）排除牙种植术的禁忌证。

（3）术前沟通　要求患者正确叙述病情，种植术前应向患者讲述种植手术治疗方案、步骤、效果和费用，可能发生的并发症及术中可能发生的无法预料的情况及处理方法，征得患者同意，并签署手术知情同意书。

（4）术前检查

① 患者全身情况及口腔检查：了解患者近期的身体状况，全身情况检查主要包括血常规、出血凝血时间、血糖、心血管系统、肝肾功能检查及传染性疾病筛查等。口腔检查包括缺牙间隙、牙弓形态、邻牙和对颌牙列健康状况、咬合关系、术区软组织厚度、附着龈宽度以及口腔卫生状况等。

② 影像学检查：通过影像学检查了解颌骨三维骨量、骨密度、上颌窦内有无炎症、窦底位置、颏孔及下颌管等重要解剖结构位置等，分析是否影响种植体植入，制定解决方案。

③ 牙周治疗：种植术前应进行全口牙周洁治必要时龈下刮治及根面平整，确保口腔卫生状况良好，牙周无活动性炎症。对于接受口腔种植手术但感染风险高的患者，可术前口服抗生素以降低风险。

④ 手术区准备：术区消毒包括口腔周围皮肤消毒和口腔内消毒。口腔周围皮肤消毒范围上至眶下，下至上颈部，两侧至耳前，多采用碘伏或氯己定溶液。口腔内消毒多采用消毒漱口液含漱，范围应遍布口腔前庭、固有口腔和口咽部等处。消毒后铺无菌巾，术者洗手并消毒，戴无菌手套操作。

（5）牙种植术操作步骤和方法

① 局麻：采用口内局部浸润麻醉，根据手术及切口设计的范围，将药物缓慢注射唇颊侧、舌腭侧的牙槽黏骨膜下方。麻醉药目前多采用阿替卡因肾上腺素注射液。

② 切开翻瓣：切口类型可选择牙槽嵴顶切口或偏离牙槽嵴顶的切口。剥离切口两侧黏骨膜瓣，充分暴露种植区骨面。

③ 修整牙槽骨：用刮匙或球钻去净骨表面粘连的软组织及拔牙后可能残留的肉芽组织、种植区骨面的过锐骨尖可采用球钻或咬骨钳修平，以免影响种植窝袖口形态和黏膜愈合。修整时避免损伤龈乳头下骨组织，并保存骨皮质以利于保持种植体初期稳定性。

④ 定位：用直径 3mm 的球钻（小于 2000r/min）在设计的种植体中心位置对应的骨面上钻磨，预备出一个浅凹。

⑤ 逐级备孔（先锋钻-扩孔钻）：使用直径 2.2mm 左右的先锋钻按预定方向制备种植窝，确定种植方向及深度；依照逐级扩大的原则，由小到大依次用不同直径的扩孔钻进行种植窝直径扩大，并达到预定深度。预备时应采取 4℃冰生理盐水冷却、垂直向提拉的方式扩大种植窝，以便将骨屑带出种植窝，减少因骨屑堆积而致产热过高。

⑥ 颈部成形（必要时）：颈部成形钻的外形和种植体领口的外形需一致。颈部成形后允许种植体领口植入稍深，可以起到两个作用：a. 降低穿龈高度，增强美学效果；b. 使种植窝颈口接近于锥形与种植体领口密合，具有机械锁合力，可达到良好的稳定效果，为即刻负重创造条件。

⑦ 植入种植体：种植体可以用机用或手用适配器顺时针旋入种植体，达到预期位置。

⑧ 安装覆盖螺丝（或愈合基台）：用螺帽扳手将覆盖螺丝拧入种植体上端螺孔，并确认其严密到位，埋入式种植术应将黏骨膜瓣复位，软组织不足时可进行移植或转瓣等处理，保证无张力严密缝合创口。初期稳定性好的植体可以考虑安装愈合基台。

⑨ 缝合：种植外科常用的缝合方法有间断缝合法、水平褥式缝合法和垂直褥式缝合法等，缝合后应检查是否完全无张力封闭，是否有活动性出血。

⑩ 种植后注意事项：根据患者具体情况可给予抗菌、消炎、消肿等药物。术后咬纱布 0.5~1h；术后 48h 内可局部冷敷；术后当日避免刷牙和漱口，避免进食过热及刺激性食物；术后软食 1 周，避免用术区咀嚼硬物；注意休息，避免作激烈运动；术后 7~10 天拆线；术后如有出血、异常疼痛、麻木或创口裂开等情形应及时就诊。

⑪ 书写打印病历：口腔种植病历应详细记录手术中应用植体品牌、规格、型号应详细记录，若植骨，所用骨膜、骨粉的品牌、规格、型号也应详细记录，同时按植入物管理要求，粘贴条形码。记录交代复诊事宜，签名。

**19.2.2.3　门诊见习牙种植手术、二期手术、三期取模及戴牙。**

**19.2.2.4　在仿头模上示教牙种植术、三期取模。**

## 19.2.3　材料和器械

综合治疗椅、无菌手套、手术衣、消毒盘、口腔检查器械盘、注射器、生理盐水、1%碘伏、尖片、刀柄、阿替卡因麻醉剂、种植机、种植工具盒、种植手术包、种植体、封闭螺丝（或愈合帽）、缝针、缝线、虚拟仿真设备等。

# 19.3　操作注意事项

（1）严格掌握牙种植术的适应证、禁忌证，通过影像学检查了解重要解剖结构位置，分析是否影响种植体植入，避免出现严重并发症。

（2）树立无菌观念，严格遵守无菌操作，避免出现感染和骨损伤；备洞过程中持续用 4℃冰生理盐水冷却钻针和种植骨床，使局部温度不超过 47℃。

（3）具有科学严谨的临床辩证思维方法、循证医学理念，结合所学的医学知识，综合判断种植牙的适应证、禁忌证；介绍活动、固定、种植修复的优缺点，供患者选择。

（4）种植过程中动作需轻柔，要有爱伤观念，手术过程中注意患者生命体征变化及是否疼痛。

（5）术前应向患者解释清楚有关种植治疗的程序、费用、术中术后可能出现的问题、种植并发症、种植修复的成功率、种植修复体的维护保养、口腔卫生保持重要性等，告知患者定期复诊，正确使用维护种植修复体，以使患者充分理解并配合治疗。认真详细交代术后注意事项，嘱如有不适及时复诊。长期按计划随访患者。

（6）遵守医院、手术室的各项规章制度，具有良好的法治素养及团结协作精神。

# 19.4  实验评价形式

（1）评价学生完成的单颗牙种植术模型，是否动作轻柔、能避开重要组织、能种植到正确的位置。

（2）单颗牙种植虚拟仿真实验评分。

（曹明国  陈畅）

第**20**章

# 急性下颌智齿冠周炎诊治及口内脓肿切开引流术

## 20.1　实验目的

（1）掌握下颌智齿冠周炎的病例诊治和病史书写。

（2）了解脓肿口内切开引流术。

## 20.2　实验内容及材料器械

### 20.2.1　实验内容

（1）复习并示教下颌智齿冠周炎的病史采集、临床检查、影像学读片要点及治疗原则。

（2）复习下颌智齿冠周炎脓肿切开引流的目的、指征和要求。

（3）门诊见习下颌智齿冠周炎的诊断方法及口内脓肿切开引流术。

### 20.2.2　方法和步骤

#### 20.2.2.1　病史采集

（1）主诉要点　注意局部红、肿、热、痛、牙关紧闭，有无发热、寒战、呼吸、吞咽困难及其发病时间。

（2）病史　疾病发生的时间及其经过，是否有反复发作史，注意发病原因，如发病之前有无牙痛、上呼吸道感染、外伤等。发病以后有无发热、寒战、局部肿痛、张口受限、呼吸困难等症状，以及这些症状的部位、程度及性质，并分析目前患者的主要症状及健康状态，以及进行过何种治疗，效果如何。

（3）既往史　过去是否曾患感染性疾病，有无牙痛、龋病、残根、牙周病、智齿冠周炎、扁桃体炎、上呼吸道感染、颌骨骨髓炎、淋巴结炎等病史；有无外伤史。

#### 20.2.2.2 体格检查要点

（1）局部检查　检查患者的张口度，下颌智齿阻生情况、下颌智齿处红肿情况、有无压痛点及波动感、相应皮肤处有无红肿、破溃。

（2）实验室检查　血红蛋白含量、白细胞计数、快速超敏检查、细菌培养等血液检查。脓肿穿刺液或分泌物检查，如涂片镜检、细菌培养、细菌鉴定及其对各种抗生素的敏感度。

#### 20.2.2.3 影像学检查

了解智齿阻生情况，了解脓肿情况，并注意是否伴有颌骨髓炎，骨质有无炎症改变等。

#### 20.2.2.4 诊断

结合以上收集的资料，首先明确下颌智齿冠周炎发展到哪个阶段，并确定口内脓肿所在部位。

#### 20.2.2.5 治疗

局部冲洗常用生理盐水、1%～3%过氧化氢溶液、0.12%氯己定溶液等反复冲洗龈袋，至溢出液清亮。局部擦干后，探针蘸碘甘油（或派力奥）入龈袋内，每天1～3次，并用温热生理盐水漱口。在局部治疗中，判断有否切开引流手术指征。

#### 20.2.2.6 示教脓肿口内切开引流术并让学生在模型上练习。

（1）复习口腔颌面部感染手术治疗的目的、切开引流的目的、指征和要求。

（2）口内切开引流术示教

① 口内切开引流术前准备：与拔牙术前准备基本相同。

② 口外切开引流手术步骤：灯光、椅位和头位调节同拔牙术；常规消毒。

③ 麻醉：脓肿处表面麻醉。

④ 切开：用11号刀片切开脓肿区黏膜组织，长度一般要达到引流目的，又不超过脓肿边缘。切口部位应选择在脓肿低位，同时避免损伤邻近重要的血管神经。

⑤ 引流：用血管钳钝性分离至脓腔，充分引流，引流的脓液应做细菌培养及药敏试验。

⑥ 冲洗：常用生理盐水反复冲洗干净。

⑦ 置引流条：脓液引流后，置橡皮引流条，可固定。要求将引流条一次置入脓腔底部，不宜填塞过紧，不要折叠，保持伸展。敷料应根据脓液的量来定，以脓液

不能渗透表层敷料为好。

⑧ 嘱咐患者术后注意事项，常规用抗生素治疗。

#### 20.2.2.7 撰写下颌智齿冠周炎专科病例 1 份

### 20.2.3 相关检查评价指标

（1）病史采集 是否完整、简明扼要、重点突出。

（2）一般检查 是否完整，动作是否正确。

（3）特殊检查 要正确读片，能分辨出正常和异常的影像学表现。

（4）脓肿切排 脓肿口内切排是否动作轻柔、是否避开重要组织、引流是否通畅。

### 20.2.4 材料和器械

综合治疗椅、无菌手套、消毒盘、口腔检查器械盘、5mL 注射针筒、冲洗针头、生理盐水、碘酊、11 号尖刀、刀柄、2％利多卡因麻醉剂、血管钳、橡皮引流条等。

# 20.3 操作注意事项

（1）具有科学严谨的临床辩证思维方法、循证医学理念，结合所学的医学知识，术前详细询问病史，综合判断下颌智齿是否需要及时拔除，避免下颌智齿冠周炎反复发生。

（2）科学细致判断脓肿口内切开引流术的适应证，排除手术禁忌。

（3）脓肿口内切开引流术术中动作需轻柔，要有爱伤观念，不断安抚患者情绪，帮助其克服恐惧心理，注意引流通畅、冲洗彻底。术后细致交代拔牙后注意事项，养成良好的医患沟通能力和优质的服务理念。

（4）树立无菌观念，具有无菌操作的外科理念，具有严肃认真的工作作风、精益求精的工匠精神，尽力缩短手术时间，减少损伤，减轻患者的病痛。

# 20.4 实验评价形式

（1）评定学生完成的下颌智齿冠周炎疾病的专科病历。

（2）评定学生在模型上完成的脓肿口内切排术情况。

脓肿口内切排术评分标准见表 20-1。

表 20-1 脓肿口内切排术评分标准

| 评分点 | 评分标准 | 分值（10） |
|--------|----------|-----------|
| 麻醉 | 口述已完成局部麻醉，麻醉显效后开始操作 | 1 |
| 消毒 | 1％碘酊棉签局部消毒 | 1 |
| 切开部位 | 在龈颊沟膨隆最低处切开黏膜，切口方向与前庭沟平行 | 2 |
| 切开深度 | 切口深达骨面，见脓液流出 | 1 |
| 冲洗 | 生理盐水冲洗脓腔，至无明显脓液 | 2 |
| 置引流条 | 脓腔内留置橡皮引流条，引流条末端少许露在脓腔外 | 2 |
| 操作动作 | 操作过程中动作轻柔，避免患者不适 | 1 |

（姬海莲　孙伟锋）

# 第 **21** 章

## 口腔颌面外科住院病案书写及
## 门诊、病房工作流程简介

## 21.1 实验目的

(1) 初步掌握口腔颌面外科住院病案撰写要求、格式、内容。
(2) 口腔颌面外科门诊工作流程简介。
(3) 口腔颌面外科病房工作流程简介。

## 21.2 实验内容及材料器械

### 21.2.1 实验内容

(1) 学习住院病案撰写的基本要求。
(2) 见习口腔颌面外科门诊、病房的工作流程。

### 21.2.2 方法和步骤

#### 21.2.2.1 住院病史

结合口腔颌面外科常见病的住院病案一份，讲解口腔颌面外科住院病案撰写要求、格式、内容。完整住院病史应包括的内容：一般项目、病史、体格检查、实验室检查和特殊检查、病史小结、讨论、诊断、治疗计划、签名。

(1) 一般项目　姓名、性别、年龄、职业、住址、婚姻、籍贯、入院日期、民族、记录日期、病史叙述者、可靠程度。

(2) 病史

① 主诉：简要概括患者就诊时的主要症状（体征）、部位和患病时间。一般不超过 25 个字。

② 现病史：围绕主诉内容，详细描述从发病至本次就诊时主要症状的发生、发展及其变化的全过程。

a. 患病日期及发病情况，含症状特点、病因与诱因、病情的演变、伴随症状、有利于鉴别诊断的重要阴性症状。

b. 诊治经过，具体的诊治方法和疗效。

c. 目前主要症状和问题。

d. 全身情况：发病后的精神、食欲、体重、睡眠及大小便有无异常等情况。

③ 既往史：包括一般健康状况、曾患疾病、预防接种、药物过敏、传染病史、外伤及手术史等。八大系统回顾即呼吸系统、循环系统、消化系统、泌尿生殖系统、造血系统、内分泌及代谢系统、运动系统（肌肉、骨骼、关节）、神经系统。

④ 个人史：包括出生地、居住地及旅游地、生活与饮食习惯，过去及现在职业，习惯与嗜好、婚姻史等，女性应采集月经史、生产史等，记录为以下格式。

行经时间日期：

月经婚育史（初潮年龄—绝经年龄，足-早-流-存）：

行经周期天数：

⑤家族史：询问患者的父母、兄弟、姐妹及子女的健康状况、患病情况及死亡原因。并注意有无遗传性疾病，特别应询问是否有与患者相同的疾病。

（3）体格检查

① 生命体征：体温（T），℃；脉率（P），次/分；呼吸频率（R），次/分；血压（BP），mmHg/kPa。

② 全身检查

a. 一般状况：发育（正常、不良），营养（良好、中等、不良），意识（如清楚、模糊、昏睡、昏迷、谵妄），体位（自动、被动、强迫），面容与表情（安静、烦躁、焦虑、急性或慢性病容、特殊面容。

皮肤、黏膜情况：色泽（正常、苍白、潮红、发绀、黄染、色素沉着或缺乏），弹性、温度与湿度（必要时写），皮疹、蜘蛛痣、皮下出血、水肿、溃疡、瘢痕、皮下结节或肿块。

淋巴结检查：全身浅表淋巴结有无肿大，肿大的部位、大小、数目、硬度、压痛、移动度，局部有无瘘管、瘢痕。

b. 头部及其器官检查：头颅外形、压痛、肿块、头皮（色泽、疏密），小儿的囟门大小。

眼：眉毛（脱落），眼睑（水肿、运动、下垂、有无倒睫），眼球（运动、突出或凹陷、震颤、斜视），结合膜（出血、充血、水肿、颗粒、瘢痕、苍白、斑翳、角膜反射），瞳孔（大小、形状、对光反射、调节反应、辐辏反射），视力等。

耳：分泌物，乳突压痛，听力、耳郭牵拉痛。

鼻：畸形，分泌物，鼻阻、出血、鼻旁窦压痛，鼻翼扇动。

口腔：详见下文专科检查。

c. 颈部检查：外形（对称、包块），强直，颈动脉搏动，颈静脉怒张，肝颈静脉回流征，甲状腺（大小、硬度、结节、压痛、细震颤、血管杂音等），气管位置。

d. 胸部检查：外形注意胸廓是否对称、有无畸形及局部隆起，胸壁注意静脉曲张、肿胀、包块、压痛、瘘管及乳房异常。

肺：视诊——呼吸运动（对称、节律、深度）。

触诊——呼吸动度，语颤（增强、减弱），胸膜摩擦感、皮下气肿的握雪感。

叩诊——叩诊音（清音、过清音、浊音、实音、鼓音），肺下界及其移动度。

听诊——呼吸音的性质（支气管呼吸音、肺泡呼吸音），强度（增强，减弱或消失）。异常呼吸音，啰音（干性、湿性、捻发音），胸膜摩擦音，语音传导（听觉语音、胸耳语音）。

心：视诊——心前区隆起，心尖搏动（位置、范围、强度），异常的搏动。

触诊——心尖搏动，心前区搏动，细震颤及心包摩擦感。

叩诊——浊音界，按下列格式记录第 2、3、4、5 肋间左、右心浊音界距前正中线的距离，以厘米来表示，并注明锁骨中线距前正中线的厘米数，记录为以下格式。

右（cm）　　肋间　　　左（cm）

2

3

4

5

锁骨中线距前正中线：（cm）

听诊——频率与节律，心音（强度、主动脉瓣与肺动脉瓣第二音比较、异常心音），杂音（部位、时间、性质、强度、传导），心包摩擦音，心肺性杂音。

外周血管体征：视诊——毛细血管搏动、充盈度。

触诊——节律，动脉壁的紧张度，强度，异常脉（水冲脉、交替脉、奇脉等）。

听诊——射枪音，杜氏双重音，静脉营营音。

e. 腹部检查：视诊——对称，大小，膨隆，凹陷，呼吸运动，静脉曲张，胃肠型。

触诊——腹壁紧张度、压痛及反跳痛，包块（位置、深浅、大小、形状、硬度、边缘、表面、压痛、移动度），肝、脾及肾脏（大小、质地、表面、边缘、压痛），胆囊（大小、莫菲氏征），膀胱。

叩诊——肝浊音界，液波感，移动性浊音、脾浊音区，膀胱，叩击痛（肝、脾及肾区）。

听诊——肠鸡音（正常、增强、减弱或消失），振水音、血管杂音、肝脾区摩擦音。

f. 外生殖器与肛门、直肠检查。

g. 脊柱与四肢畸形检查：有无运动障碍，压痛，叩击痛，关节红肿、积液，杵状指（趾），匙状甲。有无静脉曲张、手指震颤、水肿、肌肉萎缩。

h. 神经系统生理反射检查：包括肱二头肌腱、肱三头肌腱、膝腱、跟腱、腹壁、提睾反射是否两侧正常，减弱或消失、亢进。病理反射（巴宾斯基征、霍夫曼征）阴性、可疑、阳性。脑膜刺激征（克尼格征）阴性、可疑、阳性。必要时作运动、感觉及神经系统其他检查。

i. 口腔颌面部专科情况。

颌面部检查内容包括：面部的外形、左右是否对称、比例是否协调、有无突出和凹陷，皮肤的色泽、质地和弹性变化等；有无肿胀或肿块，若有注明准确的病变部位、数量、大小、皮温、表面形态、囊实性、质地、触痛、有无移动度及波动感、捻发音等体征，必要时画图示意。

口内检查内容包括：张口度、牙列情况、牙周情况、牙体疾病、黏膜疾病等，借助口镜依次检查舌、腭、口咽、口底等部位的颜色、质地、形态和大小，注意有无充血、肿胀、溃疡、新生物和缺损畸形；注意舌质和舌苔的变化；观察舌、软腭、腭舌弓、腭咽弓的运动，有无肌肉瘫痪；必要时还应检查舌的味觉功能。在检查口底时应注意舌系带和颌下腺导管开口的情况，用双合诊的方法检查唇、舌、颊及口底是否存在异常肿块等。

（4）实验室及特殊检查　血常规、血生化、尿、粪等；特殊检查包括超声波、同位素、心电图、内镜、X线检查、CT等。

（5）病史小结　用 100～300 字简明扼要地综合病史要点，阴性体检结果，重要的阴性结果及有关的实验室及特殊检查结果。

（6）诊断、治疗计划、签名

治疗计划　　　　　　　　　初步诊断

1.××××　　　　　　　　　1.（本科主要疾病）

2.××××　　　　　　　　　2.（本科次要疾病）

3.××××　　　　　　　　　3.（他科疾病）

　　　　　　　　　　　　　住院医师签名/实习医师签名

　　　　　　　　　　　　　最后诊断

　　　　　　　　　　　　　1.（本科主要疾病）

　　　　　　　　　　　　　2.（本科次要疾病）

　　　　　　　　　　　　　3.（他科疾病）

　　　　　　　　　　　　　住院医师签名/实习医师签名

### 21.2.2.2　入院记录

（1）由住院医师系统地书写，必须在患者入院后 24h 内完成。

（2）入院记录的内容、次序一般与入院病历同，籍贯、性别、主诉、现病史、过去史、个人史、家庭史等省略不写，直接书写各自的内容。一般项目及主诉可连写成一段，对过去史、个人史、家族史及体格检查等内容与本病无关的阴性资料可适当精减，减少段落。

（3）因旧病复发再次住院者，须将过去病历摘要及上次出院后至本次入院前的病情及治疗经过详细记入现病史中，有关过去史、个人史、家族史可在其后写上"同初次入院记录"字样。因新患疾病而再次入院，须按完整病历格式书写，并将过去住院诊断列入过去史中。

（4）各专科情况可写在最后部分，另起一行开始亦空两个字，以后连续书写。

### 21.2.2.3　病程记录

（1）首次病程记录书写要求

① 首次病程记录应摘要记述一般资料，包括姓名、性别、年龄、籍贯、职业、婚姻状况、入院时间及主诉。

② 结合病情、查体重要发现及实验室检查结果，对新入院的患者提出初步诊断、鉴别诊断、治疗方案。如为疑难病症，要求在 3 天内根据所有材料进行分析，提出初步诊断。

③ 对危重患者来不及写病历时，应及时书写首次病程记录，包括简要病史、查体及实验室阳性结果，以及入院后病情变化，做何处理及其效果。扼要提出临床观察的具体内容，估计病情可能发生变化。

（2）病程记录书写要求

① 病情危重多变者，应随时记录；危重患者主治医师最少应写病程记录一次；慢性病或病情较稳定者可视需要简要记载，但不能少于每周 1 次。

② 病程记录由住院医师或实习医师按时间的先后次序记录，住院医师对实习医师所写的记录，必须随时检查其准确性，并做必要的修改和补充，每次记录均须签名。

③ 病程记录应详细如实记录下列内容：患者当前自觉症状、病情变化、体检及化验的重要发现，诊治工作进行情况及对病情的分析；新诊断或原诊断修改的根据，病情特殊变化的判断，处理及后果；主任医师、主治医师及其他上级医师查房巡诊或会诊时意见；行政领导的重要指示，患者家属或单位负责人所提供的重要事项；手术前应记录术前小结（讨论）；手术记录包括手术步骤、手术的主要所见、患者术中情况及术后记录；每一阶段检查或治疗后的小结，交接班记录；患者出院、转院应记录出院时情况；患者死亡时，应总结入院后的病情演变，诊疗工作的经验教训，最后诊断及嘱咐。

### 21.2.2.4　参观介绍口腔颌面外科门诊各环节的组成及主要工作与职能

通常由口腔颌面外科诊疗室、门诊手术室、专科及专家门诊室、教学室、办公室和更衣室等组成。

（1）介绍门诊的诊疗常规及职能，包括：初诊、复诊患者问诊、检查、诊断、处理意见、门诊病史书写及处理实施的常规程序。

（2）门诊诊疗台，有治疗盘、常用的外用药、各种实验室和影像学检查申请单、处方及其他单据。

（3）介绍各种敷料及器械、麻醉剂、常用急救药物及外用止血药的存放位置及其消毒方法和保养。

（4）门诊常用洗手法　洗手液和消毒液。

（5）参观门诊手术室　门诊手术的范围及常用设备的介绍。

（6）急诊室及急诊范围介绍。

（7）住院处　凡病情较重或需作较大手术及一些必须在全麻下进行的小手术患者属住院治疗范围。住院流程是门诊开住院单，再到住院处办理手续，然后才能住院。

### 21.2.2.5　参观介绍口腔颌面外科病房的各环节的组成及主要工作与职能

（1）病房通常由医生办公室、护士站、换药室、病房、监护室和手术室等组成。

（2）介绍病房工作的常规流程　每天正点上班前巡视患者、了解病情、换药、查看病历（包括生命体征记录、用药及化验单等）、交班、查房下医嘱、手术、术后病情观察记录、下班前再次巡视患者。若有新患者入院，则需当日完成病史采集、书写大病史和首次病程、开医嘱等工作。

（3）交班制度　每天早晨由昨日值班医师交班，着重对已手术，当日准备手术患者及危重患者的情况进行汇报。

（4）查房制度　旨在全面了解及分析病情，明确诊断，并制定检查内容和治疗方案。在交班后，由主治医师或在其职称以上的医师负责，对大手术后患者及重危患者重点房、床位医师及实习医师每日早、晚各一次巡视病房，以随时掌握患者病情变化并确保得到及时诊治。在查房时由实习医师或床位医师汇报病史，并汇报影像学图片及其他各项实验室检查报告结果，同时记录上级医师的各种诊疗意见。

（5）换药制度　一般在查房前后进行，参观换药室，介绍敷料、器械、药物存放位置。

（6）监护制度　每天24h对重危患者和大手术后患者的包括生命体征在内的全身情况及局部手术区域情况的严密观察，一旦发现问题，可及时处理。

（7）会诊制度　凡医疗技术上有疑难问题或怀疑伴有其他脏器系统性疾病时，就要及时会诊，会诊工作一般由主治医师执行。

（8）查对制度　在对患者作任何处理时，如开医嘱、检验、影像学检查、治疗、手术等都必须反复查对，以防差错事故发生。

（9）手术制度　在手术前1～2天要开出手术通知书，术前要充分准备，包括术前谈话、麻醉谈话、签署手术知情同意书、必要时备血、各项必要的实验室检查及影像学检查。手术后马上开出术后医嘱并密切观察，当日完成术后病程记录和手术记录。

### 21.2.3 材料和器械

综合治疗椅，口腔检查器械盘，无菌手套，直尺，指套，小电筒，额镜扩鼻器和听诊器等，病房常用仪器、设备，医疗器械及文案资料。

## 21.3 操作注意事项

（1）病案病历是医务人员执行医疗行为的依据和记录，是最直接、科学、系统的医疗信息资料的汇总，是医务人员诊断和治疗疾病的依据及医学教学、研究的重要资料，同时也是患者健康情况的档案和医务人员证明自己的医疗行为正确、合法的依据，必须严肃认真、如实记录、按时完成。

（2）门诊、病房见习时应端正学习态度，树立以患者为中心，全心全意为患者服务的理念，语言文明，举止得体，不允许与患者发生争吵，有问题向带教老师反映，培养良好的医德医风。

（3）见习生在科室实习期间，直接服从科室管理，必须遵守医院和科室的各项制度。不迟到，不早退，每天应提前到达工作岗位，主动做好准备工作。上班时间应坚守岗位，不做与见习无关的事，不看与见习无关的书。上班时间不穿硬底高跟鞋、拖鞋，不穿奇装异服，不得浓妆艳抹，不戴耳环、戒指。不准穿工作服到餐厅、到医院外，工作时间请把手机调成震动，不准长时间接打私人电话。离开病房时应先请示带教老师。

（4）为了防止医院内外交叉感染，以保护患者、医护人员双方的健康。门诊与病房有具体的消毒隔离制度，医务人员在接触患者时，都必须穿工作服、戴帽子和口罩，凡接触患者的用品要清洁，有的需经消毒。牢牢树立无菌观念，具有无菌操作的外科理念，具有严肃认真的工作作风、精益求精的工匠精神，同时需要医护双方互相配合、协同作用。

（5）建立各种条件，消除对患者的不良刺激，使患者树立起正确对待疾病和增强其战胜疾病的信心，促使患者与医护人员密切配合，争取早日康复。

## 21.4 实验评价形式

评定学生对门诊和病房各环节的初步认识。

（曹明国　孙伟锋）

# 第22章

## 颌面部间隙感染病例诊治及脓肿口外切开引流

## 22.1 实验目的

（1）掌握颌面部间隙感染的病例诊治和病史书写。

（2）了解脓肿口外切开引流术。

## 22.2 实验内容及材料器械

### 22.2.1 实验内容

（1）复习并示教颌面部间隙感染的病史采集、检查、读片方法及治疗原则。

（2）复习口腔颌面部感染手术治疗的目的、切开引流的目的、指征和要求。

（3）门诊或病房见习颌面部脓肿的诊断方法及口外切开引流术示教。

（4）颌面部脓肿、颌骨骨髓炎病例的病房见习。

### 22.2.2 方法和步骤

#### 22.2.2.1 病史采集

（1）主诉要点　注意局部红、肿、热、痛，有无牙关紧闭，有无发热、寒战、呼吸、吞咽困难及其发作时间。

（2）病史　疾病发生时间及其详细经过，病程为缓慢进行或急剧发展，注意发病原因（牙源性、血源性、腺源性、医源性等），如发病之前有无牙痛、上呼吸道感染、外伤等。发病以后有无发热、寒战、局部肿痛、张口受限、口底抬高、吞咽及语言障碍、呼吸困难等，以及这些表现的部位、程度和性质，并分析目前患者的主要症状及健康状态。是否进行过治疗，治疗效果如何，抗生素应用情况及疗效。

（3）既往史　过去是否曾患感染性疾病，有无牙痛、龋病、残根、牙周病、智齿冠周炎、扁桃体炎、上呼吸道感染、颌骨骨髓炎及淋巴结炎等病史；有无牙痛史，注意患者有无外伤、拔牙或施行局麻注射及其他手术的病史，如张口度、咬合关系、病理性骨折等；有无外伤，伤口的情况是否与口腔上颌窦相通，有无异物。

#### 22.2.2.2　体格检查要点

（1）局部检查　明确肿胀所在的解剖部位及其范围，检查肿胀部位的皮肤色泽及弹性，有无浸润及凹陷性水肿，有无压痛点及波动感，有无口腔及颌骨的功能障碍。

（2）实验室检查　血红蛋白含量、白细胞计数、快速超敏检查及细菌培养等血液检查。脓肿穿刺液或分泌物检查，如涂片镜检、细菌培养、细菌鉴定及其对各种抗生素的敏感度。

#### 22.2.2.3　影像学检查

注意骨质脱钙、破坏、死骨形成情况，病变所在的部位及大小范围，死骨的数目等。在外伤性骨髓炎的病例中还应注意骨损伤的情况，如骨折线、有无骨缺损、有无异物（碎骨、断根）等。

#### 22.2.2.4　诊断

结合以上收集的资料，首先明确感染的来源，为牙源性、血源性、腺源性、医源性中的哪一种，然后根据局部检查的结果，结合筋膜间隙的应用解剖，判断是单个间隙感染或是多个间隙感染。注意根据全身症状，确定或排除是否伴发其他脏器如肺炎、毒血症、脑脓肿、化脓性脑膜、海绵窦血栓等并发症。

#### 22.2.2.5　治疗

在局部治疗中，判断有无切开引流手术指征；在颌面部深层间隙感染中，单纯依赖脓肿波动感检查来决定是否进行切开引流是不准确的，还应从患者体温、白细胞计数、局部肿胀的程度及时间、触痛点、凹陷性水肿、穿刺是否有脓、口底咽喉压迫程度及中毒状况等多种因素来考虑。不同的间隙感染，需不同的手术切口，应考虑是从口内还是从口外引流；是单一切口还是多个切口。除注重引流的彻底性外，还应重视颌面部的重要解剖结构（如神经、血管、唾液腺等）和外观（按皮纹和自然沟纹作切口）的保护。

#### 22.2.2.6　门诊或病房见习示教脓肿口外切开引流术

（1）复习口腔颌面部感染手术切开引流的目的、指征和要求。

（2）口外切开引流术示教

① 术前准备：与拔牙术前准备基本相同。

② 手术步骤：灯光、椅位和头位调节同拔牙术；常规消毒。

③ 麻醉：2%利多卡因局部浸润麻醉。

④ 切开：用11号刀片切开脓肿区皮肤及皮下组织，长度一般要既达到引流目的又不超过脓肿边缘。切口部位应选择在脓肿低位隐蔽处，与皮纹相一致，避免损伤重要的组织。

⑤ 引流：用血管钳钝性分离至脓腔，充分引流，引流的脓液应做细菌培养及药敏试验。

⑥ 冲洗：常用生理盐水反复冲洗干净。

⑦ 置引流条：脓液引流后，一般置橡皮引流条或引流管，创面覆盖无菌纱布。要求将引流条一次置入脓腔底部，不宜填塞过紧，不要折叠，保持伸展。敷料应根据脓液的量来定，以脓液不能渗透表层敷料为好。

⑧ 嘱咐患者术后注意事项，常规用抗生素抗炎和全身支持治疗。

#### 22.2.2.7 颌面部间隙感染、颌骨骨髓炎病例的见习

### 22.2.3 材料和器械

综合治疗椅、无菌手套、消毒盘、口腔检查器械盘、5mL注射针筒、冲洗针头、生理盐水、2%碘酒、11号尖刀、刀柄、2%利多卡因麻醉剂、血管钳、橡皮引流条或引流管等。

# 22.3 操作注意事项

（1）具有科学严谨的临床辩证思维方法、循证医学理念，要正确读片，结合所学的医学知识，术前详细询问病史，综合判断脓肿口外切开引流术的适应证，排除手术禁忌。

（2）要有严肃认真的工作作风、精益求精的工匠精神以及良好的医德医风，提升手术技能，减少手术创伤，尽力缩短手术时间，减少并发症，减轻患者的病痛。脓肿口外切开引流术术中应动作轻柔、切口隐蔽、能避开重要组织、引流通畅。

（3）虽然是污染手术，也应树立无菌观念，具有无菌操作的外科理念。术后可能有肿胀、疼痛等症状，应提前沟通，必要时用抗生素及支持治疗。

（4）操作过程中应注意与助手的沟通配合，具备团结协作精神。

（5）对于牙源性感染，治疗过程中一定要强调病灶牙的处理。

## 22.4　实验评价形式

完成下颌智齿冠周炎疾病专科病历。

（曹明国　王明杰）

第**23**章

# 颌面骨骨折诊断与处理

## 23.1　实验目的

（1）熟悉上颌骨、下颌骨、颧骨、颧弓等骨折的 X 线表现，颌面部损伤的基本特点和紧急救治处理方法。

（2）初步掌握颌间牵引固定方法。

（3）初步掌握上颌骨、下颌骨、颧骨、颧弓等骨折的诊疗流程。

（4）要掌握软组织伤的清创缝合方法。

（5）掌握心肺复苏、吸氧术的操作步骤。

## 23.2　实验内容及材料器械

### 23.2.1　实验内容

（1）阅读上颌骨、下颌骨、颧骨、颧弓等骨折的 X 线片、CT 片。

（2）见习询问临床颌骨骨折患者一般病史，体格检查，影像学检查，并制定诊疗方案。

（3）病房或手术室、急（门）诊见习上颌骨、下颌骨、颧骨、颧弓等骨折的诊疗流程、软组织伤的清创缝合。

（4）示教后模型练习牙弓夹板固定术。

（5）示教后模拟人练习心肺复苏。

（6）示教后模拟人练习吸氧术。

（7）完成一份颌骨骨折的专科病例。

## 23.2.2　方法和步骤

### 23.2.2.1　X线片读片及骨折种类

华特氏位、上下颌骨正侧位片、全景片、颧弓切线位片，CBCT、三维重建，讲授正确的读片方法。骨折种类：上颌骨 Lefort Ⅰ、Ⅱ、Ⅲ型骨折；下颌骨正中线、颏孔、下颌角、髁突颈部骨折；颧骨、颧弓骨折。

### 23.2.2.2　病房或手术室、急（门）诊见习

颌骨骨折病例、颜面部软组织损伤病例。

（1）局部检查

① 颜面部软组织：皮肤是否破裂，有无皮下出血、瘀斑及血肿。注意损伤的部位、范围、深度、性质，是否与口腔贯通，有无软组织缺损，伤口有无异物，有无感染。

② 口腔：口腔黏膜有无损伤、出血、血肿，牙齿有无损伤（如碰伤、脱位及牙折断）。

③ 颜面骨及颌骨：注意是单独受伤还是联合受伤，有无骨折或骨组织缺损，损伤的部位是在牙槽突上、上下颌骨骨体还是下颌升支及髁状突。骨组织的损伤是闭合性还是开放性，注意颜面有无畸形，局部有无触痛、骨摩擦音、功能障碍（如鼻道阻塞、口张度受限与颞下颌关节运动障碍）。

④ 牙齿的咬合关系：根据牙齿咬合错乱的情况判断有无骨折以及骨折所在的部位。

（2）影像学检查　明确有无骨折及骨质缺损，确定骨折的部位及性质（线状性或粉碎性），骨折与牙根、鼻旁窦、眼眶、颅底的关系。有无异物（子弹、弹片、牙齿碎屑、断根等）存在。

（3）诊断　根据外伤病史、面部畸形功能障碍（包括牙齿的咬合错乱）、骨折片移动度及骨摩擦音压痛点、影像学检查结果。

（4）治疗

① 根据患者有无昏迷和休克征象，决定是否需要输液、输血、镇痛及控制感染，及时解除呼吸道阻塞，制止出血。必要时应用抗生素，注射破伤风抗毒血清或免疫球蛋白等。

② 在局部治疗中，根据损伤性质、软组织损伤或骨组织的损伤，决定是否应进行清创缝合；依据伤口是否清洁或污染、污染的时间，选择初期清创严密缝合或采用定向减张拉拢缝合。当牙齿、牙槽骨及上颌骨、下颌骨损伤时，应考虑如何保留牙齿及颌骨组织，如何复位固定，可采用口内结扎法、牙弓夹板固定法、手术切开骨内复位固定法或口外牵引等方法。

③ 在治疗中还应考虑到其他的治疗措施，如药物治疗、理疗、创口处理、饮食

及护理等。

### 23.2.2.3 模型示教、练习不同的结扎方法

（1）金属丝结扎法 用一根长结扎丝围绕损伤牙及其两侧 2～3 个健康牙的唇（颊）舌侧，作一总的环绕结扎；再用短的结扎丝在每个牙间作补充垂直向结扎，使长结扎丝圈收紧。

（2）"8"字结扎法 用一根长结扎丝一折为二后，一根由唇（颊）穿过牙间隙，围绕损伤牙舌侧近中自另一侧牙间隙穿出；另一根围绕损伤牙唇穿入牙间隙，围绕远中邻牙舌侧后自牙间隙穿出，最后将二结扎丝扎紧。

（3）牙弓夹板固定法（图 23-1） 先将脱位的牙或牙槽骨复位后，再将牙弓夹板弯成与局部牙弓一致的弧度，要求与每颗牙相紧贴，夹板的长度应为脱位牙或牙槽骨加上相邻两侧至少二个牙的长度，然后用 0.25～0.5mm 直径的不锈钢丝结扎，将每颗牙与夹板固定在一起；先结扎健康牙，后结扎脱位牙，所有结扎丝的头，在扭紧后剪短，并推压至牙间隙处，以免刺激口腔黏膜。

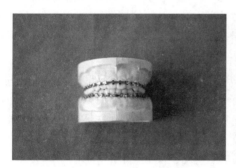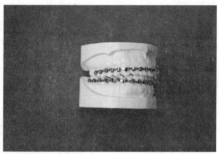

图 23-1　牙弓夹板固定法

### 23.2.2.4 模型示教练习阻塞性窒息的急救方法

阻塞性窒息的急救应根据阻塞的原因采取相应的急救措施。

（1）及早清除口、鼻腔及咽喉部异物 迅速用手指或器械掏出或用吸引器吸出堵塞物，保持呼吸道通畅。

（2）将后坠的舌牵出 可在舌尖后约 2cm 处用大圆针和 7 号线穿过舌的全厚组织，将舌拉出口外，并将患者的头部垫高，偏向一侧或采取俯卧位，便于唾液或呕吐物的引流，彻底清除堵塞物，解除窒息。

（3）悬吊下坠的上颌骨骨块 当上颌骨折块下坠，出血多，可能引起呼吸道阻塞或导致误吸时，可临时采用筷子、压舌板等物品横放于上颌双侧前磨牙位置，将上颌骨骨折块向上悬吊，并将两端固定于头部绷带上。

（4）外伤患者搬运后送 昏迷患者可采用俯卧位，额部垫高，使其口鼻悬空，

有利于唾液外流和防止舌后坠。清醒患者可采取侧卧位或头偏向一侧，避免血凝块及分泌物堆积在口咽部。搬动可疑颈椎损伤的患者时，应多人同时搬运，一人稳定头部并加以牵引，其他人以协调的力量将患者平直整体移动，抬到担架，颈部应放置小枕，头部两侧加以固定，防止头部的摆动。

### 23.2.2.5 模拟人示教练习心肺复苏

心肺复苏（CPR）是在患者丧失意识且呼吸、心跳停止的情况下才进行。具体的判断方法是：拍打双肩、大声呼唤、掐按穴位、摸颈动脉脉搏，如果患者都没有任何反应，脉搏也停止，才可以开始做心肺复苏。心肺复苏的操作步骤如下。

（1）判断意识，呼救帮助　双手拍打患者双肩并呼叫患者，观察有无反应。立即呼叫其他医务人员帮助抢救，并携带除颤仪。

（2）判断心跳、呼吸　解开外衣，触摸颈动脉，同时观察胸廓起伏，判断心跳、呼吸情况。如心跳、呼吸停止，立即行心肺复苏，并记录抢救开始时间。

（3）胸外按压（C）　将患者平放并解开上衣，按压部位在胸骨中下 1/3 处，也即是两乳头连线的中点位置，双手的手掌相叠呈十指相扣并抬起，两臂伸直，肘关节不要弯曲，利用身体的重力垂直向下施力按压，成人的按压深度是 5～6cm，每一次按压后要能够让胸廓充分回弹，按压频率为 100～120 次/分。

（4）开放气道（A）

① 清理呼吸道：将患者头侧向一方，用右手示指清理口腔内异物。

② 开放气道：开放气道方法为仰面抬颏法、举颌法。常用仰面抬颏法，方法为抢救者左手小鱼际置于患者前额，手掌用力向后压使其头部后仰，右手中指、示指剪刀式分开放在患者颏下并向上托起，使气道伸直，颈部损伤者禁用，以免损伤脊髓。

（5）人工呼吸（B）　使用简易呼吸器通气 2 次，采用"EC 手法"，每 6～8s 行人工呼吸 1 次，8～10 次/分，每次呼吸约 1s，通气约 0.5L，可见胸部起伏。

（6）持续心肺复苏　持续心肺复苏，每做完 30 次胸外按压后进行 2 次人工呼吸，牢记 30—2—30—2 循环，以此法周而复始进行，直至复苏。

（7）观察心肺复苏有效指征

① 观察心跳、呼吸：触摸颈动脉（10s），观察呼吸情况。

② 观察意识：观察瞳孔变化、压眶反应、对光反射。

③ 观察循环：观察颜面、口唇、甲床紫绀变化、末梢循环改善情况，测量血压。

④ 判断复苏成功：继续给予高级生命支持。

（8）整理、记录　给患者整理衣服、头部垫枕、盖好棉被、安装床头挡。洗手，记录抢救过程。

### 23.2.2.6 模拟人示教练习吸氧术

吸氧术指通过给氧，提高动脉血氧分压和动脉血氧饱和度，增加动脉血氧含量，纠正各种原因造成的缺氧状态，促进组织的新陈代谢，维持机体生命活动的一种治疗方法。吸氧术的操作步骤如下。

（1）准备工作　衣帽整洁大方、剪指甲、洗手、戴口罩；环境整洁安全：氧气筒至少距明火 5m，距暖气 1m；患者体位舒适。

（2）解释评估　核对好详细信息、并向患者做详细解释说明。评估患者呼吸困难的程度。

（3）用物准备　氧气筒、治疗盘（内盛冷开水）、氧气表、弯盘、鼻导管、橡胶管、纱布、棉签、胶布、别针、橡皮圈、板笔记录单。

（4）安装　冲尘、安装氧气表边接导管，调节流量。

（5）吸氧过程　清洁鼻腔，湿润。试管是否通畅，导管插入一侧鼻腔（鼻尖至耳垂距离 2/3）后，用胶布固定鼻翼及面颊部，再用别针将导管别在肩部衣服上。记录用氧时间、流量并签名。

（6）观察　观察用氧效果，决定用氧流量及时间。

（7）停氧　解释停氧原因，取下别针，胶布，用纱布包裹拔出鼻导管，擦净鼻面部。关大开关，放余气后再关小开关，卸表后记录停止用氧时间，停用氧气时先取下鼻导管，先关流量表，再关总开关，然后再打流量表小开关，放出余气，再关好流量表。

（8）清洁口鼻，恢复舒适体位，整理床单位。

**23.2.2.7**　病房见习颌骨骨折临床病例，手术室见习坚固内固定手术。

**23.2.2.8**　撰写颌骨骨折专科病历 1 份。

### 23.2.3　材料和器械

综合治疗椅，无菌手套，消毒盘，口腔检查器械盘，5mL 注射针筒，冲洗针头，1% 碘伏，持针器，金冠剪，牙弓夹板，结扎丝，牵引橡皮筋，模拟人，头颅标本，典型上、下颌骨骨折片的 X 线片，典型颌骨骨折病例，氧气筒，治疗盘（内盛冷开水），氧气表，鼻导管，橡胶管，纱布，棉签，胶布，别针，橡皮圈，板笔记录单等。

# 23.3　操作注意事项

（1）见习时遵守医院、手术室的各项规章制度，具有良好的法治素养及团结协作精神。

（2）通过本章的学习，培养学生的爱伤观念，具有敬佑生命的意识、抢救伤员的团队协作精神及甘于奉献的精神；培养学生安全责任意识及交通安全意识，遵守交通法规；培养学生科学严谨的临床辩证思维方法，全身整体的医疗观念及循证医学理念。

（3）在进行心肺复苏时，还要时刻观察患者，尤其是患者脸部，一旦患者出现表情或肢体活动，应该立即停止做心肺复苏，观察患者是否需要继续做心肺复苏。

（4）在任何情况下实施心肺复苏都应该同时呼叫急救中心，争取更好的急救支持。加上做心肺复苏需要消耗很大的体力，如果患者苏醒或急救中心人员到来或实施心肺复苏达到30min仍然无效后可以视情况停止施救。

（5）吸氧术的注意事项　严格遵守操作规程，注意用氧安全，切实做好"四防"，即防火、防震，防油、防热；患者吸氧过程中，需要调节氧流量时，应当先将患者鼻导管取下，调节好氧流量后，再与患者连接。停止吸氧时，先取下鼻导管，再关流量表；吸氧时，注意观察患者脉搏、血压、精神状态等情况有无改善，及时调整用氧浓度；湿化瓶每次用后均须清洗、消毒；氧气筒内氧气不可用尽，压力表上指针降至5kgf/cm² 时，即不可再用；对未用或已用空的氧气筒应分别放置并挂"满"或"空"的标记，以免急用时搬错而影响抢救工作。

# 23.4　实验评价形式

（1）评定学生对颌骨骨折病例病史采集的熟悉情况。
（2）评定学生完成的颌骨骨折专科病历。
（3）评定牙弓夹板固定法的评分。
（4）心肺复苏评分（表23-1～表23-3）。

表23-1　人工呼吸评分标准

| 评分点 | 评分标准 | 分值（10） |
|---|---|---|
| 准备工作 | 检查呼吸道是否通畅，用纱布等清除患者口鼻腔内的分泌物及异物 | 1 |
| 操作过程 | 将患者平放于硬质的平面上，仰卧，迅速解开其领口和腰带 | 1 |
| | 一手抬起患者颈部，使其头部后仰，另一手压迫患者前额保持其头部后仰位置，使患者下颌和耳垂连线与地面垂直 | 1 |
| | 一手将患者的下颌向上提起，另一手以拇指和示指捏紧患者的鼻孔 | 1 |
| | 深吸气后，将口唇紧贴患者口唇，把患者的口完全包住 | 1 |
| | 深而快地向患者口内吹气2～3次，每次应持续1s以上，直至患者胸廓向上抬起 | 1 |
| | 立即脱离接触，术者再吸气，以便行下次吹气，与此同时，使患者的口张开，并松开捏鼻的手指，观察胸部恢复状况，然后再进行下一次人工呼吸 | 1 |

| 评分点 | 评分标准 | 分值（10） |
|---|---|---|
| 提问 | 提问：为什么人工呼吸时要抬起患者颈部，使其头部后仰？吹气的频率和吹气量分别是多少？ | 1 |
| 考生素质 | 操作结束后，能够将抢救的效果和下一步的处理意见和预后告知相关人员 | 1 |
| | 抢救中动作规范准确，体现出爱护患者的意识，表现出良好的医生素质 | 1 |

### 表 23-2　胸外心脏按压术评分标准

| 评分点 | 评分标准 | 分值（10） |
|---|---|---|
| 准备工作 | 将患者（医学模拟人）就地平卧置于地板上 | 1 |
| | 去枕，解开衣扣，松解腰带。检查并保持患者呼吸通畅 | 1 |
| 操作过程 | 术者跪在患者右侧，将双手掌根部重叠于患者胸骨中、下 1/3 交界处 | 2 |
| | 肘关节伸直，借助身体之重力向患者脊柱方向按压 | 1 |
| | 按压力度应使胸骨下陷 4～5cm，按压后突然放松，按压和放松时间应一致，放松时手掌不要离开按压部位 | 1 |
| | 按压频率为 100 次/分 | 1 |
| 提问作答 | 胸外心脏按压最常见的并发症是什么？单人抢救时与人工呼吸如何配合？如何判断按压效果？ | 1 |
| 考生素质 | 操作同时向患者家属或同事简单告知病情，操作结束后向患者家属或同事告知急救结果以及下一步处理意见 | 1 |
| | 抢救中动作规范准确，体现出爱护患者的意识，表现出良好的医生素质 | 1 |

### 表 23-3　吸氧术评分标准

| 评分点 | 评分标准 | 分值（10） |
|---|---|---|
| 准备工作 | 向患者解释吸氧目的：洗手（可口述），戴帽子、口罩 | 1 |
| | 用手电筒检查患者鼻腔，必要时用湿棉签清洁两侧鼻孔；协助患者取得舒适体位 | 1 |
| | 查看氧气表，确定氧气瓶的氧气量，检查氧气接管及面罩是否完好、通畅 | 1 |
| 操作过程 | 打开氧气瓶总开关 | |
| | 置氧气面罩于患者口鼻部，调整好位置，松紧带固定，松紧适度 | 1 |
| | 将氧气接管连接于面罩的氧气进孔上，视病情调节的氧流量 | 2 |
| | 清洁患者面部，记录给氧时间、氧流量 | 1 |

| 评分点 | 评分标准 | 分值（10） |
|---|---|---|
| 提问作答 | 除面罩给氧法外，还有哪些吸氧方法？ | 1 |
| 考生素质 | 操作前能告知，与患者沟通时态度和蔼，操作中动作轻柔，体现爱护患者的意识，操作结束后能告知患者注意事项 | 1 |

（曹明国　孙伟锋）

# 第**24**章

## 口腔颌面部肿瘤见习和临床病案讨论

## 24.1　实验目的

（1）掌握口腔颌面颈部肿瘤的病史采集及临床专科检查内容。

（2）熟悉口腔颌面颈部肿瘤的检查方法、淋巴结检查方法及不同性质肿瘤的 X 线、CT 和 MRI 表现。

（3）熟悉组织活检的意义、方法及注意事项。

## 24.2　实验内容及材料器械

### 24.2.1　实验内容

（1）学生相互完成口腔颌面颈部肿瘤病史采集、触诊检查。

（2）通过案例学习口腔颌面颈部肿瘤（软组织囊肿、颌骨囊肿❶、良性肿瘤、恶性肿瘤）的影像学特点。

（3）门诊见习穿刺检查、活组织检查。

（4）病房或手术室见习口腔颌面颈部肿瘤典型病例。

（5）完成口腔颌面颈部肿瘤的病历书写。

### 24.2.2　方法和步骤

#### 24.2.2.1　病史采集

（1）询问患者的年龄、职业和生活习惯，过去有无损伤史、炎症史、家族史等。观察外貌，询问患者主诉如肿胀、包块、疼痛、流血、牙关紧闭及语言、吞咽等功能。肿瘤所在部位与发病时间。

---

❶　软组织囊肿和颌骨囊肿因其肿块性质常需与肿瘤鉴别，本章归入肿瘤一并介绍。——编者注

（2）肿瘤生长的时间及发展的过程，生长的速度快慢。查询最初出现症状的时间、确切的部位、生长速度以及最近是否突然加速生长，病变发生伴随表现、疾病发展情况、就诊情况、有无消长史、有无进食后局部疼痛。询问有无与发病相关的疾病或因素，如炎症外伤、家族史；注意患者的年龄、职业和生活习惯，有无特殊嗜好。发病以后患者全身或局部的自觉症状如何，如疼痛、食欲减退、消瘦、恶病质、流血、外貌畸形、牙齿松动脱落；咬合错乱、牙关紧闭、吞咽及语言障碍以及五官的功能障碍，这些症状的程度与性质，曾经接受过何种治疗，如药物、手术或化疗。

### 24.2.2.2 体格检查

（1）视诊 观察肿瘤的形态、生长部位、体积大小以及有无功能障碍，如开口大小、舌及眼球活动度等。

（2）触诊 检查肿瘤的边界、质地、活动度以及与邻近组织的关系。特别注意淋巴结的触诊检查，对颊部、口底、舌部等深部肿瘤应进行双合诊。

（3）听诊 对血管源性肿瘤的诊断有一定帮助。

（4）全身检查 详细检查患者的全身及口腔颌面部的情况。不应忽略任何一个体征，一般通过视诊、触诊进行检查。应包括患者的精神状态、营养状态、发育情况，有无消瘦，有无远位转移、恶病质及其他器质性疾病。

### 24.2.2.3 特殊检查

（1）影像学检查 酌情选择包括 X 线、CT、超声、磁共振以及放射性核素显像检查等。

（2）穿刺及细胞学检查 对触诊时有波动感或非实质性含有液体的肿瘤，可用注射针做穿刺检查。对唾液腺或某些深部肿瘤也可用"穿刺细胞学检查"，操作方法如下：确定穿刺吸取组织的部位，常规消毒皮肤，以左手固定肿块部位，右手持带粗针头（18 号长针）从皮肤直达肿块内（勿穿刺太深或穿过肿块）。接上 30～50mL 注射器，然后改变穿刺方向在肿块内穿刺数次，吸取组织。抽出针头时，应使针头与注射器脱离，解除负压。再将注射器与针头接上加压，排出小条组织送检。

（3）活体组织检查 适用于表浅或有溃疡的肿瘤。操作方法如下。

① 消毒：按常规消毒与铺巾。在切取有溃疡的肿物时，勿用碘酊及其他有色消毒液消毒，以免影响组织的染色。

② 麻醉：一般采取阻滞麻醉。注射麻醉时，针不宜从肿瘤组织穿过，以免造成癌肿扩散。小儿患者或深部肿块切取活检时也可全麻。

③ 切口：尽量接近肿块表面，沿手术途径的部位选择切口，也应考虑以后根治手术切口，不要相互干扰。

④ 切取肿瘤组织：用 11 号刀片切取组织时，刀片应锋利，使切下的组织表面

光滑。切取肿瘤组织深度应在 0.5cm 左右，否则影响判断，但切取也不宜过深，否则易造成出血，应酌情切取适宜大小（0.5cm 以上）的组织。组织切取后，可用无齿镊夹取，动作轻柔，注意勿夹坏组织，更不可钝性分离、撕扯或挤压。

⑤ 缝合：创口经止血后进行缝合，切取的组织块应立即固定于 10％甲醛溶液中送检。

（4）肿瘤标志物检查。

#### 24.2.2.4  诊断

在详细询问病史的基础上，根据临床检查所获得的资料，有助于明确肿瘤的诊断。在进行分析时，首先鉴别诊断良性、恶性肿瘤，然后再根据肿瘤所在的部位、组织特点、生物学特点等进一步分析，再结合其临床特点推断肿瘤的组织来源。在鉴别良性肿瘤及恶性肿瘤时，必须熟悉临床特征、影像学特征及组织病理的变化才能最后确诊。

#### 24.2.2.5  治疗

治疗效果取决于正确的诊断，治疗方案应根据肿瘤的性质（良性或恶性）、年龄、病变的程度（如恶性肿瘤的分期）、患者全身健康状态等综合考虑制定。

在拟定外科手术治疗时，应该全面考虑麻醉方法、手术的种类、手术的切口位置（口内或口外）、是否需要颌骨切除、颌骨切除后的固定及整复问题、有无转移灶、是否需要进行淋巴结清扫等。术前、术后是否需要配合其他的治疗，如放疗、化疗等。手术后的护理、并发症的预防及处理等。

### 24.2.3  病房或手术室见习

门诊及病房针对口腔颌面颈部肿瘤（软组织囊肿、颌骨囊肿、良性肿瘤、恶性肿瘤）病例安排学生见习。重点学习手术治疗、化疗、放疗等治疗方法。讨论 1 例典型病例。

### 24.2.4  材料和器械

（1）消毒盘、口镜、镊子、5mL 注射针筒、生理盐水、11 号尖刀、刀柄、2％利多卡因麻醉剂、组织镊、血管钳、手电筒、手套、指套等。

（2）其他  口腔颌面颈部肿瘤（软组织囊肿、颌骨囊肿、良性肿瘤、恶性肿瘤）典型案例的影像学图片、CT、MRI、虚拟仿真软件。

# 24.3  操作注意事项

（1）全面细致的体格检查，注意体格检查手法应轻柔、正确。

（2）切取活检时，采用阻滞麻醉，不宜使用染料类消毒剂，以免肿瘤细胞变形或着色而影响诊断。切取标本时不应采用电刀，以免引起细胞内蛋白变性。应注意切取组织宜深，不要在坏死部位切取。血管性肿瘤或血管畸形、恶性黑色素瘤一般不做活组织检查。切取表浅肿瘤组织不易缝合时，可加压止血或填塞碘仿纱条反包扎止血。

（3）通过本章的学习，培养学生科学严谨的临床辩证思维方法，全身整体的医疗观念及循证医学理念，不断更新前沿的口腔肿瘤治疗方法。

（4）勇于承担防癌知识义务宣传，使群众能了解一些防癌知识，应使群众了解癌瘤的危害性，提高对癌瘤的警惕性，贯彻"三早"即早发现、早诊断、早治疗。培养学生医者仁心、人文关怀以及多学科团结协作精神。

（5）训练学生良好的医患沟通能力和优质的服务理念及终身自主学习的能力，培养身心健康、有灵魂的卓越口腔医务工作者。

（6）注意保护患者隐私，不公开讨论病情，注意知情同意书的签署及患者本人的知情权。

# 24.4　实验评价形式

（1）评定学生完成的口腔颌面颈部肿瘤的专科病历。

（2）口腔颌面部肿瘤虚拟仿真实验评分。

（曹明国　孙伟锋）

# 第25章

# 涎腺疾病见习和临床病案讨论

## 25.1　实验目的

（1）掌握唾液腺疾病的病史采集及临床专科检查的内容。

（2）掌握唾液腺疾病特殊检查的内容及特点。

## 25.2　实验内容及材料器械

### 25.2.1　实验内容

（1）学生相互完成病史采集，腮腺、下颌下腺、舌下腺触诊检查。

（2）学生学习唾液腺疾病（非肿瘤性疾病、瘤样病变和唾液腺肿瘤）的影像学特点、特殊检查。

（3）病房见习典型病例。

（4）腮腺肿瘤虚拟仿真实验。

### 25.2.2　方法和步骤

#### 25.2.2.1　病史采集

病变发生部位、症状、时间、伴随表现、疾病发展情况、就诊情况、有无消长史、有无进食后局部疼痛。有无全身疾病或腹部大型手术病史，腺体区有无轻微疼痛、肿大、压痛，导管口有无红肿、疼痛。有无反复肿胀，导管口有无脓液或胶冻样分泌物。是否伴有疼痛、面神经麻痹等症状。有无传染接触史，是否累及双侧腮腺等。

#### 25.2.2.2　一般检查

（1）视诊　观察正常涎腺的形态和大小，腮腺、下颌下腺导管口的位置和分泌物的特征。

（2）触诊　腮腺触诊一般以示、中、无名三指平触为宜，忌用手指提拉触摸，还需检查患者的腮腺导管及咽侧壁是否有膨隆。双手合诊法检查，可用一手的拇指、示指（图 25-1）或双手置于病变部位的上下或两侧进行（图 25-2），前者适用于唇、舌部的检查，后者则在口底、下颌下腺检查时常用。双合诊应按由后往前走的顺序进行，以便准确地了解病变的范围和性质。还需检查腮腺及下颌下腺的分泌液情况等。

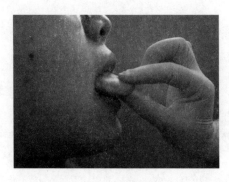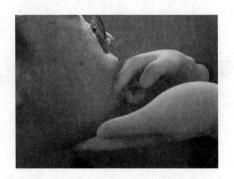

图 25-1　双指双合诊　　　　　　　　图 25-2　双手双合诊

### 25.2.2.3　特殊检查

（1）分泌功能检查

① 泪液滤纸试验或称施墨试验：用于检测泪腺分泌功能。用 5mm×35mm 的滤纸两条，置于睑裂内 1/3 和中 1/3 交界处，闭眼将其夹住，5min 后检查滤纸湿润长度，低于 5mm 则表明泪液分泌减少。

② 唾液流量测定：刺激性唾液流量测定方法，取 5g 白蜡请患者咀嚼 3min，全唾液量低于 3mL 为分泌减少。静态全唾液流量收集方法要求患者采取坐姿，弯腰低头，使唾液沿下唇逐渐滴入容器中，并在结束时将口内剩余唾液全部吐入容器，一般收集 10min，小于 10mL 为分泌减少。

（2）影像学检查　典型影像学检查辨别读片。

（3）B 超　可以判断有无占位性病变以及肿瘤的大小，并估计大致的性质，当临床上腮腺良性肥大、腮腺或下颌下腺炎性肿块等与肿瘤难以区分时，可首选 B 超检查。

### 25.2.2.4　诊断

唾液腺疾病在详细询问病史的基础上，根据临床检查所获得的临床资料，结合病史、症状、体征，首先区分非肿瘤性疾病、瘤样病变和唾液腺肿瘤。唾液腺肿瘤的良恶性需结合所在的部位、组织特点、生物学特点等进一步分析。

#### 25.2.2.5 治疗

治疗取决于正确的诊断，非肿瘤性疾病以去除病因、全身支持、抗炎、保守治疗为主，必要时考虑手术治疗；瘤样病变和唾液腺肿瘤应根据肿瘤的性质（良性或恶性）、患者的年龄、病变的程度（如恶性肿瘤的分期）、患者全身健康状态等拟定外科手术治疗方案。

在拟定外科手术治疗时，应该考虑手术的麻醉方法、手术的种类、手术的切口位置（口内或口外）、是否保留面神经、有无转移灶、是否需要进行淋巴结清扫等，术前、术后是否需要配合其他的治疗如放射治疗、化疗等，手术后的护理，并发症的预防及处理。

### 25.2.3　病房或手术室见习

门诊及病房针对唾液腺疾病（非肿瘤性疾病、瘤样病变和唾液腺肿瘤）病例安排学生见习。重点学习手术治疗、化疗、放疗等治疗方法。讨论1例典型病例。

### 25.2.4　材料和器械

典型病例，正常及各种常见唾液腺疾病的影像学图片（下颌下腺导管结石平片、正常腮腺造影片和 MRI、慢性阻塞性腮腺炎和舍格伦综合征造影片和 MRI、腮腺良性和恶性肿瘤的 CT 和 MRI 表现）。检查手套、口镜、方糖、滤纸、白蜡、酒杯、虚拟仿真设备等。

## 25.3　操作注意事项

（1）掌握正确的检查手法，注意健侧与患侧对比，腮腺查体时不要遗漏导管和咽侧壁，下颌下腺导管双合诊需由后往前，避免将结石推进腺体内。

（2）急性化脓性腮腺炎不宜做腮腺造影。

（3）通过本章的学习，培养学生严肃认真的工作作风、精益求精的工匠精神以及良好的医德医风，提升手术技能，减少手术创伤，同时具有细致轻柔的爱伤意识、医者仁心、人文关怀。

（4）培养学生良好的医患沟通能力、法律意识和优质的服务理念，终身自主学习的能力，操作过程中应注意与助手的沟通配合，具备团结协作精神。

（5）具有良好的法治素养，及时完整、实事求是书写门诊病历文书。

## 25.4　实验评价形式

（1）评定学生完成的腮腺疾病的专科病历。

（2）下颌下腺检查评分。

（3）虚拟仿真实验评分。

（曹明国　孙伟锋）

# 第26章

## 颞下颌关节病见习和临床病案讨论

## 26.1　实验目的

（1）掌握颞下颌关节疾病的正确的专科病史采集、体格检查及病历书写方法。

（2）熟悉正常颞下颌关节影像学特点及各种颞下颌关节常见疾病的影像学特点。

## 26.2　实验内容及材料器械

### 26.2.1　实验内容

（1）学生相互完成病史采集、触诊检查。

（2）教师示教后，学生分组完成颞下颌关节疾病的影像学读片及特殊检查。

（3）完成颞下颌关节疾病的病历1份。

### 26.2.2　方法和步骤

#### 26.2.2.1　病史采集

病变发生部位、症状、时间、伴随表现、疾病发展情况、就诊情况、是否伴发其他疾病和其他畸形。重点关注下颌运动有无异常，关节区有无弹响、杂音、疼痛，张口度、张口型有无异常。

#### 26.2.2.2　一般检查

（1）面型　检查面部左右是否对称，关节区、下颌角、下颌支、下颌体的大小和长度是否正常，颏点是否居中，面下1/3是否协调。

（2）关节动度检查　以双手示指或中指分别置于双侧耳屏前方，髁突外侧，或者以两手小指伸入外耳道内，向前方触诊，让患者做张闭口运动，检查髁状突的动度和冲击感，注意双侧对比。

（3）咀嚼肌检查　各关节区及咀嚼肌群有否压痛，是否左右对称。检查部位为：颞肌前份→下颌支前缘向上；翼外肌下头→上颌结节；翼内肌下头→下颌磨牙舌侧后下方和下颌支内侧面。

（4）下颌运动检查　通过开闭口运动、前伸运动、侧方运动，检查关节功能是否正常，有无弹响、疼痛、杂音及关节交锁现象；观察弹响发生的时间、性质、次数和响度，双侧是否对称；测量开口度，观察开口型是否偏斜。

（5）咬合关系检查　仔细检查咬合情况，注意有无错𬌗、𬌗干扰。

（6）口腔检查　有无龋齿、磨耗、牙周病、牙列缺失和牙倾斜。

（7）颈椎及其他　颈椎的动度及杂音，周围肌肉压痛点及张力等。全身其他大小关节的情况、其他系统性病症及心理学方面的问题等。

### 26.2.2.3　特殊检查

X线片观察关节间隙改变和骨质改变。关节造影片重点观察关节盘移位、穿孔及关节盘附着的改变。MRI重点观察关节盘移位、关节腔积液等改变。

复习颞下颌关节影像学种类及读片方法。

### 26.2.2.4　诊断

颞下颌关节疾病在详细询问病史的基础上，根据临床检查所获得的临床资料，结合病史、症状、体征，在明确诊断的基础上制定治疗方案。

### 26.2.2.5　治疗

治疗取决于正确的诊断，颞下颌关节紊乱病采用以保守治疗为主的综合治疗。严重的、反复发作的疼痛和（或）开口受限，影响功能者，可采取手术治疗。治疗方法有可逆性非手术治疗（如药物治疗、理疗、封闭和咬合板）、不可逆性非手术治疗（如调𬌗、正畸矫治）以及关节镜外科和各种手术治疗等。颞下颌关节脱位应以及时复位、限制运动为主，固定下颌2～3周，限制开颌运动，采用颅颌绷带固定，使开口度不宜超过1cm。关节内强直采用髁突切除术及颞下颌关节成形术。关节外强直多采用切断和切除颌间挛缩的瘢痕、凿开颌间粘连的骨质，以恢复开口度。

## 26.2.3　材料和器械

典型病例，正常及各种常见颞下颌疾病的影像学图片（颞下颌关节的平片、CT和MRI表现）。手套，直尺，听诊器等。

## 26.3  操作注意事项

（1）正确的检查手法，特别是颞下颌关节触诊、张口度、开口型的检查手法要正确，注意健侧与患侧对比。

（2）关节内强直术后复发率较高，需要反复交代、强调术后开口练习：术后7～10天可开始练习，开口练习时间至少6个月。

（3）通过关节内强直典型病例的学习，培养学生科学严谨的临床辩证思维方法、全身整体的医疗观念及循证医学理念，在处理外伤时避免遗漏。

（4）培养敬佑生命、救死扶伤的医疗精神以及严肃认真的工作作风、精益求精的工匠精神，尽量在颞下颌关节疾病治疗时避免损伤及并发症。

## 26.4  实验评价形式

（1）评定学生完成的颞下颌关节疾病的专科病历。

（2）颞下颌关节检查评分。

（曹明国　孙伟锋）

# 第27章

## 唇腭裂疾病见习和临床病案讨论

## 27.1 实验目的

(1) 掌握唇腭裂疾病的病史采集及临床专科检查的内容。

(2) 掌握唇腭裂疾病病历的基本书写格式。

(3) 熟悉唇裂修补术的方法步骤。

(4) 了解唇腭裂序列治疗的概念及步骤。

## 27.2 实验内容及材料器械

### 27.2.1 实验内容

(1) 示教唇腭裂专科病例,包括问诊、专科检查。

(2) 示教阅读唇裂、面横裂、正中裂、腭裂和牙槽突裂的图片,典型病例讨论,观看唇腭裂手术录像视频。

(3) 模拟唇裂模型上做唇裂修补术操作。

(4) 完成唇腭裂疾病的病历1份。

### 27.2.2 方法和步骤

#### 27.2.2.1 病史采集

病变发生部位、症状、伴随表现、就诊情况,了解是否伴发其他疾病和全身其他先天畸形。了解可能的发病因素如遗传因素、营养因素、感染和损伤、药物因素、物理因素、内分泌因素等。

#### 27.2.2.2 一般检查

(1) 口外检查 唇裂的类型(是否伴有隐裂)、裂隙的宽度、鼻翼及鼻小柱的畸形情况、颌面部是否伴有其他畸形、面部皮肤是否有湿疹等疾病。国内常用的分类法如下。

①单侧唇裂：Ⅰ度唇裂仅限于红唇部分的裂开；Ⅱ度唇裂上唇部分裂开，但鼻底尚完整；Ⅲ度唇裂整个上唇至鼻底完全裂开。

②双侧唇裂：按单侧唇裂分类的方法对双侧唇裂分别进行分类。

（2）口内检查　腭裂、牙槽裂的类型、裂隙的宽度、牙列及咬合情况、扁桃体是否肿大、充血、口腔黏膜是否正常及口腔内其他疾病和畸形。腭裂的程度将其分为以下三度：Ⅰ度限于腭垂裂。Ⅱ度部分腭裂，裂开未到切牙孔，根据裂开部位又分为浅Ⅱ度裂，仅限于软腭；深Ⅱ度裂，包括一部分硬腭裂开（不完全性腭裂）。Ⅲ度全腭裂开，从腭垂到牙槽突裂开，常伴发唇裂。

（3）全身检查　检查有无伴发全身其他部位畸形。

### 27.2.2.3　治疗

（1）手术的目的和手术年龄　应采取综合序列治疗的方案，即在唇裂修复手术之前，特别是针对严重的完全性唇裂伴有腭裂及鼻畸形的患者，术前应先行口腔正畸治疗，为唇裂修复手术尽可能创造有利的条件，达到提高唇裂修复效果的目的。唇裂整复术的手术年龄以 3～6 个月为宜，体重达 5～6kg 以上。

（2）常用唇裂、腭裂手术方法的定点设计　介绍旋转推进法、新旋转推进法的定点与设计、切开与旋转、修整与缝合、鼻畸形矫正方法。

### 27.2.2.4　唇裂修补术

先在猪皮或橡皮上描绘，形成单侧唇裂，然后定点，切开，组织瓣换位，对位好后缝合。体会旋转推进的目的和修复效果。

（1）造模　新鲜猪皮（厚约 5mm，长宽为 5～10cm），用大头针将猪皮或橡皮片固定在木板上。用标记油性笔画出左单侧不完全性唇裂、鼻小柱、口角、下唇位置，并在裂隙缘标出红唇部分和红白唇交界线，形成唇裂模型。

（2）定点（图 27-1）　按单侧唇裂修补的旋转推进瓣法分别定出健侧人中嵴点 1，人中切迹点 2，患侧人中嵴点 3，使 1 至 2 等于 2 至 3 距离的一半；在患侧定点 4，使 4 到健侧口角之距离等于 1 到健侧口角之距离；在鼻小柱下方定点 5，患侧鼻孔下方裂隙两侧定点 6、点 7，患侧鼻翼基部定点 8，应使4 至 8 距离约等于 1 至健侧鼻翼基部之距离。

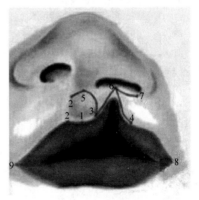

图 27-1　单侧唇裂修补定点

（3）连线　连接点 5 至点 3、点 6 至点 3、点 7 至点 4、点 7 至点 8，形成瓣 536、瓣 478。

（4）全层切开。

（5）旋转推开　将瓣 536 逆时针旋转、瓣 532 顺时针旋转，使点 3 降至与点 1 同一水平，在前唇残留一空隙，将瓣 478 从外侧推进以填补该空隙。

（6）缝合　将点 3 与点 4、点 3 与点 8、点 7 与点 5 分别对位缝合，再将切口分别缝合，完成唇裂修补术（图 27-2、图 27-3）。

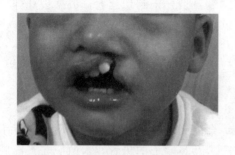 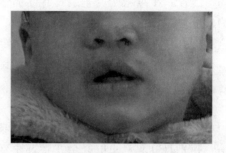

图 27-2　单侧唇裂修补缝合术前　　　　图 27-3　单侧唇裂修补缝合术后

（7）唇裂的术后护理

① 患儿在术后全麻未醒前，应使患儿平卧，将头偏向一侧，以免误吸。

② 全麻患儿清醒后 4h，可给予少量流质或母乳。

③ 唇裂创口当天可用敷料覆盖，吸除分泌物，以后应采用暴露法，可以涂敷少许抗生素软膏，保持伤口的湿润。张力较大的病例，可弯制唇弓，以保持减张固定，利于创口愈合。但应注意观察皮肤对胶布有无过敏反应和皮肤压伤，如有发生应及时拆除。

④ 术后 24h 内应给予适量抗生素，预防感染。

⑤ 正常愈合的创口，可在术后 5 ～7 天拆线，口内的缝线可稍晚拆除或任其自行脱落。如在拆线前出现缝线周围炎时，可用抗生素溶液湿敷。

⑥ 术后或拆线后，均应嘱咐家属防止患儿跌跤，以免创口开裂。

### 27.2.3　材料和器械

口镜、新鲜猪皮或橡皮片、手术刀、持针器、组织镊、缝针、缝线、油性笔画、木板、大头针、各种唇腭裂的图片、专科病历、手术录像视频等。

## 27.3　操作注意事项

（1）正确的检查手法，动作要轻柔，避免引起患儿不适和恐惧。

（2）组织瓣交换位置后，瓣各边对应长度可能不相等，可利用组织的伸缩性加以调整。

（3）唇裂修复是一种要求极高的手术，手术效果的优劣直接会影响患儿的身心健康与生存质量，故需精心准备，制订周密的手术计划。可培养学生良好的医患沟通能力、优质的服务理念和精益求精的工匠精神。

（4）树立优生优育观念，熟悉唇腭裂预防宣教。在妊娠早期，特别是在妊娠第12周以前，采取积极的预防措施是非常必要的。孕期应注意营养成分的合理配给，及时补充维生素及钙、磷、铁等矿物质。孕妇应避免精神过度紧张和情绪激动，保持愉快平和的心情；避免频繁接触放射线及微波；避免劳累和外伤，戒烟、禁忌酗酒；尽量避免感染病毒性疾病，患病后禁用可能导致胎儿畸形的药物等都是有益的预防措施。

（5）唇腭裂整复涉及多学科合作且要求术者具有综合应用几何学、美学和运筹学等除外科基本技术之外的知识和能力，着重培养学生具有循证医学理念和终身自主学习的能力，具有多学科协作治疗的团结协作精神。

# 27.4　实验评价形式

（1）评定学生完成的唇裂修补术手术效果。
（2）评定学生完成的唇腭裂疾病的专科病历。

（曹明国　孙伟锋）

# 第 28 章

## 牙颌面畸形及后天畸形和缺损见习和临床病案讨论

## 28.1　实验目的

（1）掌握常用正颌外科手术、组织移植的分类和适应证。

（2）掌握牙颌面畸形特殊检查的内容及特点。

（3）了解颌面部畸形和缺损的特点。

## 28.2　实验内容及材料器械

### 28.2.1　实验内容

（1）临床见习口腔颌面部常见后天缺损的病例 2 例。

（2）复习常用组织移植、正颌外科手术的分类和适应证。

（3）书写牙颌面畸形或后天畸形和缺损病历 1 份。

### 28.2.2　方法和步骤

#### 28.2.2.1　病史采集

常规采集病变部位、症状、时间、伴发症状、疾病发生发展情况、就诊情况。同时对患者的现在史、既往史及家族史进行询问，对患者的主诉和治疗要求、年龄、职业、家庭及生活状况等应有所了解，通过医师和患者包括其家属之间的谈话可以了解其心理状况，在此过程中应表现出良好的职业道德和素养，以取得患者的信任。

#### 28.2.2.2　一般检查

（1）全身检查　正颌外科手术通常在全身麻醉下进行，因此必须进行全身健康检查与生化检验，以排除手术与麻醉禁忌。

（2）专科检查

① 颌面部外形与功能检查：着重检查面部比例是否匀称。

② 面部侧貌轮廓检查，分3型：直面型、凸面型、凹面型。

③ 口颌系统功能检查：包括咀嚼肌和面肌、唇肌的功能进行检查；颞下颌关节、下颌运动（张口度、开闭口、侧方及前伸运动）等方面的专科检查。

④ 口腔内检查：记录前牙覆𬌗、覆盖及后牙安氏分类，还要观察上颌、下颌牙中线是否对齐等。同时注意牙齿咬合关系、牙体牙周健康、有无缺失牙及阻生齿等。

### 28.2.2.3 影像学检查

X线摄影是确定诊断、治疗计划的重要步骤，通常包括头颅侧位定位片、全口牙位曲面体层片和头颅正位定位片，有条件的还可以补充CT扫描和三维图像重建。

### 28.2.2.4 颌面及牙摄影

对牙颌面畸形患者应该拍摄颜面部正位、侧位及斜侧位像以及口内正位、侧位咬合像，获取上、下颌牙列石膏咬合模型，有条件的还可以用面部三维扫描仪记录面部立体容貌，用于对畸形进行诊断设计、疗效评估、资料记录和治疗前后的对比。

### 28.2.2.5 诊断

根据专科检查结果及X线头影测量资料，将所得数据与相应正常值进行比较分析，从而了解颌骨是否存在异常及其程度，结合临床得出诊断。诊断与鉴别诊断的要素如下。

（1）分析畸形发生的原因是原发性还是继发性。

（2）明确畸形的性质是牙性或骨性错𬌗。

（3）明确畸形部位是上颌还是下颌，或者是双颌畸形。

（4）弄清畸形累及方向、范围与严重程度是矢状向发育异常还是垂直向不调，或多个方向均累及，是否存在不对称畸形等。

### 28.2.2.6 治疗原则

（1）牙颌面畸形治疗目标　是通过矫正牙颌面三维空间结构的异常，重建正常的牙颌面位置关系，从而恢复患者口颌系统的正常功能，并改变其异常容貌与关系，使之达到个体和谐匀称的面容。

（2）形态与功能并举，外科与正畸联合的矫治原则　同时兼顾容貌外形的协调匀称与口颌系统功能的正常，包括牙体牙周组织的健康、咬合关系和颞下颌关节功能的稳定等。对于颌骨大小与位置异常引起的牙颌面畸形，单独采用手术或正畸的手段进行治疗均难以达到满意的治疗效果，需通过颌面外科与正畸联合治疗，最终取得正常匀称的颜面外形和稳定健康的口颌系统功能。通常采用的模式是由颌面外科与口腔正畸科医师共同组成治疗小组，会诊后制订合理的个体化矫治方案。

（3）牙颌面畸形的治疗程序与步骤　术前正畸治疗、正颌外科手术、术后正畸与康复治疗、随访观察。

### 28.2.3　材料和器械

典型牙颌面畸形病例，多媒体示教系统，正颌外科手术视频。手套，压舌板，钢尺，手套等。

# 28.3　操作注意事项

（1）正确的检查手法，注意健患侧对比。

（2）正颌外科手术是一种要求极高的手术，手术效果的优劣直接会影响患者的身心健康与生存质量，故需精心准备，制订周密的手术计划，方可获得手术成功。着重培养学生良好的医患沟通能力、优质的服务理念和精益求精的工匠精神。

（3）牙颌面畸形的治疗涉及正颌外科、正畸学多学科合作且要求术者具有综合应用几何学、美学和运筹学等除外科基本技术之外的知识和能力。可着重培养学生具有循证医学理念和终身自主学习的能力，具有多学科协作治疗的团结协作精神。

# 28.4　实验评价形式

评定学生完成的牙颌面畸形的专科病历。

（曹明国　孙伟锋）

# 第29章

# 口腔颌面外科虚拟仿真实验

## 29.1 实验目的

（1）熟悉口腔种植虚拟仿真设备的使用。

（2）熟悉种植过程中需要注意的重要解剖结构、牙种植手术器械。

（3）熟悉三种种植系统的种植体和种植器械盒。

（4）熟悉钻削基本功、种植基本功、钻削力感体验和种植机使用。

（5）熟悉种植病例选择、病例规划、完整种植流程、种植操作评估一套完整的种植流程。

（6）熟悉口腔颌面部肿瘤门诊病例采集、住院病历的书写。

（7）熟悉术前准备、各种手术器械、手术操作步骤，正确选择手术器械。

（8）熟悉术后病程记录。

## 29.2 实验内容及材料器械

### 29.2.1 实验内容

（1）口腔种植虚拟仿真培训系统学习和训练。

（2）口腔颌面部肿瘤"标准化患者"虚拟仿真系统学习和训练。

### 29.2.2 方法和步骤

#### 29.2.2.1 口腔种植虚拟仿真培训系统学习和训练

口腔种植虚拟仿真培训系统包括种植基础知识、种植系统、基本能力训练、种植操作演练四个模块。

（1）种植基础知识　点击左侧模块列表的"种植基础知识"，进入基础知识模块。该模块借助数字图像等多媒体技术，帮助用户掌握口腔种植相关的基础知识，包括口腔解剖和牙种植手术器械两部分的内容。

① 口腔解剖：点击"口腔解剖"按钮，进入口腔解剖模块（图 29-1）。该模块展示了种植过程中需要注意的重要解剖结构，包括上颌窦解剖、鼻腔解剖、前鼻嵴解剖、鼻腭孔和鼻腭管解剖、腭大孔解剖等。

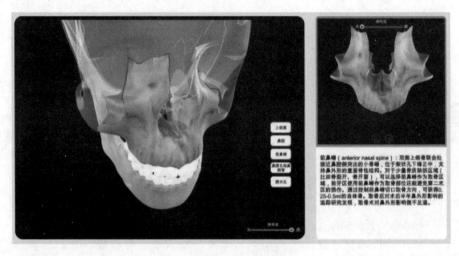

图 29-1　口腔解剖

② 牙种植手术器械：点击"牙种植手术器械"按钮，进入手术器械介绍界面（图 29-2）。该模块对种植手术过程中常用的辅助器械进行了详细的介绍。

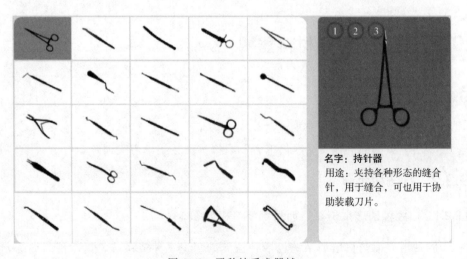

图 29-2　牙种植手术器械

（2）种植系统　点击模块列表的"种植系统"，进入种植系统介绍模块。该模块对士卓曼、诺贝尔等种植系统的种植体和种植器械盒进行了详细介绍，构建了完整的三维模型。

① 种植体介绍：依次点击种植系统名称、"种植体"，可以进入相应种植系统的种植体介绍界面。

② 种植器械盒介绍：依次点击种植系统标签、"器械盒"，可以进入相应种植系统的种植器械盒介绍界面。

（3）基本能力训练　点击模块列表的"基础能力训练"，进入种植基本功训练模块。该模块包括钻削基本功、种植基本功、钻削力感体验和种植机使用等内容。钻削基本功训练用户对钻削形状的把握；种植基本功对种植过程中的磨平、定点、轴线和垂直提拉等操作要点进行专项训练；钻削力感体验可以模拟四类骨的不同硬度；种植机使用对不同工具的转速、扭矩、正反转和喷水冷却等内容进行训练。

① 钻削基本功：点击"钻削基本功"，进入训练选择界面。该模块提供了多种钻削图案供用户选择，点击图标即可进入相应的训练界面。需要注意的是，钻削界面中间窗口为操作窗口，用户操作力反馈设备钻削的过程中应该透过观察窗进行观察；如果是双踏板，需要踩左侧的踏板。

② 种植基本功：点击"种植基本功"，进入种植要点训练界面。界面上方有磨平、定点、轴线和垂直提拉等四个标签，用于在各个训练要点间进行切换；标签下方设置了多个训练案例，点击后可以进入训练界面。

③ 钻削力感体验：点击"钻削力感体验"，进入四类骨的介绍界面。界面左侧是四类牙槽骨的对比图，用户可放大旋转查看牙槽骨的各个方位形态。点击"钻削体验"按钮后，可以进入四类骨力觉反馈场景，用户可选择使用力反馈操作，体验四类骨的硬度。

④ 种植机使用：点击"种植机使用"按钮，进入种植机使用训练。训练中会随机出现种植工具，用户需要根据类别设置与其相符种植机工作状态。设置参数包括转速、扭矩、手机水柱、正反转等。设置完成后点击提交按钮，如果回答正确会出现新的工具。

（4）种植操作演练　点击右侧"种植操作演练"按钮，进入种植操作演练模块。操作演练模块包括病例选择、病例规划、完整种植流程、种植操作评估一套完整的种植流程。用户可以选择多病例练习，CBCT观察患者口内情况，体验完整的种植流程。

① 病例选择：系统提供多种类型的病例，包括单牙种植和多牙种植等。用户点击选择的患者，即可进入训练。进入后首先展示的是患者的病例信息，对患者的主述、现病史、检查结论、诊断等都有详细描述，为后续种植规划及种植提供有效信息。

② CBCT种植规划：点击"下一步"按钮，进入CBCT种植规划界面（图29-3）。中央的四个窗口是对患者CT的展示，能够更好地体现患者的牙齿缺失信息，有利

于手术中更加精准地进行种植。

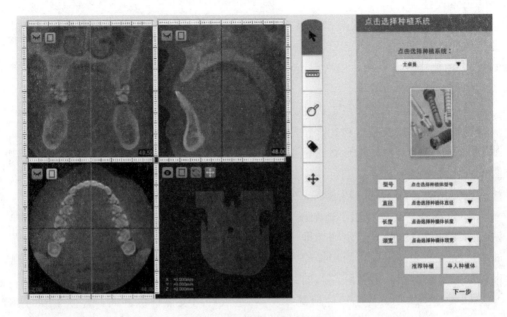

图 29-3　CBCT 种植规划界面

③ 种植操作：进入实际种植操作界面，具体种植操作流程如下。

a. 踩下脚踏板，使用力反馈设备进行种植。

b. 可通过 3D 鼠标调整与患者的相对角度。

c. 选择切换不同种植工具，选择工具顺序根据之前规划种植体的类型而定。

d. 选择到螺纹成形转至最深处，踩下右侧脚踏板，进行反转。

e. 选择到种植体，种植至合适位置，踩下右侧脚踏板，进行反转出携带螺丝。

f. 操作完成点击缝合。

g. 种植操作完成。

④ 操作评估：点击操作界面右侧，可以打开实时评估系统，界面中能够捕捉到力反馈的信息（图 29-4）。然后与之前规划的种植体位置相比较。

种植操作完成，点击"缝合"按钮，评估系统给出规划的种植体与操作的种植体三维偏差图，手指滑动可以查看多个角度的偏差。并且给出植入点、末端和角度的分析数据。

⑤ 操作回放：种植操作完成，点击"完成"按钮，进入训练结果界面，可以在界面中对之前记录的操作进行回放。用户可以多视角观看、回顾自己刚才的操作过程。记录回放支持多角度不同距离回顾操作细节，使用户对自己的操作能全方位了解。

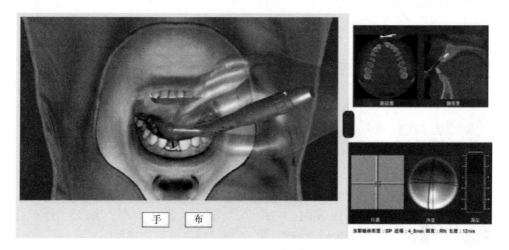

图 29-4　实时评估界面

### 29.2.2.2　口腔颌面部肿瘤"标准化患者"虚拟仿真系统学习和训练。

（1）实验简介　本系统是采用虚拟仿真技术开发的可在网上开展的虚拟实验，本实验模拟还原了口腔颌面部肿瘤的诊室、病房、手术室场景、仪器以及检查流程，包含门诊病史采集、入院专科检查、体格检查、术前病历记录、术前准备、手术操作流程、术后治疗医嘱、出院流程医嘱等实验环节。开始实验后，实验系统会提示实验步骤，根据实验提示，学生操作鼠标和键盘与人触发交互后，系统模拟口腔颌面部肿瘤门诊初诊、病房入院、手术操作、恢复期及出院的全部过程。

（2）开始实验　点击"开始实验"按钮进入实验。

（3）模块一　门诊初诊。

① 在主页面用鼠标左键点击"门诊初诊"进入门诊病例采集界面，内容包含视诊、问诊、触诊、实验室检查、初步诊断。

② 鼠标左键点击"确定"，开始视诊，医生描述患者症状。视诊结束后，显示患者病例资料。

③ 鼠标左键点击"确定"，开始问诊，左侧医生开始提出问题，用户每点击一个问题，右侧患者会做出相应回答。问诊结束后，显示患者病历资料。

④ 鼠标左键点击"确定"，开始触诊，医生四指平摊，滑行触诊，患者患处无明显压痛。触诊结束后，显示患者病历资料。

⑤ 鼠标左键点击"确定"，进行实验室检查，点击右侧"B 超"和"CT"按钮，显示彩色超声检查报告单和影像检查 CT 诊断报告。

⑥ 鼠标左键点击"确定"，弹出选择题，用鼠标左键点击选项作答题目。完成对患者的初步诊断，并显示住院通知书。

（4）模块二　病房入院。

① 鼠标左键点击"病房入院"，进行住院病历的书写。患者主诉，医生了解患者的现病史、既往史、个人史、婚育史、家族史、全身系统情况、体格检查等情况。

② 询问完家族史后，显示全身系统病史小结和填写完整的患者病历资料。

③ 鼠标左键点击"确定"，进行基础信息汇报、身体一般情况汇报和患者入院病情汇报。

④ 点击"确定"显示术前知情同意书，点击"确定"病房入院模块结束。

（5）模块三　手术操作。

① 鼠标左键点击"手术操作"，进入术前准备部分。点击右侧"血常规""大生化、肝功能""输血"和"尿液分析"等按钮，查看对应检查报告。

② 点击"手术器械"，认识并了解各种手术器械。点击右侧"巾钳""纱布垫""手术刀""S拉钩"查看对应器械的模型，按住鼠标右键旋转视角。

③ 点击"确定"，进入虚拟手术操作部分。左侧上方显示手术操作步骤，根据左下角提示，在右侧工具栏选择正确手术器械，并将其拖动到工具框中。若手术器械选择错误，则弹出提示，两次选择错误，则自动进行手术操作（图29-5）。

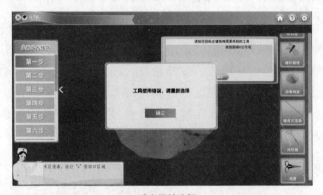

(a)手术器械选择

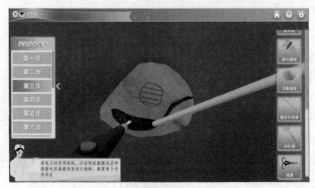

(b)虚拟手术操作

图29-5　虚拟手术操作

④ 手术完成后，弹出病理诊断书和术程记录，并完成选择题。

（6）模块四　恢复期及出院。鼠标左键点击"恢复期及出院"，进入该模块，依次显示术后第 1～2 天病程记录、术后第 5 天病程记录、满足出院条件的病程。

### 29.2.3　材料与器械

口腔虚拟仿真操作设备、电脑。

# 29.3　操作注意事项

（1）口腔种植虚拟仿真培训系统学习和训练　操作前要仔细阅读使用说明书，预约后要按步骤完成学习和训练，能够反复进行学习和训练，要爱护设备，避免损坏。

（2）遵守实验室各项规章制度，按照预约时间前往，如有更改，及时通知实验老师，注意实验室安全，防火防电。

（3）口腔颌面部肿瘤"标准化患者"虚拟仿真系统学习和训练　操作前要仔细阅读用户手册，要按步骤完成学习和训练，能够反复进行实验和学习，系统自动评分，选择最好成绩为本实验项目最终成绩。

（4）口腔颌面部肿瘤"标准化患者"虚拟仿真系统综合训练学生的临床诊疗思辨能力，为医学生进入临床实践打下坚实的基础。同时，学生可以通过多个层面、多个方位对相关重要解剖结构进行重复认知，节省教学资源。

# 29.4　实验评价形式

（1）在"口腔种植虚拟仿真培训系统"中完成种植基础知识和种植系统的学习，在基本能力训练模块中进行钻削基本功、种植基本功、钻削力感体验和种植机使用等训练。

（2）在"口腔种植虚拟仿真培训系统"种植操作演练模块中完成实验考核，取得考核评分。

（3）完成口腔颌面部肿瘤"标准化患者"虚拟实验考核，取得考核评分。

（曹明国）

第 3 篇

口腔修复学实验

口腔修复学实验遵循口腔专业人才培养方案，围绕口腔医师工作岗位需要和口腔医师执业考试大纲要求，以质量为宗旨，以现代医师观为指导，重视对学生动手能力、职业能力的培养和职业素质的养成，满足学生职业生涯发展的需要。本着知识、能力、素质并重的原则，按照医院实际工作过程安排教学过程，突出口腔岗位目标，突出对学生能力的培养和综合素质的提高，采用"教、学、做"一体化的教学模式，从知识、能力、素质等方面达到教学目的，在基层医疗机构能从事口腔常见病、多发病的诊治和预防工作。通过实验技能操作，使学生重点掌握口腔修复学临床基本技能（如口腔检查方法、牙体预备、制取印模、颌位记录、修复体的初戴、选磨、调𬌗、复查修改等方法）。具有对口腔常见病、多发病的诊断处理能力。能够对口腔急症做出应急处理。具有胜任口腔临床工作和自主终身学习的能力，在基层医疗机构从事口腔常见病、多发病的诊治和预防工作的高素质应用型专业人才。

口腔修复学实验对学生动手能力要求高，学生需要具备一丝不苟、精益求精的工匠精神；毕业生服务于牙缺失患者，责任担当意识及个人品格直接影响着服务人群的就医体验和工作质量，并与自身的职业发展息息相关，因此需要树立认真负责、严谨求实的专业思想和积极的口腔专业情感和态度。在教学过程中注重学生学思结合、知行统一，增强勇于探索的创新能力和发现问题、分析问题、解决问题能力培养；提升爱岗敬业、服务患者的使命感、责任感、自信心和爱心的培养；强化"敬佑生命、救死扶伤、甘于奉献、大爱无疆"的医者精神等方面的教育与引导，使学生真正认同专业，把学好专业本领、服务人民当作自己的人生追求。

# 第**30**章

# 铸造金属全冠牙体预备

## 30.1　实验目的

（1）掌握后牙铸造金属全冠牙体预备的要求和方法。
（2）掌握后牙铸造金属全冠牙体预备具体步骤。
（3）熟悉备牙需要的常用车针。

## 30.2　实验内容及材料器械

### 30.2.1　实验内容

（1）分辨备牙需要的常用车针。
（2）复习仿头模的使用方法。
（3）制作硅橡胶导模。
（4）对仿头模工作模型上的人工牙46进行铸造金属全冠的牙体预备。

### 30.2.2　方法和步骤

#### 30.2.2.1　备牙需要的常用车针（图30-1）

#### 30.2.2.2　调整仿头模

仿头模的具体使用方法见第1篇第3章。

#### 30.2.2.3　制作正中矢状面预备量硅橡胶导模

按比例将硅橡胶的膏剂与催化剂混合揉搓充分后，将适量面团样硅橡胶覆盖预备牙和近远中各至少一颗邻牙，同时要求硅橡胶至少覆盖上述牙的颈缘以下5mm，待硅橡胶凝固后取下，用手术刀沿预备牙正中矢状面切开形成硅橡胶导模，用于检

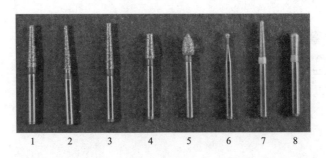

图 30-1　备牙常用车针（玛尼系列）

1—TR-13；2—TR-11；3—TF-13；4—TF-22；5—FO-25；6—BR-45；7—TR-26EF；8—EX-21EF

测预备量和预备体形态。

### 30.2.2.4　牙体预备

（1）复习后牙铸造金属全冠的牙体预备量要求（图 30-2）。

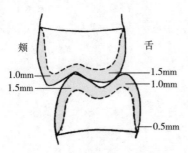

图 30-2　后牙金属全冠预备量要求

（2）𬌗面磨除

① 深度指示沟的制备（图 30-3）：用 TR-13 钻针沿𬌗面沟、嵴等外形转折处形成一定深度的指示沟，指示沟的深度在功能尖为略小于 1.5mm，在非功能尖为略小于 1.0mm（留下少量后期修整的量）。

② 𬌗面牙体组织的磨除（图 30-4）：磨除指示沟间的牙体组织。可分两步进行，首先磨除𬌗面的近中或远中一半，保留另一半作为对照，然后再磨除另一半牙体组织。

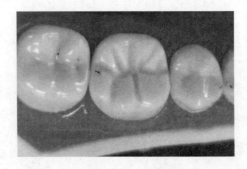

图 30-3　𬌗面深度指示沟

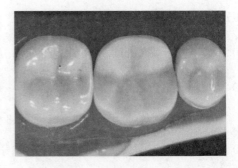

图 30-4　𬌗面预备完成后

③ 功能尖斜面的制备（图 30-5）：用 TR-13 钻针沿功能尖的外斜面磨除一定厚

度的牙体组织，形成一宽约 1.5mm 的斜面。功能尖斜面与牙体长轴大致成 45°。

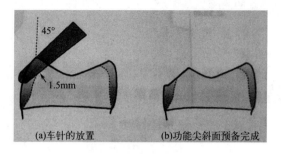

图 30-5　功能尖斜面的制备

④ 殆面预备间隙检查方法有咬蜡片法、目测法、硅橡胶导模法。

a. 咬蜡片法：将红蜡片烤软后置于预备牙面上，作正中及非正中咬合，蜡片冷却后取出，蜡片的厚度即为殆面预备间隙。

b. 目测法：目测具体大小。

c. 硅橡胶导模法：将硅橡胶导模在模型上就位，其与预备体殆面间的空间即为殆面预备间隙，要求与对颌牙间有 1.0～1.5mm 的间隙。

（3）颊舌面磨除

① 深度指示沟的制备（图 30-6、图 30-7）：用 TR-13 钻针制备，定位沟与设计的全冠就位道平行，轴面定位沟通常与牙体长轴平行。定位沟的深度为金刚砂钻针圆头的一半进入牙体组织，其龈缘形成 0.5mm 宽、位于龈上 0.5～1mm 的浅凹形肩台形状，定位沟确定了全冠的就位道和各轴壁预备的方向与大致磨除量。

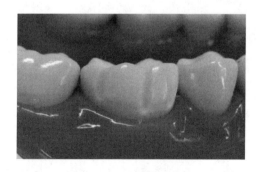

图 30-6　颊面深度定位沟

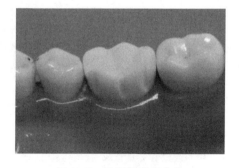

图 30-7　舌面深度定位沟

② 颊舌面的磨除（图 30-8）：磨除定位沟之间的牙体组织，在龈端形成 0.5mm 宽、位于龈上 0.5～1mm 的浅凹型肩台。可以先磨除颊面或舌面的一半，以另一半牙体组织作为参考，然后再磨除另一半。越过轴角的部分尽量向接触区扩展以减小接触区的宽度。

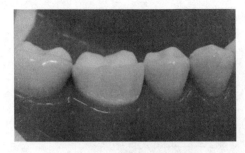

图 30-8　颊面预备完成后

（4）邻面的磨除

① 邻面打开（图 30-9）：选用细针状金刚砂钻针 TR-11 置于预备牙邻面接触点以内，用上下拉锯动作沿颊舌方向慢慢通过邻面，注意磨削面的龈缘保持在接触区的龈方，以确保将患牙和邻牙的硬组织完全分离。在通过邻面时，钻针与邻牙之间尽量保存一薄层预备牙的牙釉质，以确保邻牙牙釉质不受损伤。

② 邻面磨除（图 30-10）：接触区打开后继续扩大预备空间，磨出足够的空间后，再用中粗圆头钻针 TR-13 修整邻面，形成 0.5mm 宽、位于龈上的邻面浅凹型肩台边缘，并与颊舌面边缘相连续。

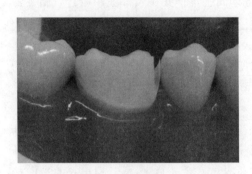

图 30-9　邻面打开

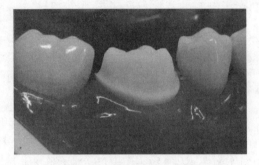

图 30-10　邻面预备完成后

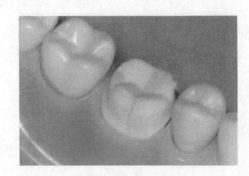

图 30-11　精修完成

（5）精修完成（图 30-11）　采用相应外形的磨光钻针（如 TR-26EF）对预备体表面进行光滑处理，最终形成位于龈上 0.5～1mm、宽 0.5mm 清晰光滑的浅凹型肩台，用探针尖端探查可以感到明显的防止龈向下滑的阻力。同时，修整各线角使之圆钝。

（6）磨除量的检查　硅橡胶导模与预备体间的空间即为牙体磨除的量，也是将来修复体占据的空间。发现预备不足的地方要重新调整。

## 30.2.3　材料和器械

日进头模、工作模型、口腔检查器（器械盘、口镜、镊子、牙科探针）、高速手机、车针（马尼系列 TR-11、TR-13、TR-26EF）、硅橡胶印模材料、手术刀等。

## 30.3　操作注意事项

（1）牙体预备时注意患者（仿头模）椅位、术者体位，应使患者舒服、医师方便。

（2）预备过程中一定要有右手手指的支点，以免车针滑动，造成患者损伤。

（3）采用间歇磨切手法，并用冷水喷雾降温，以减少对患者牙髓的刺激。

（4）尽量保存牙体组织：在制备深度指示沟时，要比实际磨除的量少，注意预留足够的咬合间隙；同时防止损伤邻牙。

（5）一定要消除轴面倒凹，可向𬌗面聚合 2°～5°。

（6）熟能生巧，课后让学生多练习，以掌握后牙铸造金属全冠牙体预备的要求及方法。

（7）形成良好的职业素质，注意医师仪表、仪态和着装，控制交叉感染。

（8）有良好的爱伤意识：在备牙过程中，要爱护患者（仿头模），操作过程中动作轻柔，避免患者不适的组织损伤，并随时观察患者在备牙过程中的反应。

## 30.4　实验评价形式

预备体质量见表 30-1。

表 30-1　下颌第一磨牙铸造全冠牙体预备评分标准细化表

| 评分点 | 评分标准 | 分值（20） |
|---|---|---|
| 体位 | 仿头模下颌牙列呈水平位，稍高于术者肘部，术者位于仿头模右前方 7、8 点钟位置；或仿头模下颌牙列与地面成 45°角，术者位于仿头模右后方 11、12 点钟位置 | 1 |
| 握持方式及支点 | 改良握笔式持高速手机 | 0.2 |
| | 无名指做支点（在硬组织上） | 0.3 |
| 器械选择 | 𬌗面、颊舌面指示沟（导沟）车针 TR-13 | 0.3 |
| | 𬌗面预备用车针 TF-22 | 0.3 |
| | 𬌗面、颊舌面预备用车针 TR-13 | 0.3 |
| | 邻面打开接触区用车针 TR-11 或 TF-11 | 0.5 |
| | 邻面预备用车针 TR-13 | 0.3 |
| | 精修完成用车针 TR-13 | 0.3 |

| 评分点 | 评分标准 | | 分值（20） |
|---|---|---|---|
| 操作程序 | 操作动作：喷水冷却，间断磨除 | | 0.5 |
| | 预备顺序：船面、颊舌面、邻面、精修完成 | | 1 |
| | 船面预备 | 按船面形态预备 1mm 深导沟 | 0.5 |
| | | 按导沟深度磨除沟间牙体组织 | 0.5 |
| | 颊面预备 | 制备颊侧轴面近中、中央和远中 3 个导沟。导沟的颈缘位于龈上 0.5mm，形成 2°～5°的聚合角，末端深度为 0.5mm | 0.5 |
| | | 磨除沟间牙体组织，同时形成龈上 0.5mm、宽 0.5mm 的浅凹形肩台 | 0.5 |
| | 舌面预备 | 制备舌侧轴面近中、中央和远中 3 个导沟。导沟的颈缘位于龈上 0.5mm，形成 2°～5°的聚合角，末端深度为 0.5mm | 0.5 |
| | | 磨除沟间牙体组织，同时形成龈上 0.5mm、宽 0.5mm 的浅凹形肩台 | 0.5 |
| | 邻面预备 | 在保护邻牙的前提下打开接触区 | 0.5 |
| | | 再形成与颊舌侧边缘连续的边缘（龈上 0.5mm、宽 0.5mm 的浅凹形）和形成 2°～5°的内聚角 | 0.5 |
| | 精修完成 | 形态修整 | 0.5 |
| | | 咬合检查 | 0.5 |
| 爱伤意识 | 操作过程中动作轻柔，避免患者不适的组织损伤 | | 1 |
| 整体 | 各线角光滑、圆钝 | | 1 |
| 船面 | 船面均匀磨除 1mm（船面间隙） | | 1 |
| | 保持船面形态 | | 0.5 |
| | 形成功能尖斜面 | | 0.5 |
| 轴面 | 各轴面无倒凹。一个轴面有倒凹者，轴面结果为"0"分 | | 1.5 |
| | 聚合度适合（2°～5°的内聚角） | | 1 |
| 边缘 | 为 0.5mm 宽的浅凹形边缘，位于龈缘上 0.5mm | | 1 |
| | 颈部边缘光滑连续 | | 0.5 |
| 邻牙 | 近远中邻牙无损伤 | | 2 |

注：聚合度超过 30°或呈明显锥形者，预备结果为"0"分；任一邻牙邻面被损伤超过 1mm 者，预备结果为"0"分。船面被磨成平面者，预备结果为"0"分。船面预备超过 2mm 者，预备结果为"0"分。

（蔡章聪）

# 第31章

## 烤瓷熔附金属全冠牙体预备

## 31.1 实验目的

（1）掌握后牙烤瓷熔附金属全冠牙体预备的要求和方法。
（2）掌握后牙烤瓷熔附金属全冠牙体预备的具体步骤。
（3）掌握前牙烤瓷熔附金属全冠牙体预备的要求和方法。
（4）掌握前牙烤瓷熔附金属全冠牙体预备的具体步骤。

## 31.2 实验内容及材料器械

### 31.2.1 实验内容

（1）制作硅橡胶导模。
（2）在仿头模的实验牙列模型上进行人工牙16烤瓷熔附金属全冠的牙体预备。
（3）在仿头模的实验牙列模型上进行人工牙13全瓷覆盖烤瓷熔附金属全冠的牙体预备。

### 31.2.2 方法和步骤

#### 31.2.2.1 制作正中矢状面预备量硅橡胶导模

按比例将硅橡胶的膏剂与催化剂混合揉搓充分后，将适量面团样硅橡胶覆盖预备牙和近远中各至少一颗邻牙，同时要求硅橡胶至少覆盖上述牙的颈缘以下5mm，待硅橡胶凝固后取下，用手术刀沿预备牙正中矢状面切开形成硅橡胶导模，用于检测预备量和预备体形态。

### 31.2.2.2　上颌磨牙 16 烤瓷熔附金属全冠的牙体预备

（1）复习后牙烤瓷熔附金属全冠的牙体预备量（图 31-1）

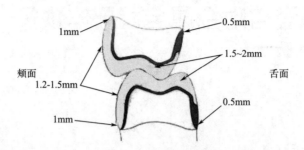

图 31-1　后牙烤瓷熔附金属全冠预备量要求

（2）𬌗面磨除

① 深度指示沟的制备（图 31-2）：用 TR-13 钻针沿𬌗面沟、嵴等外形转折处形成一定深度的指示沟，指示沟的深度略小于 1.5～2.0mm，留下少量后期修整的量。

② 𬌗面牙体组织的磨除（图 31-3）：磨除指示沟间的牙体组织。分两步进行，首先磨除𬌗面的近中或远中一半，保留另一半作为对照，然后再磨除另一半牙体组织。

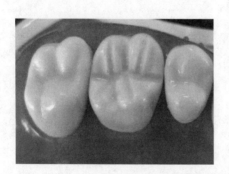
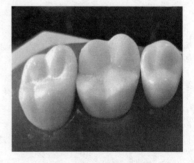

图 31-2　制备𬌗面深度指示沟　　　　　图 31-3　𬌗面预备完成

③ 功能尖斜面的制备：用钻针 TR-13 沿功能尖的外斜面磨除一定厚度的牙体组织，形成一宽约 1.5mm 的斜面。功能尖斜面与牙体长轴大致成 45°。

④ 𬌗面预备间隙检查方法有咬蜡片法、目测法、硅橡胶导模法。

a. 咬蜡片法：将红蜡片烤软后置于预备牙面上，作正中及非正中咬合，蜡片冷却后取出，蜡片的厚度即为𬌗面预备间隙。

b. 目测法：目测距离大小。

c. 硅橡胶导模法：将硅橡胶导模在模型上就位，其与预备体𬌗面间的空间即为𬌗面预备间隙。要求与对颌牙间有 1.5～2.0mm 的间隙。

（3）颊面磨除

① 深度指示沟的制备（图 31-4）：用 TR-13 钻针制备，定位沟与设计的全冠就位道平行，轴面定位沟通常与牙体长轴平行。定位沟的深度为金刚砂钻针圆头的 2/3 进入牙体组织，其龈端形成 0.8～1.0mm 宽、位于龈上 0.5～1mm 的深凹形肩台形状，定位沟确定了全冠的就位道和颊面预备的方向和大致磨除量。

② 颊面的磨除（图 31-5）：磨除定位沟之间的牙体组织，同时在龈缘形成 0.8～1.0mm 宽、位于龈上 0.5～1mm 的深凹形肩台。可以先磨除颊面的一半，以另一半牙体组织作为参考，然后再磨除另一半。越过轴角的部分尽量向接触区扩展以减小接触区的宽度。

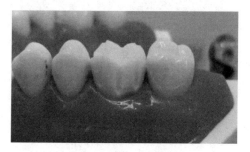
图 31-4　颊面深度定位沟

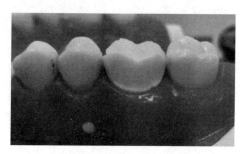
图 31-5　颊面预备完成

（4）舌面磨除

① 深度指示沟的制备（图 31-6）：用 TR-13 钻针制备，定位沟与设计的全冠就位道平行，轴面定位沟通常与牙体长轴平行。定位沟的深度为略小于金刚砂钻针圆头的 1/2 进入牙体组织，其龈端形成 0.5mm 宽、位于龈上 0.5～1mm 的浅凹形肩台，定位沟确定了全冠的就位道和舌面预备的方向和大致磨除量。

② 舌面的磨除（图 31-7）：磨除定位沟之间的牙体组织，消除倒凹，同时在龈端形成 0.5mm 宽、位于龈上 0.5～1mm 的浅凹形肩台。可以先磨除舌面的一半，以另一半牙体组织作为参考，然后再磨除另一半。越过轴角的部分尽量向接触区扩展以减小接触区的宽度。

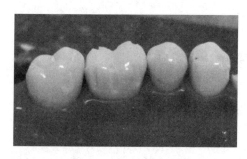
图 31-6　舌面深度定位沟

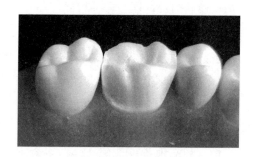
图 31-7　舌面预备完成

(5) 邻面的磨除

① 打开邻面（图 31-8）：先用细针状金刚砂钻针（如 TR-11 钻针）置于预备牙邻面接触点以内，用上下拉锯动作沿颊舌方向慢慢通过邻面，注意磨削面的龈缘保持在接触区的龈方，以确保将患牙和邻牙的硬组织完全分离。在通过邻面时，钻针与邻牙之间尽量保存一薄层预备牙的牙釉质，以确保邻牙牙釉质不受损伤。

② 邻面磨除（图 31-9）：接触区打开后继续扩大预备空间，磨出足够的空间后，再用 TR-13 钻针修整邻面，形成 0.5～0.8mm 宽、位于龈上 0.5～1mm 的邻面深凹形肩台边缘，并与颊舌面边缘相连续。

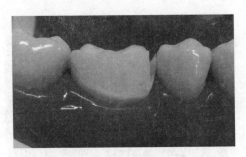

图 31-8　打开邻面

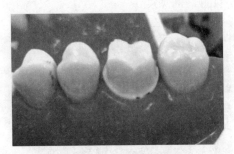

图 31-9　邻面预备完成

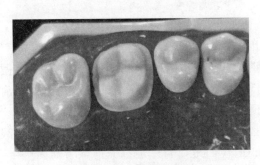

图 31-10　精修完成

（6）精修完成（图 31-10）　采用相应外形的磨光钻针（如 TR-26EF 钻针）对预备体表面进行光滑处理，消除倒凹，最终形成位于龈上 0.5～1mm、颊侧宽 0.8～1mm、邻面宽 0.5～0.8mm、舌侧宽 0.5mm 清晰光滑的凹形肩台，用探针尖端探查可以感到明显的防止龈向下滑的阻力。同时，修整各线角使之圆钝。

（7）磨除量的检查　硅橡胶导模与预备体间的空间即为牙体磨除的量，也是将来修复体占据的空间。发现预备不足的地方要重新调整。

### 31.2.2.3　人工牙 13 全瓷覆盖烤瓷熔附金属全冠的牙体预备

（1）复习前牙全瓷覆盖烤瓷熔附金属全冠的牙体预备量要求（图 31-11）。

（2）切端预备（图 31-12）　用金刚砂车针（TR-13）在切端磨三条深略小于 1.5～2mm 的

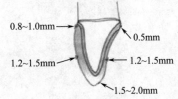

图 31-11　前牙全瓷覆盖烤瓷熔附金属全冠的预备量要求

深度指示沟，然后沿指示沟深度磨去沟间牙体组织，形成与牙长轴成45°角的近远中2个舌斜面。

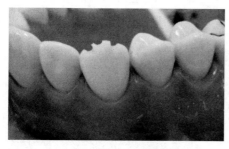

(a)切端深度指示沟

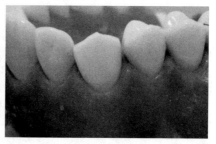

(b)切端预备完成

图 31-12　切端预备

（3）唇面预备

① 深度指示沟制备（图 31-13）：用金刚砂车针（TR-13）沿唇面切 2/3 磨三条深略小于 1.2～1.5mm 的深度指示沟，方向与唇面外形平行；再沿唇面颈 1/3、距离龈缘 0.5mm 处磨相同深度的指示沟，方向与牙长轴一致。

② 唇面磨除（图 31-14）：沿指示沟深度，按唇面解剖外形均匀磨除 1.2～1.5mm 的牙体组织。

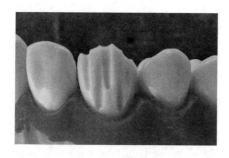

图 31-13　唇面深度指示沟

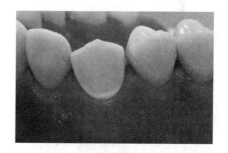

图 31-14　唇面预备完成

③ 形成宽 0.8～1.0mm、平齐龈缘的深凹形肩台边缘，并与邻面边缘相连续，要求消除唇面倒凹。

④ 切 1/4 再磨去少许，与唇面约成 10°角。

（4）邻面的磨除

① 打开邻面（图 31-15）：先用细针状金刚砂钻针 TR-11 置于预备牙邻面接触点以内，用上下拉锯动作沿唇舌方向慢慢通过邻面，注意磨削面的龈缘保持在接触区的龈方，以确保将患牙和邻牙的硬组织完全分离。在通过邻面时，钻针与邻牙之间尽量保留一薄层预备牙的牙釉质，以确保邻牙牙釉质不受损伤。

② 邻面磨除（图31-16）：接触区打开后继续扩大预备空间，磨出足够的空间后，再用 TR-13 钻针修整邻面，形成宽 0.5～0.8mm、位于龈上 0.5mm 的深凹形肩台边缘，并与唇舌面边缘相连续。要求消除邻面倒凹，两邻面的方向应相互平行或向切端聚合 2°～5°。

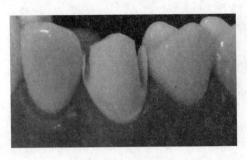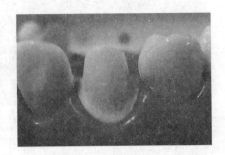

图 31-15　打开邻面　　　　　　　　图 31-16　邻面预备完成

(5) 舌面预备

① 舌隆突下轴壁制备（图31-17、图31-18）：用 TR-13 钻针与就位道平行，在龈上 0.5mm 处形成 2～3 条宽略小于 0.5mm 的定位沟。用柱状金刚砂车针 TR-13 磨除指示沟间的牙体组织，要求消除倒凹，轴壁与唇面颈 1/3 相互平行或向切端聚合 2°～5°，龈缘形成 0.5mm 宽、位于龈上 0.5mm 的浅凹形肩台边缘，并与邻面边缘相连续。

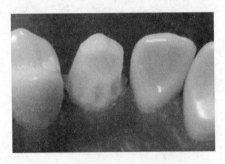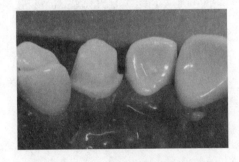

图 31-17　舌隆突下轴壁深度指示沟　　　图 31-18　舌隆突下轴壁预备完成

② 舌窝制备：用圆形车针 BR-45 在舌隆突及左右边缘嵴与切嵴相交处各磨一深 1.2mm 的指示沟。用火焰状车针 FO-25 磨除指示沟间的牙体组织，整个舌窝依解剖外形均匀磨除 1.2～1.5mm 牙体的组织。

(6) 肩台预备　唇面与龈缘平齐，预备成宽 0.8～1.0mm 的深凹形肩台；邻面、舌面在龈上 0.5mm 处分别预备成宽 0.5～0.8mm、0.5mm 的凹形肩台；要求光滑、连续一致。

(7) 精修完成（图31-19）　检查各预备面是否符合要求；消除倒凹，用磨光车针（TR-26EF、EX-21EF）将各轴面及轴线角磨圆滑。

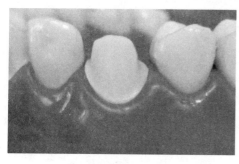 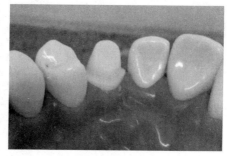

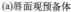
(a)唇面观预备体　　　　　　　　　　(b)舌面观预备体

图 31-19　精修完成

（8）磨除量的检查　硅橡胶导模与预备体间的空间即为牙体磨除的量，也是将来修复体占据的空间。如发现预备不足的地方要重新修整。

### 31.2.3　材料和器械

日进头模、工作模型、口腔检查器（器械盘、口镜、镊子、牙科探针）、高速手机、车针（马尼系列 TR-11、TR-13、BR-45、FO-25、EX-21EF、TR-26EF）、硅橡胶印模材料、手术刀等。

# 31.3　操作注意事项

（1）牙体预备时注意患者（仿头模）椅位、术者体位，要求患者舒服、医师方便。

（2）预备过程中要有右手手指的支点，以免车针滑动，造成患者损伤。

（3）采用间歇磨切手法，并用冷水喷雾降温，以减少对患者牙髓的刺激。

（4）尽量保存牙体组织：在制备深度指示沟时，要比实际磨除的量少，注意预留足够的咬合间隙；同时防止损伤邻牙。

（5）一定要消除轴面倒凹，可向𬌗面或切端聚合成 2°～5°。

（6）熟能生巧，课后让学生多加练习，以掌握烤瓷熔附金属全冠牙体预备的要求及方法。

（7）形成良好的职业素质，注意医师仪表、仪态和着装。

（8）控制交叉感染，牢记戴口罩、术前洗手和戴手套。

（9）有良好的爱伤意识　在备牙过程中，要爱护患者（仿头模），操作过程中动作轻柔，避免患者不适的组织损伤，并随时观察患者在备牙过程中的反应。活髓牙在局麻下进行无痛备牙。

## 31.4　实验评价形式

预备体质量及实验报告。

（蔡章聪）

# 第32章

# 全瓷冠牙体预备

## 32.1　实验目的

（1）掌握前牙全瓷冠牙体预备的要求和方法。

（2）掌握前牙全瓷冠牙体预备的具体步骤。

## 32.2　实验内容及材料器械

### 32.2.1　实验内容

（1）制作硅橡胶导板。

（2）在仿头模的实验牙列模型上进行人工牙 11 全瓷冠的牙体预备。

### 32.2.2　方法和步骤

#### 32.2.2.1　制作正中矢状面预备量硅橡胶导模

按比例将硅橡胶的膏剂与催化剂混合揉搓充分后，将适量面团样硅橡胶覆盖预备牙和近远中各至少一颗邻牙，同时要求硅橡胶至少覆盖上述牙的颈缘以下 5mm，待硅橡胶凝固后取下，用手术刀沿预备牙正中矢状面切开形成硅橡胶导模，用于检测预备量和预备体形态。

#### 32.2.2.2　人工牙 11 全瓷冠的牙体预备

（1）复习前牙全瓷冠的牙体预备量要求（图 32-1）

（2）切端预备（图 32-2）　用金刚砂车针（TR-13）在切端磨 2～3 条深略小于 1.5～2mm

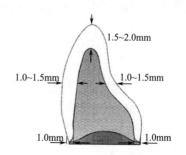

图 32-1　前牙全瓷冠的牙体预备量

的指示沟，然后沿指示沟深度磨去沟间牙体组织，形成与牙长轴成 45°角的舌斜面。

（3）唇面预备（图 32-3）

① 深度指示沟制备：用金刚砂车针（TR-13）沿唇面切 2/3 磨三条深略小于 1.0mm 的指示沟，方向与唇面外形平行；再沿唇面颈 1/3，距离龈缘 0.5mm 处磨相同深度的指示沟，方向与牙长轴一致。

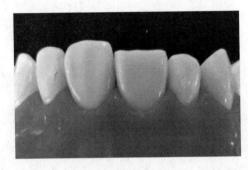

图 32-2　切端预备完成

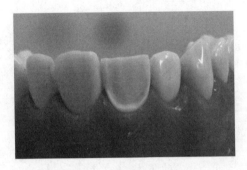

图 32-3　唇面预备完成

② 唇面磨除：沿指示沟深度，按唇面解剖外形均匀磨除 1.0～1.5mm 的牙体组织。

③ 形成宽 0.8～1.0mm、平齐龈缘的深凹形肩台边缘，并与邻面边缘相连续，要求消除倒凹。

④ 切 1/4 再磨去少许，与唇面约成 10°角。

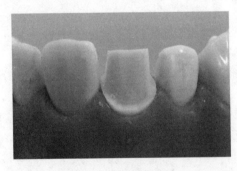

图 32-4　邻面预备完成

（4）邻面的预备（图 32-4）

① 打开邻面：先选用细针状金刚砂钻针（如 TR-11 钻针）置于预备牙邻面接触点以内，用上下拉锯动作沿唇舌方向慢慢通过邻面，注意磨削面的龈缘保持在接触区的龈方，以确保将患牙和邻牙的硬组织完全分离。在通过邻面时，钻针与邻牙之间尽量保存一薄层预备牙的牙釉质，以确保邻牙牙釉质不受损伤。

② 邻面磨除：接触区打开后继续扩大预备空间，磨出足够的空间后，再用 TR-13 钻针修整邻面，形成 0.8～1.0mm 宽、位于龈上 0.5mm 的邻面深凹形肩台边缘，并与唇舌面边缘相连续，要求消除邻面倒凹，两邻面的方向应相互平行或向切端聚合成 2°～5°。

（5）舌面预备

① 舌隆突下轴壁深度指示沟制备：用 TR-13 钻针与就位道平行，在龈上

0.5mm 处形成 2～3 条宽略小于 1mm 深度指示沟。

② 舌隆突下轴壁磨除（图 32-5）：用 TR-13 钻针磨除指示沟间的牙体组织，要求消除倒凹，轴壁与唇面颈 1/3 相互平行或向切端聚合 2°～5°，龈缘形成宽 0.8～1mm、位于龈上 0.5mm 的深凹形肩台边缘，并与邻面边缘相连续。

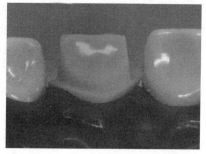

图 32-5　舌隆突下轴壁预备完成

③ 舌窝深度指示沟：用圆形车针 BR-45 在舌隆突及左右边缘嵴与切嵴相交处各磨一深约 1mm 的指示沟。

④ 舌窝磨除（图 32-6）：用火焰状车针 FO-25 磨除指示沟间的牙体组织，整个舌窝依解剖外形均匀磨除 1～1.5mm 牙体的组织。

（6）肩台预备（图 32-7）　唇面与龈缘平齐处预备成宽 0.8～1mm 的深凹形肩台；邻面、舌面在龈上 0.5mm 处预备成宽 0.8～1mm 的深凹形肩台；要求光滑、连续一致。

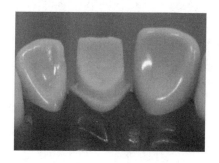

图 32-6　舌窝预备完成

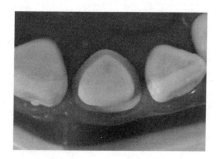

图 32-7　肩台预备

（7）精修完成（图 32-8）　检查各预备面是否符合要求；消除倒凹，用磨光车针（TR-26EF、EX-21EF）将各轴面及轴线角磨圆滑。

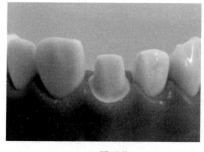

(a)唇面观

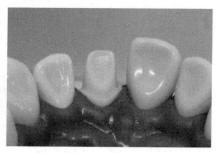

(b)舌面观

图 32-8　精修完成

（8）磨除量的检查　硅橡胶导模与预备体间的空间即为牙体磨除的量，也是将来修复体占据的空间。如发现预备不足的地方要重新修整。

### 32.2.3　材料和器械

日进头模、工作模型、口腔检查器（器械盘、口镜、镊子、牙科探针）、硅橡胶印模材料、高速手机、车针（马尼系列 TR-11、TR-13、BR-45、FO-25、TR-26EF、EX-21EF）、手术刀、咬合纸等。

## 32.3　操作注意事项

（1）牙体预备时注意患者（仿头模）椅位、术者体位，要求患者舒服、医师方便。

（2）预备过程中一定要有右手手指的支点，以免车针滑动，造成患者损伤。

（3）采用间歇磨切手法，并用冷水喷雾降温，以减少对患者牙髓的刺激。

（4）尽量保存牙体组织　在制备深度指示沟时，要比实际磨除的量少，注意预留足够的咬合间隙；同时防止损伤邻牙。

（5）一定要消除轴面倒凹，可向切端聚合成 $2°\sim5°$。

（6）课后让学生多加练习，养成一丝不苟、精益求精的工匠精神。

（7）控制交叉感染，注意戴口罩、术前洗手和戴手套。

（8）有良好的爱伤意识　活髓牙在局麻下进行无痛备牙，并随时观察患者在备牙过程中的反应。

## 32.4　实验评价形式

预备体质量及实验报告。

（蔡章聪）

# 第33章

## 嵌体牙体预备

## 33.1 实验目的

（1）掌握后牙邻𬌗金属嵌体牙体预备的要求和方法。
（2）掌握后牙邻𬌗金属嵌体牙体预备的具体步骤。
（3）掌握后牙邻𬌗瓷嵌体牙体预备的要求和方法。
（4）掌握后牙邻𬌗瓷嵌体牙体预备的具体步骤。

## 33.2 实验内容及材料器械

### 33.2.1 实验内容

（1）在仿头模的实验牙列模型上进行人工牙26邻𬌗金属嵌体的牙体预备。
（2）在仿头模的实验牙列模型上进行人工牙36邻𬌗瓷嵌体的牙体预备。

### 33.2.2 方法和步骤

#### 33.2.2.1 人工牙26邻𬌗金属嵌体牙体预备

（1）洞型设计（图33-1） 用咬合纸仔细检查咬合接触点的位置，根据缺损大小和咬合接触点的位置，设计洞形的外形和扩展范围。

（2）𬌗面洞形的预备

① 首先去净腐质，护髓垫底，填倒凹。

② 使用TF-22预备𬌗面洞形，洞的深度为不小于2mm。洞形达到底平、壁

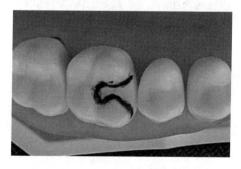

图33-1 𬌗面鸠尾固位型

直的要求，内线角圆钝。所有轴壁保持牙合向外展 2°～5°，与嵌体就位道一致。缺损处的洞形应适当进行预防性扩展，尤其在缺损相连的点隙、发育沟等处，应使洞缘位于健康的牙体组织内，并且离开咬合接触点约 1mm。

③ 制备鸠尾固位型，防止水平脱位：鸠尾的峡部一般放在两个相对牙尖三角嵴之间，宽度至少为 1.5mm，一般为颊舌尖间距的 1/3～1/2。

(3) 邻面洞形的预备　先用 TF-13 制备邻面箱状洞形，形成雏形。在预备时注意保护邻牙，在邻面洞形制备到接近邻牙时先保留一薄层牙釉质，然后用 TR-11 打开邻面，用探针去除牙釉质薄层。再用 TF-13 制备、修整龈阶。邻面箱状洞形的颊、舌轴壁和龈阶应离开邻面接触点，位于自洁区。两颊舌轴壁可外展 6°，龈阶应底平，宽 1.0mm，与轴壁接近垂直，齐龈缘或置于龈缘上 0.5mm。

(4) 精修完成（图 33-2）　去除倒凹及无基釉，并在洞缘处预备成与洞壁成 45°、宽 0.5～1mm 的洞缘短斜面。

### 33.2.2.2　人工牙 36 邻牙合瓷嵌体牙体预备

(1) 洞型设计　要求同人工牙 26 邻牙合金属嵌体。

(2) 牙合面洞形、邻面洞形的预备（图 33-3）　步骤和要求大致同人工牙 26 邻牙合金属嵌体。不同之处在于：①洞壁外展度应适当增大以利嵌体更容易就位（有时可达 10°～20°）。②洞底点线角更圆滑。③牙合面鸠尾峡适当放宽以增加抗折性。④牙合面洞不做洞缘斜面，邻面洞不做片切面，边缘线处应保证瓷嵌体有足够的厚度。

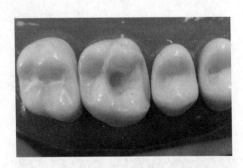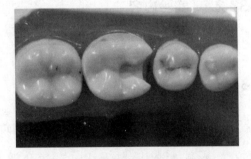

图 33-2　完成的金属邻牙合嵌体预备体　　　　图 33-3　完成的邻牙合瓷嵌体预备体

## 33.2.3　材料和器械

日进头模、工作模型、口腔检查器（器械盘、口镜、镊子、牙科探针）、高速手机、车针（马尼系列 TF-13、TF-22、TR-11、TR-26EF）、咬合纸等。

## 33.3  操作注意事项

（1）牙体预备时注意患者（仿头模）椅位、术者体位，要求患者舒服、医师方便。

（2）预备过程中要有右手手指的支点，以免车针滑动，造成患者损伤。

（3）采用间歇磨切手法，并用冷水喷雾降温，以减少对患者牙髓的刺激。

（4）控制𬌗面洞型的深度及龈阶的宽度，防止穿髓；同时防止损伤邻牙。

（5）要消除轴壁倒凹，可向𬌗面敞开 6°（瓷嵌体可更大），颊舌轴壁要备到自洁区。

（6）努力提升爱岗敬业、服务患者的使命感、责任感、自信心。

（7）在金属嵌体和瓷嵌体修复的选择上，要结合患者的主观愿望和经济条件，为患者着想。

## 33.4  实验评价形式

预备体质量及实验报告见表 33-1。

表 33-1  后牙邻𬌗面嵌体的牙体预备

| 评分点 | | 评分标准 | | 分值（20） |
|---|---|---|---|---|
| 操作过程 | 握持方式及指点 | 左手将离体牙固定握持，操作中𬌗面始终朝向上方，不能随意翻转 | | 1 |
| | | 右手执笔式握持机头，右手以无名指或中指作支点 | | 1 |
| | 操作程序 | 由边缘嵴入钻，先预备邻面洞，再向牙颈部加深的同时向颊舌方向扩展 | | 1 |
| | | 由邻面向𬌗面中央扩展，形成鸠尾 | | 1 |
| | 操作动作 | 先用球钻寻入口，再用裂钻将窝洞钻入一定深度，去除腐质并扩大洞形，形成鸠尾的基本外形，窝洞洞底修平整，洞壁无倒凹或适当的外展 2°～5° | | 1 |
| 备洞结果 | 窝洞形态各壁位置和深度 | 邻面部分 | 形态：略呈梯形（𬌗方大，龈方小），龈壁位于釉牙骨质界上 1mm 左右 | 1 |
| | | | 龈壁宽度约 1mm | 1 |
| | | | 边缘：颊、舌洞缘位于外展隙轴角内，颊、舌壁略外展 | 1 |

| 评分点 | | | | | 评分标准 | 分值（20） |
|---|---|---|---|---|---|---|
| 备洞结果 | 窝洞形态各壁位置和深度 | 骀面部分 | 鸠尾形 | 峡部 | 位于颊、舌尖之间，轴髓线角内侧 | 1 |
| | | | | | 小于邻面洞宽，峡与邻面洞宽比例为 2：3 或 1：2 | 1 |
| | | | | | 小于膨大部洞宽 | 1 |
| | | | | 膨大部 | 位于中央窝，颊侧、舌侧对称膨出 | 1 |
| | | | | | 小于邻面洞宽 | 1 |
| | | | 深度 | | 釉牙本质界下 0.5～1mm | 2 |
| | | 壁角线 | | | 底平，壁直，点线角清晰圆钝，洞缘线圆缓 | 2 |
| | 剩余牙体组织量 | | | | 保留牙尖斜嵴，剩余牙体组织有足够抗力，无薄壁弱尖（3 分）；预备量不足或较多磨除牙体组织（1～2 分）；预备量过少或过多磨除牙体组织（0 分） | 3 |

注：如有穿髓孔，则该考试项目为"0"分。

（蔡章聪）

# 第34章

# 改良高嵌体牙体预备

## 34.1 实验目的

（1）掌握改良高嵌体牙体预备的基本要求和方法。

（2）掌握后牙改良高嵌体牙体预备的具体步骤。

## 34.2 实验内容及材料器械

### 34.2.1 实验内容

（1）复习后牙改良高嵌体（髓腔固位冠）的牙体预备要求。

（2）在仿头模的实验牙列模型上进行人工牙27改良高嵌体的牙体预备。

### 34.2.2 方法和步骤

#### 34.2.2.1 洞型设计

根据X线牙片，检查根充情况。应用咬合纸仔细检查咬合接触点的位置，根据缺损大小和咬合接触点的位置，设计洞形的外形和扩展范围。

#### 34.2.2.2 𬌗面预备

（1）平面式对接边缘𬌗面预备（图34-1、图34-2） 𬌗面磨除1.5～2mm，尽量保留𬌗面原有形态。

（2）包绕式肩台边缘𬌗面预备（图34-3、图34-4） 𬌗面磨除1.5～2mm，𬌗缘下1mm备出宽0.8～1mm的深凹形肩台。𬌗缘与轴壁的交角磨圆钝，消除轴面倒凹。

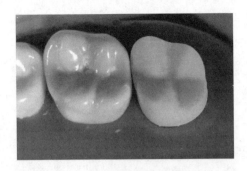

图 34-1　平面式对接边缘殆面观

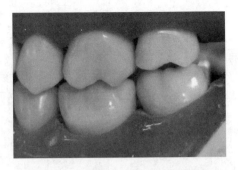

图 34-2　平面式对接边缘侧面观

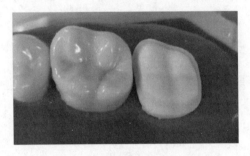

图 34-3　包绕式肩台殆面观

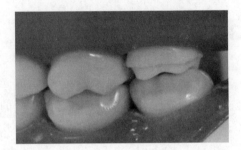

图 34-4　包绕式肩台侧面观

### 34.2.2.3　髓腔预备

（1）去除髓腔充填物及根管口下 2mm 充填物，树脂封闭根管口。

（2）树脂充填髓壁倒凹，使轴壁外展 15°～20°。

### 34.2.2.4　精修完成，去除倒凹及无基釉（图 34-5）

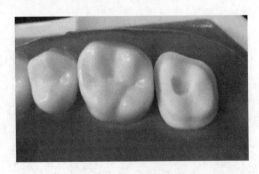

图 34-5　精修完成

## 34.2.3　材料和器械

日进头模、工作模型、口腔检查器（器械盘、口镜、镊子、牙科探针）、高速手机、车针（马尼系列 TF-13、TF-22、TR-11、TR-13、TR-26EF、光固化树脂、光固化机、咬合纸等。

## 34.3　操作注意事项

（1）牙体预备时注意患者（仿头模）椅位、术者体位，要求患者舒服、医师方便。

（2）预备过程中要有右手手指的支点，以免车针滑动，造成患者损伤。

（3）尽量保存牙体组织，以增加抗力。

（4）包绕式肩台形成的轴壁要消除轴面倒凹，可向𬌗面聚合 $2°\sim5°$；髓腔内轴壁向𬌗方敞开 $15°\sim20°$，以保证能顺利就位。

（5）熟能生巧，课后让学生多加练习，以掌握改良高嵌体牙体预备的要求及方法。

（6）控制交叉感染，牢记戴口罩、术前洗手和戴手套。

## 34.4　实验评价形式

预备体质量及实验报告。

（蔡章聪）

# 第35章

# CAD/CAM椅旁技术

## 35.1  实验目的

（1）掌握口内扫描技术制取数字化印模。

（2）了解 CAD/CAM 制作全瓷冠的方法与步骤。

## 35.2  实验内容及材料器械

### 35.2.1  实验内容

（1）口内扫描技术制取仿头模模型的数字化印模。

（2）计算机辅助设计（CAD）24 或 11 全瓷冠修复体。

（3）计算机辅助制作（CAM）24 或 11 全瓷冠修复体。

### 35.2.2  方法和步骤

#### 35.2.2.1  制取数字化印模

利用口内扫描仪（如朗呈系统）分别对工作牙列、对颌模型、咬合进行扫描，从而获取口内扫描数据。

#### 35.2.2.2  计算机辅助设计（CAD）

（1）数据输入与预处理  将上述的口内直接扫描数据输入 CAD 软件，获得完整、精确的全冠修复工作区的数字模型（图 35-1）。

（2）确定颈缘线  准确画出修复体的边缘线是全冠修复体数字化设计中关键的步骤，在重建的数字模型上对缺损区进行对比式的边缘重建，直接决定着修复体的边缘密合度。一般采用半自动提取方式，颈缘线自动"吸附"于肩台外缘线，注意修复体边缘与预备牙齿边缘的衔接过渡。

（3）组织面设计　软件自动截取颈缘线内部的预备体表面，计算得到就位道方向，设置填倒凹参数、粘接剂厚度等，精确控制最小倒凹面积、倒凹去除比例及预备体不同部位的粘接剂厚度。

（4）功能面设计　全冠功能面通常采用数据库法，先选用数据库中对应牙位的标准全冠模板，再手动完成标准冠定位、形态调整、咬合、邻接关系调整等（图35-2）。

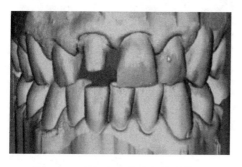

图 35-1　确定咬合关系的数字模型

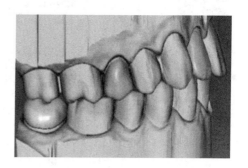

图 35-2　完成设计的全冠修复体

（5）数据封装与输出　将提取的修复体组织面，与设计完成的功能面的边界进行拼接，形成一个无缝过渡、曲率连续的整体表面，并输出为可用于数字化加工的标准格式数据。

### 35.2.2.3　计算机辅助制作（CAM）

将完成设计的标准格式数据传输到研磨切削设备（如朗呈的 X-MILL 400 四轴牙科雕铣机），进行切削、调磨（图35-3），加工出全瓷冠的胚体（图35-4）。

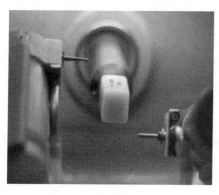

(a)固定瓷块

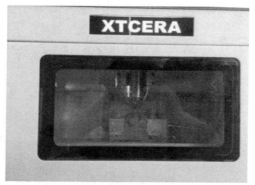

(b)研磨仪切削瓷块

图 35-3　研磨仪制作修复体

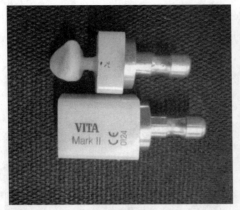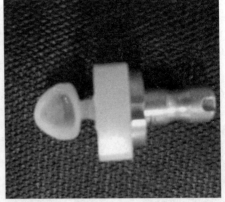

(a)全瓷冠磨光面           (b)全瓷冠组织面

图 35-4 全瓷冠胚体

### 35.2.3 材料和器械

日进头模、工作模型、口扫仪、计算机、X-MILL 400 四轴牙科雕铣机、全瓷瓷块等。

## 35.3 操作注意事项

（1）口内扫描时对工作区的扫描要精准、完整。
（2）画颈缘线时要细心、准确。

## 35.4 实验评价形式

实验报告及制作完成的全瓷冠质量。

（蔡章聪 刘钟西）

# 第36章

## 固定修复制取印模、灌注模型

## 36.1　实验目的

（1）掌握牙体缺损固定修复制取印模、灌注模型的要求和方法。
（2）掌握牙体缺损固定修复制取印模、灌注模型的具体步骤。

## 36.2　实验内容及材料器械

### 36.2.1　实验内容

（1）选择托盘。
（2）预备牙排龈。
（3）制取上下颌印模。
（4）灌注硬石膏模型。

### 36.2.2　方法和步骤

#### 36.2.2.1　选择合适的上下颌有孔托盘

长、宽、高都符合要求（详见第3篇第42章 可摘局部义齿取印模、灌模型）。

#### 36.2.2.2　预备牙排龈

（1）将前面预备好的各种修复体的预备牙装到牙列模型上。
（2）排龈（图36-1）用0号或00号的排龈线将平齐龈缘或龈下的预备牙排龈，可以是单线，也可以是双线排龈。

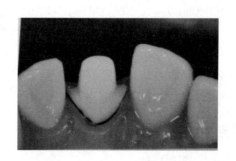

图36-1　排龈

### 36.2.2.3 制取上下颌印模

（1）硅橡胶制取上下颌印模（图 36-2） 按比例将硅橡胶的膏剂与催化剂混合揉搓充分后放入托盘中，再将托盘旋转进入仿头模内，对准牙列就位，并做肌功能整塑制取印模，可以用一次法，也可以用二次法制取印模。

（2）制取藻酸盐上下颌印模（图 36-3） 按水粉比例调拌藻酸盐印模材（在实验室，可以用藻酸盐替代硅橡胶制取印模；最好用硅橡胶制取印模）装入托盘中，材料不能太稠或太稀，旋转进入仿头模内，对准牙列就位，并做肌功能整塑。

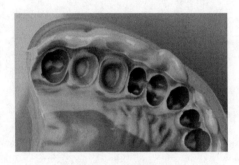

图 36-2　硅橡胶印模

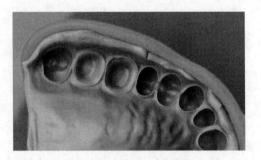

图 36-3　藻酸盐印模

（3）等印模材凝固后，从仿头模上取出印模，并冲洗印模。要求肩台、龈沟、预备牙及牙龈清晰，印模与托盘不分离。成功印模的标准如下。

① 预备体各轴面、𬌗面、边缘清晰，无气泡等缺陷。

② 预备体邻近牙、邻近牙槽骨等周围组织的印模清晰，无气泡等缺陷。

③ 预备体邻近牙、邻近牙槽骨等周围组织的印模必须有足够的深度。一般要求预备体和余牙颈缘以下印模有 5mm 左右的深度，以使所灌注的模型在预备体边缘及余牙颈缘下至少有 10mm 厚，从而保证代型和工作模型的强度。

④ 整个牙列𬌗面的印模必须清晰，无气泡、缺损等缺陷，保证模型咬合时的精确。

⑤ 印模完整，印模材料与托盘不脱离。

（4）预备牙准确复位 本实验为方便学生操作，仅以预备体作为代型，直接在预备体上进行金属嵌体蜡型制作、金属嵌体的试戴、前牙临时冠制作等，所以灌模前将预备牙根部涂上凡士林准确放入印模中，在后续的蜡型制作和修复体试戴时方便预备牙从石膏模型上取下。

### 36.2.2.4 灌注硬石膏模型

按比例调拌硬石膏，在振荡器上灌注石膏模型，等硬石膏凝固后脱模，要求预备牙龈沟清晰，龈缘、邻牙无缺损，并修整石膏模型。合格模型的标准如下。

① 预备体模型：完整无缺陷，边缘线清晰锐利。

② 邻牙模型：与预备体相对应的邻面应该完整无缺陷。

③ 其余牙模型：后牙殆面完整无缺陷；如石膏瘤，经修整后应该不影响上下颌模型的咬合关系。

④ 模型在牙颈缘下的厚度足够，至少 10mm。

### 36.2.3　材料和器械

日进头模，工作模型，口腔检查器（器械盘、口镜、镊子、牙科探针），前面预备好的预备体（铸造金属全冠的预备体 46，烤瓷熔附金属全冠的预备体 16、13，全瓷冠的预备体 11，邻殆金属嵌体的预备体 26，改良高嵌体的预备体 27 等），硅橡胶印模材，藻酸盐印模材，硬石膏，托盘，橡皮碗，调刀，振荡器，凡士林或石蜡油等。

# 36.3　操作注意事项

（1）取印模前将模型充分湿润以利于分离。

（2）取印模时应该选择大小合适的托盘。

（3）取模前需要排龈。

（4）患者椅位、医生的位置必须符合要求，详细见可摘局部义齿取模。

（5）上下颌印模，肩台、龈沟，牙齿及牙龈必须清晰。

（6）灌注硬石膏模型时，注意水粉比例，注意气泡产生，等硬固后才能脱模。

（7）对待就医的患者，要有高度的责任担当意识及优良的个人品格。

（8）要有爱伤意识，对于易出现恶心呕吐的患者，通过沟通，使患者放松紧张情绪，并告诉患者用鼻子呼吸来克服恶心呕吐的症状。

# 36.4　实验评价形式

修整后的模型。

（蔡章聪）

# 第**37**章

# 制作临时冠

## 37.1 实验目的

（1）掌握临时冠的作用。
（2）掌握临时冠制作的方法与步骤。

## 37.2 实验内容及材料器械

### 37.2.1 实验内容

（1）选择成品树脂牙片，将其打磨。
（2）调拌自凝树脂，制作 11 临时冠。
（3）修整临时冠外形，调整咬合。
（4）抛光 11 临时冠。

### 37.2.2 方法和步骤

（1）选择并调磨树脂牙片（图 37-1） 选择颜色、大小基本合适的成品树脂牙片，调磨牙片的牙颈部与组织面，使牙片的突度与高度合适，突度要求与对侧同名牙一致，比侧切牙突 0.5mm，高度要求与对侧同名牙一致，比侧切牙高 0.5～1mm，然后在预备牙及其两侧邻牙上涂适量凡士林。

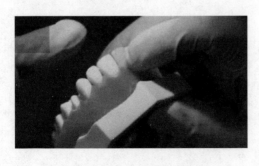

图 37-1 试戴调磨完成的树脂牙片

（2）调拌自凝树脂 根据预备牙的大小及厚薄量取自凝造牙粉，

放入调胶瓷碗中调拌自凝树脂，粉和液的比例按重量为2：1或按体积为3：1配制，实际使用时，将自凝牙托水滴入自凝造牙粉中，至完全湿润为止，自凝牙托水不宜过多。自凝牙托水加入后，使用调拌刀搅拌均匀，同时轻轻震动瓷碗，使粉液充分浸润混合，在瓷碗加盖至粘丝期时，将修改合适的树脂牙片加适量单体湿润其组织面，然后使用调拌刀将自凝树脂放到预备牙上，再放入树脂牙片，按压使其完全就位，不要偏离，此时将上下颌牙齿做正中咬合，以防产生咬合高点，等待固化期间使用蜡刀去除颈缘及邻间隙内多余的自凝树脂。

（3）试取临时冠　待自凝树脂至橡胶期时试取，试取过程要小心，防止临时冠组织面受挤压而变形，轻轻取下临时冠后在预备牙上再次涂凡士林，将临时冠戴回去压紧，待其完全固化后修整形态。

（4）修整临时冠并成形（图37-2）　使用微型电机和钨钢磨头将多余的自凝树脂去除，使牙颈部与预备牙密合无间隙，再恢复该牙的解剖形态，唇面要求近中切角近似直角，远中切角略圆钝，近中接触区在切1/3靠近切角，远中接触区在切1/3距切角稍远，舌面要求中央凹陷形成舌窝，近远中边缘嵴高度与邻牙一致。

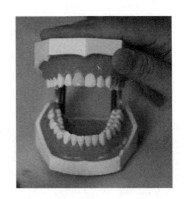

图37-2　成形的临时冠

（5）调整咬合　将制作好的临时冠戴回预备牙上，使用咬合纸检查咬合高点，用钨钢磨头对有咬合高点的印迹处进行打磨，直至恢复正常咬合关系。

（6）抛光　使用抛光机上直径较小的湿布轮蘸取石英砂或浮石粉糊剂对临时冠的舌面、邻面及颈部进行抛光，临时冠唇面为成品树脂牙片，无需抛光。

### 37.2.3　材料和器械

成品树脂牙片、微型电机、钨钢磨头、棉签、凡士林、自凝牙托水、自凝造牙粉、调胶瓷碗、调拌刀、蜡刀、石英砂或浮石粉、抛光机、咬合纸等。

# 37.3　操作注意事项

（1）临时冠边缘一定要达到所设计的修复体边缘，且密合无悬突。

（2）调拌自凝树脂时，操作者戴好防护口罩和手套。

（3）自凝树脂放入前，记得涂抹凡士林，以防临时冠无法取出。

（4）自凝树脂完全固化前试取，以防无法取出。

## 37.4　实验评价形式

（1）龈缘密合程度　要求临时冠与预备牙龈缘密合而无空隙。

（2）咬合关系　要求临时冠无咬合高点。

（3）邻接关系　与邻牙的近远中接触点在切 1/3。

（4）解剖形态　唇面外形高点在颈 1/3，近中切角近似直角，远中切角略圆钝，临时冠唇面突度和高度要求与 21 一致，舌侧的近远中边缘嵴高度与 21 一致。

（刘钟西）

# 第**38**章

# 金属嵌体的制作及试戴

## 38.1  实验目的

（1）掌握铸造金属嵌体的试戴过程。
（2）熟悉后牙嵌体蜡型的制作方法和步骤。
（3）熟悉金属修复体的打磨、抛光程序。
（4）了解嵌体蜡型包埋、铸造的过程。

## 38.2  实验内容及材料器械

### 38.2.1  实验内容

（1）后牙嵌体蜡型制作。
（2）包埋嵌体蜡型。
（3）铸造。
（4）开圈。
（5）嵌体试戴。
（6）精修和抛光。
（7）黏固嵌体。

### 38.2.2  方法和步骤

#### 38.2.2.1  嵌体蜡型制作

（1）涂石蜡油  嵌体石膏模型（或预备体）洞型表面及邻牙涂石蜡油。
（2）加蜡  用滴蜡器在石膏模型（或预备体）邻面及𬌗面洞型内加嵌体蜡，注意滴蜡器不能太烫。

（3）试取蜡型　待蜡冷却硬固后，顺就位道相反方向试取蜡型。检查蜡型组织面，要求结构清晰、表面完整、边缘到位。如有缺损、破坏处应添加蜡修补。（注意修补方法：如组织面不完整，模型重新涂石蜡油，蜡型戴入模型（或预备体）上，加热滴蜡器，从𬌗面向组织面方向插入蜡型。）

（4）恢复嵌体邻接关系　蜡型组织面符合要求后，邻牙及预备体重新涂石蜡油，蜡型邻面加蜡，乘蜡尚软时在模型上就位，恢复邻面正确的接触点，修整邻面外形。

（5）恢复𬌗面正常的咬合关系及解剖结构　蜡型就位后，𬌗面加蜡，乘蜡尚软时做正中咬合，雕刻蜡型𬌗面形态（图38-1）。

（6）安插铸道（图38-2）　蜡型检查合格后抛光，在邻𬌗边缘嵴处，与𬌗面成45°角安插一直径1.5～2mm的嵌体圆蜡条，接头处一定要粘牢，并清洗蜡型。

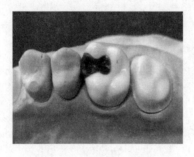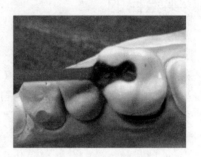

图 38-1　完成的嵌体蜡型　　　　　图 38-2　安插铸道

### 38.2.2.2　包埋嵌体蜡型

（1）选择铸圈（图38-3）　采用无圈包埋法，即选用硬纸制成相应大小的铸圈，蜡型位于铸圈的上中1/3交界处，距离铸圈边缘至少5mm，成形座位于铸圈的下1/3，并与成形座密封。

（2）磷酸盐包埋材料一次包埋法（图38-4）　按水粉比取适量的高熔合金包埋材料，先用调刀调拌10s，再真空搅拌机调拌约50s，震荡后从铸圈的内壁灌入至灌满。注意排出气泡。

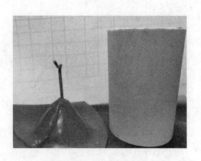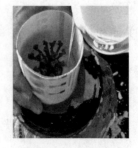

图 38-3　选择铸圈　　　　　图 38-4　包埋

### 38.2.2.3　铸造

（1）烘烤及焙烧　包埋材料凝固 1～2h 后进行。将铸圈口向下放于茂福炉中，由室温加热，升至 300℃，保持 30～60min，使水分充分挥发，以保证加温均匀（磷酸盐包埋材在 300℃会产生较大的膨胀）。然后升温至 850℃，保持 30～60min。

（2）铸造　采用高频离心铸造机。

① 调整铸造动平衡。

② 检查坩埚有无裂纹。

③ 根据铸件蜡型的情况确定合金用量，将适量合金块置入坩埚。

④ 一旦合金完全熔化（此时的合金呈球形，中心明亮，无阴影）即开始铸造。

⑤ 熔铸后，铸圈口朝上放于安全处，室温自然冷却，以减少铸件脆性和体积收缩。

### 38.2.2.4　开圈

（1）开圈　铸圈完全冷却后，先用小锤轻敲铸圈底部以使包埋材料脱落，再用喷砂机清理嵌体组织面和窝沟处的少量包埋材料。

（2）分开铸件　利用金属切割机将各铸件的铸道切断，在使用过程中要注意安全，有支点，防止误伤身体。

### 38.2.2.5　嵌体试戴

（1）检查铸件是否有铸造缺陷，如缩孔、砂眼、边缘铸造不全及嵌体铸件组织面是否有金属瘤子、结节等，如有则先磨除。

（2）嵌体就位

① 从可卸代型上取下代型（本实验从工作模型上取下预备体）。

② 将铸件往代型上试戴。如果预备体和铸件均合格的话，一般轻轻用力就可将铸件戴入就位，取出时也可感受到摩擦力的存在。试戴时，如果不能顺利就位，不能强行用力就位，用高点指示剂如印泥涂在预备体的洞型及邻牙上（也可用薄层咬合纸进行试戴），再将嵌体往代型上试戴，则少数的着色点即为阻碍点或高点，逐一试出阻碍点或高点，调改后逐渐就位。

③ 检查嵌体在代型上就位、固位和稳定性：主要通过边缘是否密合来判断。

（3）调改接触区　嵌体完全就位后，再将代型或预备体放回可卸模型或模型上，检查邻接关系，用咬合纸或印泥检查标记阻碍点，少量多次调磨，直到嵌体在代型上完全就位。并形成正常邻接关系。

（4）调整咬合

① 调磨铸道残留，注意不要损害嵌体牙尖、邻面解剖结构。

② 检查并调改正中𬌗、侧方𬌗、前伸𬌗的早接触点或咬合高点，达到良好的咬

合接触。

③ 用金刚砂磨头修整牙尖、三角嵴外形，用裂钻修整或形成窝沟点隙。

#### 38.2.2.6 精修和抛光（图 38-5）

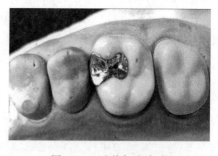

用细的磨锥、磨尖对嵌体𬌗面的窝沟点隙进行修整、磨光，使抛光后的表面呈镜面样外观，无任何细纹或刮痕。具体操作如下。

图 38-5 试戴打磨完成

（1）精修和抛光时，所用磨具的粒度应该逐步由粗向细进行。

（2）用细的磨锥将整个嵌体外表面打磨。

（3）用细粒度砂纸片对各表面进行磨光。

（4）用橡皮磨头、砂轮对各面及𬌗面窝沟进行初步抛光。

（5）用毡轮或干抛光布轮蘸氧化铬抛光膏进行抛光。

#### 38.2.2.7 黏固嵌体

将嵌体和洞型清理干净后消毒并吹干，按要求调拌适量的黏固剂，涂在嵌体的组织面上后将嵌体在预备体上就位，并在𬌗面压一棉球，保持一定压力以确保修复体完全就位，直到黏固剂硬固。然后去除多余黏固剂，再次检查咬合。必要时调𬌗。

### 38.2.3 材料和器械

工作模型、酒精灯、滴蜡器、雕刻刀、毛笔、气枪、铸圈、成型座、橡皮碗、石膏调刀、真空搅拌机、振荡器、石蜡油、嵌体蜡、95％乙醇、高熔合金包埋材料、茂福炉、高频铸造机、石膏剪、小锤、喷砂机、慢速直手机、金属切割机、高点指示剂、咬合纸、厚度测量尺、高速涡轮手机、钨钢裂钻、长柄金刚砂磨头、长柄绿磨石磨头、圆形砂纸片、毡轮、抛光布轮、氧化铬抛光膏。

# 38.3 操作注意事项

## 38.3.1 制作蜡型及包埋时的注意事项

（1）蜡型制作时注意控制滴蜡器温度，支点要稳。

（2）蜡型的组织面、边缘、邻接关系、咬合关系要良好。

（3）铸道位置及蜡型在铸圈中的位置要正确，边缘一定要有足够距离。

（4）包埋时防止气泡产生。

### 38.3.2 烘烤焙烧时的注意事项

（1）铸圈摆放在烤箱内侧中间，铸圈之间留有适当的空隙，使铸型受热均匀。

（2）升温不能过快，以免造成包埋材料的爆裂。

（3）尽量减少烤箱开门次数。避免反复长时间的焙烧，应及时铸造。

### 38.3.3 铸造时的注意事项

（1）掌握铸造最佳时机，观察合金的颜色和流动性来判断。

（2）注意合金摆放方式　合金块之间应紧密接触，无间隙。若为块状，采用叠加法；若为柱状，采用垂直摆放，并使合金紧密接触。

（3）坩埚进行预热，利于缩短合金熔化时间，减少氧化，又可防止坩埚由于瞬间加热过快造成破裂。

（4）从茂福炉中取铸圈及铸造时注意安全。

### 38.3.4 试戴、打磨抛光时的注意事项

（1）铸件试戴时避免用力过度，以免损伤代型表面。

（2）磨光操作中磨具的选择遵循由粗到细的顺序。

（3）在操作过程中，一定要注意支点的掌握。

（4）试戴时，从完全就位到良好邻接关系再到良好的咬合关系，应少量多次调磨。

### 38.3.5 黏固嵌体时的注意事项

（1）嵌体和洞型必须清理干净后消毒并吹干。

（2）黏结材料比洞型充填时调得稍稀点，以利于将多余材料挤出来，避免抬高咬合。

（3）嵌体在预备体上就位，需要在𬌗面压一棉球，保持一定压力以确保修复体完全就位。

（4）材料凝固后，去除颈缘多余的黏结材料。

# 38.4 实验评价形式

（1）蜡型及实验报告。

（2）嵌体试戴过程及结果。

（3）嵌体的精修抛光效果。

（蔡章聪）

# 第39章

# 瓷贴面牙体预备

## 39.1 实验目的

（1）掌握瓷贴面牙体预备的要求。
（2）掌握上前牙瓷贴面的牙体预备的方法和步骤。

## 39.2 实验内容及材料器械

### 39.2.1 实验内容

（1）在仿头模的实验牙列模型上进行人工牙21开窗型瓷贴面的牙体制备。
（2）在仿头模的实验牙列模型上进行人工牙21对接型瓷贴面的牙体制备。

### 39.2.2 方法和步骤

#### 39.2.2.1 设计

仔细检查邻面接触点的位置，根据缺损大小和接触点的位置，设计牙备的量和龈缘位置。

#### 39.2.2.2 制作硅橡胶导模

按比例将硅橡胶的膏剂与催化剂混合揉搓充分后，将适量面团样硅橡胶覆盖预备牙和近远中各至少一颗邻牙，同时要求硅橡胶至少覆盖上述牙的颈缘以下5mm，待硅橡胶凝固后取下，用手术刀沿预备牙正中矢状面切开形成硅橡胶导模，用于检测预备量和预备体形态。

#### 39.2.2.3 唇面预备

（1）唇面定深沟的制备（图39-1） 用圆形车针BR-45在牙釉质切端、中央、颈部分别磨出 0.7mm、0.5mm 和 0.3mm 的三条深度定深沟。

（2）唇面磨除　用 TR-13 车针，磨除三条定位沟间的牙体组织，从颈部到切端分两段预备。形成从颈到切端贴面逐渐增厚的形态。

#### 39.2.2.4　肩台的形成

（1）肩台的宽度、形态　用 TR-13 车针的圆形末端或圆形车针 BR-45 在邻面和颈部形成光滑、宽 0.5mm 的浅凹形肩台（图 39-2）。

（2）肩台位置设定　颈缘一般放置在平齐龈缘或在龈缘以上，严重变色的牙，边缘放在龈缘的稍下方。邻接面的边缘通常放在邻接点的稍前方，保存原有的邻接关系，但要保证贴面与牙的交界线从唇颊面观察不到。但在严重变色牙、邻面龋坏、牙间隙过大、旋转牙及短小牙等情况下，需要用贴面来恢复邻接关系，这时贴面应超过邻接点终止于舌侧，并注意防止形成倒凹。

#### 39.2.2.5　精修完成

检查各预备面是否符合要求；将各轴面及轴线角磨圆滑。并用硅橡胶导模检查牙备量是否符合要求。至此，完成了开窗型瓷贴面的牙体预备（图 39-3）。

#### 39.2.2.6　对接式瓷贴面的牙体预备

如果患牙切缘的唇舌径很薄，则在完成以上牙备基础上，再磨除切缘 1～1.5mm，形成对接式瓷贴面的牙体预备（图 39-4）。

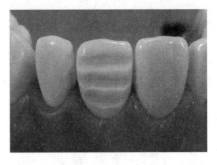

图 39-1　唇面定深沟

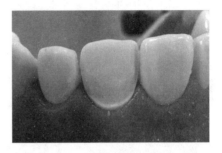

图 39-2　开窗型瓷贴面肩台完成

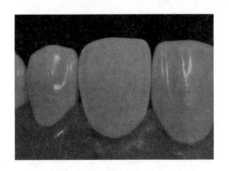

图 39-3　开窗型瓷贴面预备体

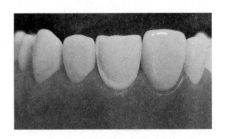

图 39-4　对接型瓷贴面预备体

### 39.2.3　材料和器械

日进头模、工作模型、口腔检查器（器械盘、口镜、镊子、牙科探针）、硅橡胶印模材料、高速手机、车针（马尼 TR-11、TR-13、TR-26EF、BR-45 或专用的瓷贴面车针）等。

# 39.3　操作注意事项

（1）牙体预备时注意患者（仿头模）椅位、术者体位，患者舒服、医师方便。

（2）预备过程中一定要有右手手指的支点，以免车针滑动，造成患者损伤。

（3）采用间歇磨切手法，并用冷水喷雾降温，以减少对患者牙髓的刺激。

（4）要随时作硅橡胶导模检查，唇面预备控制在牙釉质层，防止磨除牙体组织过多或不足。

（5）牙体预备后，表面应光滑圆钝，无任何尖锐、棱角。

（6）在临床操作过程中，需要具备一丝不苟、精益求精的工匠精神。

# 39.4　实验评价形式

预备体质量。

（蔡章聪）

# 第40章

# 桩核冠牙体预备及纤维桩核修复

## 40.1 实验目的

（1）掌握桩核冠的设计。
（2）掌握纤维桩修复牙体缺损的方法与步骤。

## 40.2 实验内容及材料器械

### 40.2.1 实验内容

（1）在仿头模上对13进行桩核冠的冠部剩余牙体预备。
（2）在仿头模上对13进行桩核冠的根管桩道预备。
（3）椅旁一次性完成纤维桩黏固和树脂核成形。

### 40.2.2 方法和步骤

（1）冠部剩余牙体预备
① 全冠的初始预备，在仿头模内的工作模型上按照全瓷冠牙体预备要求预备残冠，为全冠提供修复空间。
② 去尽残冠上原有充填体及龋坏组织，暴露健康的牙体组织。
③ 去除薄弱的、无支持的牙体组织，将余留的根面修平整，确定最终边缘线，确保牙本质肩领处牙体组织高度不小于 1.5mm，厚度不小于 1.0mm。
（2）根管桩道预备
① 根据 X 线片及根管治疗病例确定 13 牙根的长短、粗细、根管走向以及根管充填情况，计算桩道的预备长度，并在钻针上用橡皮止动片标明。
② 先用 2# G 型扩孔钻顺根管方向轻轻钻入，顺势由浅入深将根管内充填材料逐步取出，若遇到阻力，应停钻并调整钻针的方向，确保钻针尖在根管充填物内后

再向根端钻磨（一般根充物位于根管的中央），使根管预备的深度达根长的 2/3～3/4，同时应保留至少 5mm 的根充材料以保证根尖封闭，预备根管宽度为牙根横径的 1/3，形态与牙根外形一致。

③ 应用 2#、3# 以及更大号的 P 型扩孔钻（依据根管粗细）将根管壁上的根充物清理干净并修整平滑，若此时根管横径达不到桩的强度要求，可在此时进一步磨除扩大根管，但应注意预备长度不变。

④ 修整牙本质肩领，完整的牙本质肩领高不小于 1.5mm，厚不小于 1.0mm（图 40-1）。

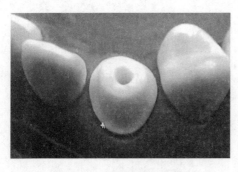

图 40-1　牙本质肩领完成

（3）纤维桩的选择　应考虑三个因素：一是透明度，二是表面处理（粗化或硅烷化处理），三是固位形态的设计。一般分为碳纤维桩、石英纤维桩与玻璃纤维桩，目前常用石英纤维桩与玻璃纤维桩，与堆核时所用的树脂材料直接粘接结合，美观性好，弹性模量与牙本质接近，不易发生根折。本节实验课选择的是石英纤维桩。

（4）纤维桩试戴　试戴时使用镊子夹持，将其插入预备后的根管内（禁用污染手套或止血钳夹持纤维桩），防止粘接面被污染，影响粘接强度。检查桩在根管内就位情况，就位时无阻力或以桩能被动就位且有一定固位力为宜。

（5）修整纤维桩的长度　按所需长度裁剪纤维桩，用切割砂片或车针截取纤维桩，切勿使用钳子或剪刀以免破坏桩的结构。

（6）纤维桩黏固与树脂核成形

① 酸蚀根管：酸蚀需要粘接的牙体表面，用吸潮纸尖吸干根管中多余水分，注意保持表面一定的湿度。

② 涂布粘接剂：将小毛刷蘸取树脂粘接剂均匀地涂抹在根管、牙体的粘接面以及纤维桩的表面，吹干，光照根管、牙体组织 10～20s。

③ 粘接：将流动树脂送入根管，从根尖部开始逐渐退到根管口，将纤维桩表面涂满流动树脂，安放在根管内就位；将光固化灯对准纤维桩顶部光照 40s，以确保树脂固化。

④ 树脂核成形：冠部使用复合树脂堆塑成形，使其符合全瓷冠牙备后的大致形态，颊面、舌面分别光照固化 20～40s，最后使用涡轮车针精确预备出全瓷冠的牙体预备外形（图 40-2）。

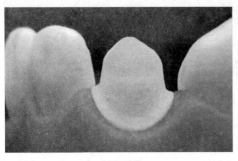 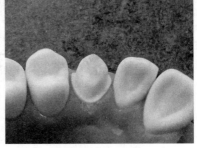

(a)唇面观　　　　　　　　　　　　　　(b)舌面观

图 40-2　树脂核成形

### 40.2.3　材料和器械

日进头模、工作模型、口腔检查器（口镜、镊子、牙科探针）、高速手机、车针（马尼系列 TR-11、TR-13、BR-45、FO-25、EX-21EF、TR-26EF）、慢速手机、G 型及 P 型扩孔钻、石英纤维桩、全酸蚀粘接系统（酸蚀剂、粘接剂）、根管小毛刷、吸潮纸尖、流动树脂、复合树脂、光固化灯等。

## 40.3　操作注意事项

（1）根管桩道预备时防止侧穿。
（2）根管桩道预备至少保留 5mm 的根充材料。
（3）酸蚀过程中不要擦拭酸蚀牙面。
（4）树脂堆塑成形时不宜一次放入过多，且需要分层固化。

## 40.4　实验评价形式

纤维桩的位置以及树脂核的外形形态（应符合全瓷冠的牙体预备外形）。

（刘钟西　李达生）

# 第41章

# 固定桥牙体预备

## 41.1 实验目的

（1）掌握固定桥的基础理论。
（2）掌握前、后牙固定桥的牙体预备方法。

## 41.2 实验内容及材料器械

### 41.2.1 实验内容

（1）前牙全瓷固定桥
① 磨除 22，设计牙列缺损病例。
② 以 21、23 为基牙，设计为全瓷冠固位体。
③ 21、23 按照全瓷冠要求进行牙体预备。
（2）后牙烤瓷固定桥
① 磨除 16，设计牙列缺损病例。
② 以 15、17 为基牙，设计为金属烤瓷全冠固位体。
③ 15、17 按照烤瓷冠要求进行牙体预备。

### 41.2.2 方法和步骤

#### 41.2.2.1 前牙全瓷固定桥

（1）体位、握持和支点　预备上颌牙时，上颌牙列殆平面与水平面成 45°～90° 角，医生位于患者的右后方，肘部和患者头部同高。握持采用改良握笔式，必须要有支点。

（2）切端预备　使用金刚砂车针 TR13 在切缘做深度指示沟 1.5mm，确保牙尖交错位以及前伸、侧方𬌗运动时与对颌牙有充足的修复空间，然后沿指示沟磨除沟间牙体组织，同时形成功能舌斜面。

（3）轴面预备　基牙轴面预备时，可采用各基牙的同向面同期预备，同时预备双端固定桥近、远中基牙的唇面，待唇面预备完后再以相同方法预备其他轴面。这种方法对于初学者掌握共同就位道的预备相对更容易。

① 唇面预备：使用金刚砂车针 TR13 制备 2～3 条深度为 1.0mm 的引导沟，将唇面分为两个平面进行预备，即龈端 1/3～1/2 和切端 1/2～2/3，唇面磨除量为 1.0～1.5mm。

② 邻面预备：使用金刚砂车针 TR11 将邻面磨除 1.0～1.2mm，消除倒凹。

③ 舌面预备：先使用圆形车针 BR-45 在舌隆突及左右边缘嵴与切嵴相交处各磨一深约 1mm 的指示沟，再用形似火焰钻 FO-25 车针按正常舌面窝外形磨除 1.0～1.5mm（磨除量与选择的材料及结构设计有关），避免形成斜面外形。舌侧轴壁使用金刚砂车针 TR13 车针磨除 1.0mm。

（4）颈缘预备　唇面龈下 0.5mm 处预备成宽 0.8～1.0mm 的深凹形肩台；邻面、舌面牙颈部平齐龈缘处预备成宽 0.8～1.0mm 的深凹形肩台，要求各轴面肩台连续一致，确保牙颈部的印模更准确清晰，在预备肩台前需进行排龈。

（5）精修完成　使用金刚砂车针 TR-26EF、EX-21EF 精修预备体，将各轴面及轴线角磨圆滑，消除倒凹。基牙预备后应做到表面光滑，轴壁无倒凹，线角圆钝，边缘连续一致。

#### 41.2.2.2　后牙烤瓷固定桥

（1）体位、握持和支点　预备上颌牙时，上颌牙列𬌗平面与水平面成 45°～90° 角，医生位于患者的右后方，肘部和患者头部同高。握持采用改良握笔式，必须要有支点。

（2）𬌗面预备　使用金刚砂车针 TR13 预备 3～5 条深为 1～1.5mm 的引导沟，然后沿指示沟磨去沟间牙体组织，𬌗面预备要求量为 1.5～2.0mm，特别要保证功能尖（上颌舌尖）要有足够的修复间隙。

（3）轴面预备　基牙轴面预备时，可采用各基牙的同向面同期预备，同时预备双端固定桥近、远中基牙的颊面，待颊面预备完后再以相同方法预备其他轴面。这种方法对于初学者掌握共同就位道的预备相对更容易（图 41-1）。

① 颊舌面预备：使用金刚砂车针 TR13 预备 3 条深度为 0.8～1.0mm 的引导沟，然后沿指示沟磨去沟间牙体组

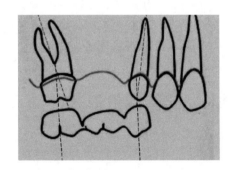

图 41-1　共同就位道的预备

织，磨除量为 1.0mm，注意颊舌面聚合度为 2°～5°，一般不超过 6°，最大周径降至颈缘。

②邻面预备：使用金刚砂车针 TR11、TR13 磨除 1.2～1.5mm，消除倒凹，最大周径降至颈缘，邻面聚合度一般不超过 6°。

（4）颈缘预备　形成位于龈上 0.5～1mm、颊侧宽 0.8～1mm、邻面宽 0.5～0.8mm、舌侧宽 0.5mm、清晰光滑的凹形肩台。

（5）精修（图 41-2）使用 TR-26EF 车针精修预备体，将各轴面及轴线角磨圆滑，消除倒凹。基牙预备后应做到表面光滑，轴壁无倒凹，线角圆钝，边缘连续一致。

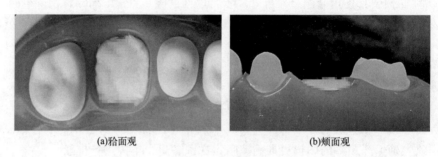

(a)𬌗面观　　　　　　　　　(b)颊面观

图 41-2　精修完成

### 41.2.3　材料和器械

日进头模、工作模型、口腔检查器（口镜、镊子、牙科探针）、高速手机、车针（TR11、TR13、FO-25、BR45、TR26-EF、EX-21EF）等。

## 41.3　操作注意事项

（1）牙体预备中支点要稳固，防止损伤患者。
（2）防止损伤邻牙。
（3）采用间歇磨切手法，并用冷水喷雾降温，以减少对患者牙髓的刺激。
（4）固定桥的两基牙间要有共同就位道。

## 41.4　实验评价形式

检查固定桥基牙的质量（包括预备量、预备体外形、基牙间共同就位道）。

（刘钟西）

# 第42章

## 可摘局部义齿取印模、灌模型

## 42.1　实验目的

（1）掌握取印模、灌模型的要求。

（2）掌握取印模、灌模型的方法及步骤。

## 42.2　实验内容及材料器械

### 42.2.1　实验内容

（1）选择合适的托盘，调拌印模材料。

（2）制取上下颌印模，灌注上下颌模型。

### 42.2.2　方法和步骤

（1）调整体位　同学之间互相取印模。取印模前先调整患者体位，让其坐在牙科椅上，处于最放松、最舒适的状态。取上颌印模时，上颌与医生的肘部相平或者稍高，张口时上颌牙弓平面约与地平面平行。取下颌印模时，下颌与医生上臂中份大致相平，张口时下颌牙弓平面与地平面平行。

（2）选择托盘　取印模前要按照牙弓大小、形态、腭穹窿高低选择相应的托盘，实验室成品托盘有三种型号，从小到大依次为 S、M、L，要求托盘与牙弓内外侧应有 3～4mm 的间隙，其翼缘应距黏膜皱襞 2mm 左右，不能妨碍唇、颊、舌及口底软组织的活动，并在唇、颊系带部位进行缓冲。上颌托盘的长度应盖过上颌结节和颤动线。下颌托盘后缘应盖过磨牙后垫 1/2～2/3。

（3）调拌印模材料　目前临床上最常用的材料是藻酸盐印模材料，它的优点是操作简便，富有弹性，从倒凹中取出时不易变形。按照材料说明书推荐的比例量取粉和水，一般取上颌印模用一尖勺粉，取下颌印模用一平勺粉，调拌时间为 45～

60s，时间过短或过长均会降低印模材料的强度。放入选择好的托盘中备用，实际操作时前牙区可以多放一点印模材料，后牙少放一点，材料表面用调拌刀压平，放一边备用。

（4）制取上下颌印模　取上颌印模时，医生站在患者的右后方，左手持口镜牵拉左侧口角（图42-1），可先在有倒凹和较高的颊间隙区、上颌结节区以及高穹隆的硬腭上用手指迅速放置适量的印模材料（在下颌放在舌间隙区），然后右手持托盘较快地从左侧口角斜向旋转放入口内，使托盘的后部先就位、前部后就位，这样可使过多印模材料由前部排出，托盘柄要对准面部中线，同时要确保唇部自然地覆盖在托盘上。在印模材料尚未硬固前，应在保持托盘固定不动的情况下，用左手将上唇、颊部软组织向前、向下牵拉做肌功能修整，然后左手持托盘，用右手做同样的肌功能修整，修整完成后用双手示指和中指在双侧前磨牙区固定托盘，耐心等待印模材料硬固。

取下颌印模的方法与制取上颌印模方法基本相同，医生站在患者的右前方（图42-2），托盘从右侧口角进入。主动肌功能修整时，可让患者轻轻抬舌前伸并左右摆动，这样可以取出舌系带，但不可用力抬舌尖。

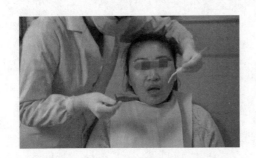
图42-1　制取上颌印模的医患体位

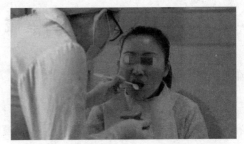
图42-2　制取下颌印模的医患体位

（5）取出印模　脱模应在印模材料硬固后进行，一般后部牙齿先脱位，再沿牙体长轴方向取下印模。如若印模不易取出，可用气枪向印模边缘处轻轻吹气破坏边缘封闭，即可顺利取出印模。注意不能使用暴力脱模。

（6）检查印模质量　印模表面必须清晰完整，无气泡、缺损等（图42-3）。完整的印模包括前庭沟、牙列、牙槽骨、唇颊舌系带等。印模材料不能与托盘分离，印模上的小气泡可用印模材料填补，最后用清水轻轻冲洗掉印模上的唾液和碎屑，将水分吸干备用。

（7）灌注石膏模型　印模检查合格后，应立即灌注石膏模型。将适量水加入橡皮碗中，然后加入石膏粉，实际操作中的水粉比例是以观察石膏粉浸入水中后表面没有过多的水为准，注意石膏不能太稠或太稀，如发现水粉比例不合适，应丢弃重新取量调和，灌注模型时取少量石膏从印模最高点开始灌注，在模型振荡器上使石膏沿牙弓逐渐流入印模的每个细微部分，同时使气泡逸出。当印模所有牙冠和牙槽

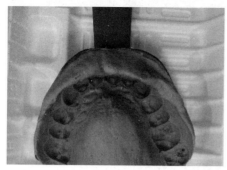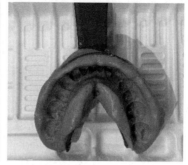

图 42-3　上下颌牙列印模

峰完全被灌注之后，继续不断添加石膏，灌满整个印模，直至所需厚度，要求模型在牙颈部以下的厚度至少应为 10mm。石膏完全凝固后（30～45min）即可脱模，过早地从印模中分离模型可导致模型的薄弱部分折断。

（8）检查石膏模型的质量　灌制好的模型从印模中分离后，检查模型质量，要求所有牙齿及牙槽嵴清晰完整，无气泡，无缺损。

（9）修整模型　使用模型修整机修整模型，要求上颌模型呈七边形，下颌模型呈六边形或者圆形，模型最薄处有 10mm 厚度。使用蜡刀小心去除石膏牙面上的石膏瘤。

### 42.2.3　材料和器械

口腔检查器（口镜、镊子、牙科探针）、托盘、调拌刀、橡皮碗、藻酸盐印模材料、普通石膏、振荡器、石膏模型修整机、蜡刀等。

# 42.3　操作注意事项

（1）要选择合适的托盘。

（2）取模的托盘须选用有孔托盘以增加印模材料和托盘的结合强度。

（3）在印模材料尚未硬固前，要做肌功能修整。

（4）印模取出后用流水冲去唾液，去除水迹并立即灌模。如果不能立即灌模，印模应放在湿度适宜的环境中保存，但保存时间不应超过 60min。

（5）为防止印模材料刺激软腭引起恶心，注意让患者头部前倾。

（6）取印模时压力不宜过大，以保持印模材料切端、𬌗面与托盘底部之间有一定的厚度。

（7）取印模时注意术者与患者的体位。

（8）调拌石膏时速度不宜过快，以免人为带入气泡。

# 42.4 实验评价形式

（1）印模质量　见表 42-1。

（2）石膏模型质量　清晰完整，无气泡，最薄处至少要有 10mm 的厚度，模型边缘伸展适度，系带切迹清楚。

表 42-1　口腔印膜制取评分标准细化表

| 评分点 | 评分标准 | | 分值（20） |
|---|---|---|---|
| 体位与医嘱 | 调整椅位，头托支持，固定患者头部；取上（下）颌牙列印模时，使上（下）颌牙弓𬌗平面与地平面平行 | | 1.5 |
| | 取上颌印模时，患者的上颌与医师肘部相平或稍高，医师在后位；取下颌印模时，医师上臂中份与患者下颌大致相平，医师在前位 | | 1.5 |
| | 嘱患者放松配合 | | 0.5 |
| | 取上颌印模时嘱患者深呼吸，防止恶心；取下颌印模时嘱患者配合抬舌 | | 0.5 |
| 托盘选择 | 口内比试：选择成品牙列印模托盘放入口内，检查大小是否与患者的牙弓长、宽、高适合，如不适合可进行适当修改 | | 2 |
| | 大小选择：托盘与牙弓内外侧应有 3～4mm 间隙 | | 1 |
| | 翼缘不妨碍唇、颊、舌活动 | | 1 |
| | 托盘适合牙弓弧度 | | 1 |
| 取印模 | 托盘就位 | 牵开一侧口角 | 1 |
| | | 将盛有印模材料的托盘旋转放入患者口内就位 | 1 |
| | 肌功能整塑：托盘就位后，在印模材硬固前，进行适当的唇、颊、舌的功能整塑 | | 2 |
| | 稳定：保持托盘稳定至印模材料完全硬固 | | 1 |
| 印模脱出 | 脱出手法正确，不使用暴力 | | 1 |
| 爱伤意识 | 操作过程中动作轻柔，避免患者不适 | | 1 |
| 印模质量 | 牙列印模完整 | | 1 |
| | 边缘伸展适度，系带切迹清楚 | | 1 |
| | 印模清晰，无气泡 | | 1 |
| | 无脱模，无变形 | | 1 |

（刘钟西）

# 第43章

## 可摘局部义齿的制作

## 43.1　实验目的

(1) 熟悉模型观测器的结构及画出模型观测线的方法和步骤。

(2) 掌握可摘局部义齿的设计要求。

(3) 熟悉𬌗支托凹的预备及卡环的弯制方法。

(4) 熟悉可摘局部义齿的排牙和蜡型制作基本方法。

(5) 熟悉可摘局部义齿的装盒、去蜡、填胶、热处理的方法和步骤。

(6) 加深对丙烯酸树脂性状和使用方法等理论的理解和掌握。

(7) 熟悉开盒及义齿磨光的方法和步骤。

## 43.2　实验内容及材料器械

### 43.2.1　实验内容

(1) 利用模型观测器观测上颌牙列缺损石膏工作模型（26 缺失），并进行可摘局部义齿设计，在模型上和技工单上画出设计图。

(2) 在上颌工作模型上按设计标志线弯制𬌗支托和卡环。

(3) 支架的连接。

(4) 排列义齿人工牙。

(5) 制作义齿基托蜡型。

(6) 将完成蜡型的可摘局部义齿工作模型修整装盒。

(7) 去蜡、填胶。

(8) 热处理。

(9) 开盒。

(10) 义齿磨光。

### 43.2.2 方法和步骤

#### 43.2.2.1 模型观测器

模型观测器由观测架、观测平台和观测标记针三部分组成。

（1）观测架　由水平底座、固定垂直臂与水平臂和活动垂直臂组成。

（2）观测平台　用于固定模型，通过球槽结构与水平底座连接，可以获得任意倾斜角度。

（3）观测标记针　常用标记针包括分析杆、描记铅芯与金属套管、倒凹测量尺和成形蜡刀。

#### 43.2.2.2 研究模型观测

（1）观测前准备

① 模型观测器调整：调整活动垂直臂固定螺丝，将活动垂直臂固定在较高位置，将分析杆固定在活动垂直臂的卡头上。

② 模型固定与初始位置调整：松开观测平台上部的卡具，将要观测的研究模型平稳地置于观测平台上，扭紧卡具将模型固定。然后松开观测平台的转向结合球旋钮，倾斜模型与观测平台上部，调整模型骀平面与水平面平行（与观测架水平底座平行），再重新扭紧转向结合球旋钮。

（2）确定义齿就位道

① 松开活动垂直臂固定螺丝，右手调整活动垂直臂及分析杆的垂直高度，左手调整观测平台在基座上水平移动，使分析杆侧方与基牙轴面接触，并环绕基牙轴面移动，观察基牙各部位倒凹区的位置。用同样方式观察牙槽嵴部位倒凹区的位置。

② 再次松开观测平台的转向结合球旋钮，改变模型及基牙倾斜方向和角度，重复步骤①的操作，观察软硬组织倒凹改变的情况，直至模型上每个与缺隙相邻的主要基牙颊侧均获得有利的固位倒凹，倒凹的位置和深度均适宜，基牙轴面易于获得导平面，尽量消除基牙缺隙侧邻面过大倒凹，尽量避免出现软硬组织倒凹而干扰义齿支架和基托的伸展。此时分析杆方向即为义齿就位道方向，旋紧转向结合球旋钮将模型固定在此倾斜位置。

（3）描记观测线、确定倒凹深度

① 取下分析杆，换上描记铅芯。铅芯侧面应平直，末端磨成斜面。将铅芯侧面（较长的侧面）与基牙牙面接触，尖端与牙龈接触，同时水平移动观测平台，使铅芯沿牙面移动，铅芯即在牙面描记出观测线，同时在牙龈处描记出倒凹边界线（图43-1）。

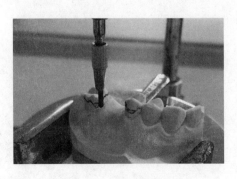

图 43-1　描记观测线

② 用同样方式画出牙槽嵴倒凹的观测线和倒凹边界线。

③ 将描记铅芯换成 0.5mm 的倒凹测量尺，先在固位卡臂尖位置（上颌模型 25 颊面近中轴角、27 颊面远中轴角）用铅笔画一条垂线，然后将倒凹测量尺的轴面与垂线相贴，再向上移动至测量尺侧方突出的头部与牙面接触，用铅笔在接触点处画一条横线，此十字交叉点即为固位卡臂尖进入倒凹的位置。

### 43.2.2.3 可摘局部义齿设计

根据模型观测结果进行可摘局部义齿设计。分别在技工设计单和工作模型上画出可摘局部义齿设计图。

（1）义齿设计　模型：26 缺失。Kennedy 分类：第三类。义齿类型：胶连式义齿。

① 确定鞍基的位置和范围，决定义齿支持方式——牙支持式。

② 选择邻近缺隙的余留牙 25、27 作为基牙，近缺隙侧边缘嵴放置弯制𬌗支托。

③ 25、27 设计钢丝弯制三臂卡环。

④ 确定基托伸展范围：缺隙处颊舌侧（图 43-2）。

（2）义齿设计图的表示方法

① 技工单：先在牙列图上标出缺失牙位置，然后画出𬌗支托、固位体、连接体和基托的位置和形态。弯制𬌗支托和钢丝卡环臂用单线表示（或文字标注），树脂基托只画出边缘线。最后用文字标注特殊制作要求。

② 模型设计：用红、蓝、黑三色及不同图形简单明了地表示（图 43-2）。红色表示义齿支架的金属部分（卡环、连接体、金属基托等），画出边缘，内部均匀涂色。蓝色表示树脂基托的边缘线。黑色表示模型观测线。"＋"表示卡环臂尖在倒凹内的位置。

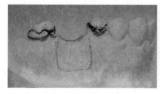 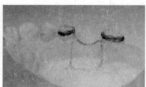 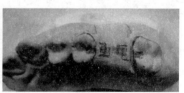

(a)颊面观　　　　　(b)舌面观　　　　　(c)𬌗面观

图 43-2　义齿设计图

### 43.2.2.4 弯制𬌗支托

（1）𬌗支托凹预备

① 后牙𬌗支托的要求：铸造𬌗支托的形态呈圆三角形或匙形，边缘嵴处较宽，向𬌗面中心变窄。长度一般为磨牙近远中径的 1/4 或前磨牙的 1/3，宽度为磨牙颊舌径的 1/3 或前磨牙的 1/2，厚度为 1～1.5mm。弯制𬌗支托的形态呈长方形，长度

为 2mm，宽度为 1.5mm，厚度为 1mm。

②根据义齿设计，在模型的 25 𬌗面远中和 27 𬌗面近中分别预备𬌗支托凹（注意：临床上是在口内基牙上预备完成）。

③𬌗支托凹的预备方法：采用钨钢球钻，将𬌗边缘嵴中央降低 1mm，然后向中央窝方向和颊舌向扩展成长方形，长度为 2mm，宽度为 1.5mm，厚度为 1mm。𬌗支托凹应边界清楚，底面为圆弧形，自弧底向颊舌侧逐渐变浅，与成品𬌗支托钢片的圆弧面相一致，边缘嵴处的𬌗轴线角应圆钝。

（2）𬌗支托制作

①取一段成品𬌗支托钢片，𬌗支托钢片的圆弧面朝向牙槽嵴顶方向，用尖钳夹住一段长度为 2mm 的钢丝，向龈向弯曲成钝角，形成𬌗支托小连接体下降段，下降段不进入倒凹区。

②对比 25 的远中邻面𬌗龈高度，在离牙槽嵴顶 0.5～1mm 处标记号，将𬌗支托小连接体下降段钢丝呈水平方向弯向 27 并与牙槽嵴顶平行，形成水平段，水平段离开牙槽嵴顶 0.5～1mm。为了保证钢丝改动位置的准确性，通常使用有色铅笔标记，一般用尖钳在标记点后方约 1mm 的位置夹住钢丝，这样调试和改动后才能准确达到弯制要求。

③再在水平段取稍短于缺隙近远中距离的一段，向上弯曲成钝角，并与 27 𬌗支托凹边缘嵴处接触，用铅笔标记。

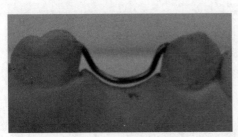

图 43-3　𬌗支托弯制

④从标记处弯向 27 𬌗支托凹，调整使之密贴。再放到模型上比试调整，使𬌗支托与𬌗支托凹贴合，切除多余钢丝（图 43-3）。

⑤用桃形或柱状的金刚砂磨头将弯制好的𬌗支托两端磨圆钝。

⑥并用橡皮轮磨光。用熔化的基托蜡将𬌗支托固定于模型上。

### 43.2.2.5　画卡环线

根据设计图及观测线，用铅笔将基牙 25、27 卡环的准确位置画在工作模型上。卡环臂起始于基牙的缺隙侧邻面（𬌗支托小连接体边缘，稍低于基牙𬌗面边缘嵴）绕过邻颊（邻舌）轴面角弯向颊（舌）面。舌侧卡环臂位于观测线𬌗方的非倒凹区内；颊侧卡环臂起始部分位于非倒凹区，在卡环臂长度的 1/2 处越过观测线进入倒凹区，卡环臂尖止于卡环臂区内的“＋”标记处。

### 43.2.2.6　三臂卡环的弯制

（1）弯制 25、27 卡环臂　先观察模型，对基牙的大小、形状有一个大概的了解。用切断钳剪下 8~10cm 长的钢丝（25 用直径 0.8mm 的钢丝，27 用直径 0.9mm 的钢丝）。以右手握尖钳，夹紧钢丝的另一端，左手执钢丝，左手中指、无名指和小指夹住钢丝，示指作支点顶在钳喙上，拇指压住钢丝，两手同时旋转向外下方用力，以使钢丝在外力作用下弯曲成弧形。然后将其放在模型上比试、调整，使弧形与卡环线一致，钢丝和基牙牙面贴合。切记不要损伤模型。

弯曲卡环臂起始部，使其绕过颊（舌）邻轴角与基牙的缺隙侧邻面接触。

（2）弯制连接体的下降部分　用铅笔在卡环体位于邻面边缘嵴下方 1mm 处作标记（卡环体与小连接体结合的转弯处）。由于同一基牙的颊舌卡环臂走向不同，弯制卡环体的方法略有不同。

① 弯制 25 颊侧和 27 舌侧卡环体：以右手握尖钳，锐缘放在卡环弧形的内侧，夹紧卡环上作记号处的下方，用左手拇指用力将小连接体一侧的钢丝向下压形成锐角，具体角度以卡环线为准，并将钢丝向外侧（缺隙侧）拉，形成卡环体及连接体的下降部分，与𬌗支托小连接体的下降部分平行，不进入倒凹区。

② 弯制 27 颊侧和 25 舌侧卡环体：将卡环倒转过来，以右手握尖钳，锐缘放在卡环弧形的内侧，夹紧卡环记号处的下方，用左手拇指用力将小连接体一侧的钢丝向下压形成锐角，具体角度以卡环线为准，并将钢丝向外侧（缺隙侧）拉，形成卡环体及连接体的下降部分，与𬌗支托小连接体的下降部分平行，不进入倒凹区。

（3）弯制连接体的水平段和上升段　将卡环倒转使形成的卡环体末端（弯折处）抵住基牙邻面龈缘，连接体钢丝贴住基牙邻面，在边缘嵴下方 2mm 处的钢丝上用铅笔做记号，在记号稍下方（连接体下降段一侧）用尖钳夹住钢丝，左手拇指按压钢丝游离端一侧使之弯曲，形成连接体的水平段，与𬌗支托小连接体水平段平行，连接体的水平段离开牙槽嵴顶 0.5~1mm。于适当的部位作记号，用尖钳夹紧钢丝向上作约 90°弯曲，形成连接体的上升段，再将上升段向舌（或颊）侧弯曲，并搭在𬌗支托小连接体水平段上，剪断多余的钢丝，用蜡将卡环固定（图 43-4）。

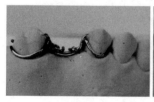
(a)颊面观

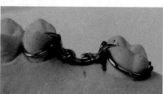
(b)舌面观

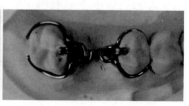
(c)𬌗面观

图 43-4　25、27 三臂卡环弯制

### 43.2.2.7　卡环臂磨光与固定

用桃形或柱状的金刚砂磨头将弯制好的卡环臂尖磨圆钝，并用橡皮轮磨光。将完成后的卡环放在模型上，使卡环臂与卡环线贴合，用熔化的基托蜡将卡环固定于模型上。

### 43.2.2.8　支架的连接

检查𬌗支托及 25、27 卡环各部分，要求准确地用蜡固定于模型上，焊接处不能有蜡，在焊接处滴少许磷酸锌水门汀液，用电烙铁将锡焊加热，用锡焊将 25、27 卡环跨过𬌗支托水平段的连接体与𬌗支托水平段焊接在一起。注意焊接时防止支架移位，同时锡焊不宜过多，以免影响树脂厚度。

### 43.2.2.9　检查模型的咬合关系

𬌗支托及卡环的位置应合乎要求，不妨碍咬合。

### 43.2.2.10　选择人工牙

根据缺隙的近远中宽度、𬌗龈高度和邻牙大小，选择适当大小的 26 树脂人工牙。所选择的人工牙颜色要与邻牙或对颌牙协调，人工牙在形态上应与邻牙或对颌牙外形协调，人工牙的大小、宽窄取决于缺牙间隙的宽窄，后牙一般选用𬌗面比天然牙稍小的人工牙。人工牙的长度应与天然牙长度协调。

### 43.2.2.11　排牙

后牙排列以恢复咀嚼功能为原则。后牙应尽量排列在牙槽嵴顶上。个别后牙缺失，如缺隙正常，𬌗龈距离较大者，宜排成品树脂牙。个别后牙人工牙的颊舌向和近远中向倾斜程度，可根据对颌天然牙的位置、倾斜度以及𬌗面磨损等情况，对人工牙的𬌗面适当磨改或对天然牙调磨，使相对上下颌牙咬合接触更吻合。

排列 26 人工牙：将人工牙放入缺隙内比试。由于𬌗支托及卡环连接体的存在，为了使人工牙能够在缺隙内就位，首先要根据𬌗支托及卡环连接体的阻挡部位磨改人工牙的近、远中邻面和盖嵴部以适合缺隙，人工牙与卡环的卡环体、𬌗支托和连接体嵌合。再根据与对颌模型的咬合关系调整人工牙的𬌗面高度（图 43-5），用基托蜡将人工牙固定。然后用咬合纸检查人工牙咬合接触并调𬌗，达到正中𬌗广泛多点接触，前伸、侧方运动时无𬌗干扰。

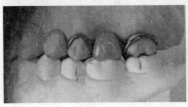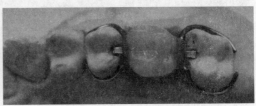

图 43-5　排牙

### 43.2.2.12 制作基托蜡型

（1）用蜡匙将熔化的基托蜡填在人工牙与模型的结合处、人工牙的牙根部位，并使填上的蜡与周围的模型表面移行。

（2）用蜡刀切出比缺牙部位近远中径略宽的基托蜡片，将其在酒精灯上烤软、对折、适当挤压后形成厚度为2mm、宽度为比缺牙部位近远中径略宽的蜡片。将其烤软后铺在模型上画出的基托部位，用手指挤压使之与模型贴实。然后根据画出的基托边缘线的位置，将多余的蜡片切除。要求基托的宽度与缺隙的宽度相同，长度为邻牙颈缘线下约10mm。用热蜡匙将基托蜡的边缘与牙颈缘及模型组织面封牢，以免装盒时石膏流入基托与模型之间，影响基托的密合性。基托蜡型的边缘应圆钝、光滑、厚实。

（3）参照邻牙龈缘的形态位置，用蜡刀在人工牙颊侧与牙面约成45°角，形成0.5～1mm宽的牙龈缘。后牙舌侧在𬌗缘下2mm处切除多余的蜡片，并使蜡基托与人工牙移行。

（4）用蜡刀雕刻蜡基托磨光面外形。参考对侧同名牙颊侧牙槽骨形态，在人工牙颊侧的牙根部位雕出外形，两根之间呈凹面，颊侧蜡基托磨光面亦形成凹面。

（5）去除人工牙和石膏牙上的残蜡，检查咬合关系，在蜡型制作过程中人工牙应无变位，蜡基托应不妨碍咬合。最后用蜡刀精修使基托外形平整，再用酒精喷灯或气枪将蜡型表面喷光（图43-6）。

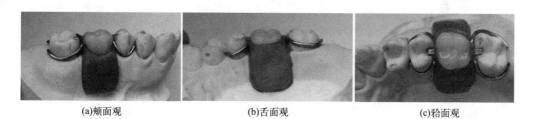

(a)颊面观         (b)舌面观         (c)𬌗面观

图 43-6 基托蜡型的制作

### 43.2.2.13 装盒

采用混装法，将模型、支架包埋固定在下层型盒的石膏内，暴露人工牙、蜡基托。

（1）根据义齿蜡型大小及数量，选择合适的型盒，并查对型盒是否配套及密合。

（2）将模型浸于室温水中，使其吸足水分，用石膏剪、工作刀或模型修整器修整模型大小及厚薄。修整工作模型使模型在型盒的位置合理，模型要位于型盒的中央区域，模型四周及上方距型盒边缘和上层型盒顶部要有不少于10mm的间隙。并注意工作模型要保留适当厚度，以免填胶加压时模型发生断裂。用模型修整机或工作刀修整模型时，注意保护工作模型，不能伤及人工牙、蜡型、支架以及固位体，过高的基牙或余留石膏牙在不影响其他义齿装置的前提下可磨短，以免石膏堆放过高。

（3）调拌普通石膏倒入下层型盒1/2～2/3高度，将模型压入型盒中央，用石膏包住模型颊舌面和余留牙𬌗面，以及卡环臂和𬌗支托，暴露人工牙及蜡基托。在石膏未完全凝固时，抹光石膏表面。再用毛笔刷去黏附在蜡型上的多余石膏。包埋石膏表面平整，包埋面与水平面夹角最好在45°～60°，且避免形成倒凹。下层型盒最高处与上层型盒顶部至少有5mm距离。在型盒边缘处的石膏尽量与下层型盒上沿高度一致，不要形成肩台。基托蜡型应尽可能暴露，为去蜡、填胶和义齿打磨提供方便（图43-7）。

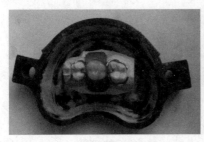 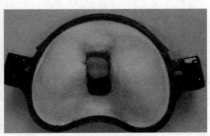

(a)包埋前　　　　　　　　　　(b)下层型盒包埋完成

图43-7　装盒

待下层型盒石膏硬固30min后，在石膏表面涂肥皂水作为分离剂，待分离剂完全凝固后，对合好上层型盒，再调拌普通石膏，从型盒一侧边缘缓慢灌入石膏并轻轻振动型盒，使石膏流至各处排除气泡，注意石膏不要太稠。装满上层型盒后，盖上型盒盖，去除型盒外面多余的石膏。

### 43.2.2.14 去蜡

（1）装盒30min（石膏硬固）后，将型盒浸泡在80℃以上的热水中3～5min（小型盒约3min，大型盒约5min）使蜡型软化，注意烫蜡的水温勿过高，时间勿过长，以免将熔蜡渗入石膏中；亦不可温度过低，蜡型未软化而勉强打开型盒，可导致包埋的石膏折断。

（2）取出型盒用蜡刀轻轻撬开，去除软化的基托蜡，将上下型盒放在冲蜡器上，用沸水冲净石膏表面的余蜡。冲蜡的水温要高，且有一定的冲击力，注意蜡一定要全部冲净，若有松动脱落的支架、成品牙和折断的石膏等要注意收集、妥善放置，待冲蜡后复位固定。蜡冲净后，倒出盒内积水。用蜡刀刮除包埋在基托周围形成的锐利石膏边缘并使之圆钝，并用气枪吹干净，避免填胶时石膏混入树脂基托中（图43-8）。

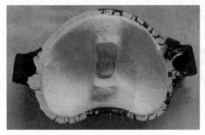
(a)上层型盒

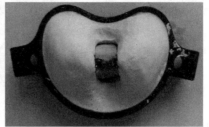
(b)下层型盒

图 43-8　冲蜡

### 43.2.2.15　填胶

（1）待上下型盒石膏表面和模型组织面干燥后，用毛笔按一个方向均匀涂布一层藻酸盐分离剂。如涂在人工牙及金属支架上，应用蘸有牙托水的棉球拭去。

（2）根据基托的大小、厚薄量取牙托粉，倒入调胶瓷碗中。粉和液的比例按重量为 2∶1 或按体积为 3∶1 配制，实际使用时，将牙托水滴入牙托粉中，至完全浸润为止，牙托水不宜过多。牙托水加入后，应加以搅拌，同时轻轻振动瓷碗，使粉液充分浸润混合。在瓷碗上盖好玻璃板待用，防止单体挥发。

（3）洗净双手，待调和好的树脂至面团期时，将其从瓷碗中取出，用手揉捏均匀。取少量树脂团，用小充填器细心填塞被包埋的基托边缘形成的空腔，要充填完全。再将较多的树脂团捏成片状，压在下层型盒内模型上的义齿基托处，填塞量应较实际需要稍多些，避免杂质掺入（图 43-9）。在树脂和人工牙盖嵴面上涂布少量牙托水，对好上下型盒，用压榨器缓慢压紧型盒，固定好型盒螺丝。

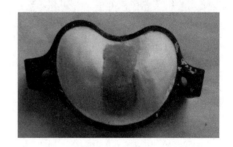
图 43-9　填胶

### 43.2.2.16　热处理

将已经填胶好的型盒置于热聚合器中，加冷水至水面没过型盒，从室温逐渐加热至 70℃ 保持 90min，再继续升温到 100℃，保持 30min 后逐渐自然冷却至室温。不同的树脂热处理程序可能会有差别，操作中应参照材料的使用说明书进行。

### 43.2.2.17　开盒

将冷却后的型盒取出，拧开型盒螺丝，用锤子轻击下层型盒底面中央的小圆盖，使包埋石膏与下层型盒分离。然后取下型盒盖，将下层型盒的小圆盖垫在石膏表面，再用锤子轻击使上层型盒与石膏分离。用锤子轻轻敲击石膏侧面，使上下层石膏分离。再用石膏剪小心地从侧面去除义齿周围的石膏，逐渐将石膏从义齿上去除干净，剪石膏时应先去除外围石膏，再剪模型石膏，剪石膏时注意剪切力的分力方向，防止基托折断或支架变形。然后用剪刀剪除义齿上多余的树脂飞边。义齿上黏附的石膏用蜡刀刮除，然后用水洗刷干净。

### 43.2.2.18　义齿磨光

（1）先用钨钢磨头磨除基托上的飞边，用球钻磨除基托组织面上的树脂小瘤或未除净的石膏等。再用桃形或柱形砂石磨去妨碍义齿就位的倒凹，用细裂钻或小柱形砂石磨除靠近卡环体和人工牙颈部的多余石膏和树脂，但不能伤及卡环体、人工牙和龈乳突部分。用钨钢磨头初磨基托的磨光面，使基托的大小、厚薄合适。

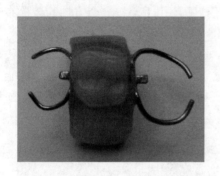

图 43-10　抛光

（2）用砂布卷细磨基托的磨光面和边缘，降低微型电机转速，砂布卷轻压义齿表面，反复交叉地打磨，将基托磨光面磨平整，基托边缘磨圆钝。

（3）两手要拿稳义齿，在抛光机上用棕毛刷和湿布轮蘸细石英砂糊抛光义齿基托磨光面和人工牙，直至表面光滑，避免过度抛光使人工牙磨损和改变形态。

（4）在抛光机上用干布轮蘸抛光膏对义齿表面进行上光（图 43-10）。

## 43.2.3　材料和器械

模型观测器，上颌牙列缺损石膏工作模型（26 缺失），技工设计单，红、蓝、黑铅笔，钨钢球钻，尖钳，三德钳，切断钳，成品𬌗支托钢片，0.8mm 和 0.9mm 钢丝，微型电机，金刚砂磨头，橡皮轮，蜡刀，酒精灯，基托蜡片，锡焊，电烙铁，磷酸锌水门汀液，对颌模型，26 树脂人工牙，咬合纸，酒精喷灯，型盒，型盒螺丝，石膏剪，工作刀或模型修整器，普通石膏，橡皮碗，石膏调拌刀，毛笔，肥皂水，热聚合器，持物钳，冲蜡器，电热水壶，气枪，藻酸盐分离剂，牙托粉，牙托水，调胶瓷碗，调刀，玻璃板，口罩，压榨器，锤子，石膏剪，剪刀，钨钢磨头，球钻，桃形砂石，柱形砂石，细裂钻，砂布卷，抛光机，棕毛刷，干、湿布轮，石英砂，抛光膏等。

# 43.3　操作注意事项

（1）弯制𬌗支托、卡环及支架的连接

① 弯制𬌗支托及卡环时不得损伤或磨损模型。

② 𬌗支托与𬌗支托凹贴合，且不妨碍咬合；𬌗支托小连接体下降段不能进入倒凹区。

③ 颊侧臂的卡环臂尖和卡环臂的 1/2 长度应位于基牙的倒凹区，不得压迫牙龈缘；卡环尖端不应顶靠邻牙。

④ 卡环臂和卡环体应与基牙密贴；卡环体应在非倒凹区，且不妨碍咬合。

⑤ 应尽量选用对卡环丝损伤小的器械，减少钳夹伤痕，争取一次弯成，避免反复多次弯曲，以减少材料的内应力和疲劳。

⑥ 注意酒精灯及电烙铁的使用安全。

（2）排牙、制作基托蜡型

① 排牙时不得使𬌗支托和卡环移位。

② 排列人工后牙时，后牙𬌗面应与对颌牙有均匀广泛的接触关系。

③ 蜡基托厚度均匀，颊侧形成牙根突度、凹面。

④ 卡环臂、𬌗支托应暴露，连接体应包埋在基托内；义齿蜡型范围以外的区域应清洁，无残蜡。

⑤ 注意酒精灯的使用安全。

（3）装盒

① 模型修整时，防止损坏模型、支架、人工牙和蜡型。

② 装盒时应无气泡形成。石膏调拌的稀稠度应合适，石膏过稠时不易操作，而且容易出气泡。

③ 下层型盒装盒时石膏有一定的厚度，表面光滑无倒凹，保证上下型盒能顺利打开；石膏外表应呈小坡度的驼峰状，避免高耸、陡峭；动作要迅速、准确，争取在石膏初凝前结束操作。

④ 装盒时不应破坏蜡型表面的光滑、完整，若有划痕等应在装上层型盒前喷光恢复；装上层型盒时，抖动不能太大，以免人工牙脱落移位。

⑤ 需暴露的蜡型部分应尽量暴露。

⑥ 保证义齿各部分的位置固定。

（4）去蜡，填胶、热处理

① 安全使用热水。

② 型盒在热水中浸泡的时间不宜过长，否则蜡型完全熔化后浸入石膏内则不易冲净，造成分离剂涂布困难；打开型盒时切忌暴力。

③ 冲蜡时使用过滤装置，防止义齿上的部件脱落后随水流丢失。

④ 冲蜡的水温要高，且有一定的冲击力，注意蜡一定要全部冲净，并去除锐利石膏边缘。

⑤ 分离剂涂布应完整、均匀，分离剂不要涂到人工牙盖嵴部。

⑥ 牙托水使用时要做好防护。

⑦ 填胶前应检查𬌗支托、卡环、人工牙有无变位。

⑧ 严格掌握树脂调拌中的水粉比例和在面团期填胶。

⑨ 填胶操作手法应轻柔迅速，避免树脂长时间暴露在空气中。

⑩ 充填树脂时注意用量，忌反复添加树脂。

⑪ 不能有石膏碎块、分离剂等污物混入树脂内。

⑫ 压榨器压紧型盒要缓慢。

⑬ 热处理时控制水温及加热速度。

（5）开盒、义齿磨光

① 开盒时避免损坏义齿。

② 开盒剪石膏时，先去除外围石膏，再剪模型石膏，注意剪力方向不能对准基托，防止基托折断；将义齿与模型分离时不要用力过猛或从模型中间剪断，以免使义齿受损或基托折裂。

③ 打磨遵循由粗到细的原则，先磨平后抛光。

④ 抛光时要保护好卡环，防止卡环挂在布轮上，造成义齿损坏，同时还要做好自我防护。

⑤ 抛光时毛刷、布轮等工具要润湿，并不断加磨光糊剂，不能干磨。

⑥ 需要具备一丝不苟、精益求精的工匠精神。

# 43.4 实验评价形式

（1）弯制好𬌗支托及卡环的模型上交考评，完成实验报告。

（2）修复体上交考评，完成实验报告。

（吴世莲）

第**44**章

# 全口义齿取印模、灌模型

## 44.1 实验目的

（1）掌握无牙颌的解剖标志。
（2）掌握无牙颌印模制取、模型常规灌注方法。
（3）掌握个别托盘制作。

## 44.2 实验内容及材料器械

### 44.2.1 实验内容

（1）复习无牙颌的解剖标志。
（2）正确选择成品无牙颌印模托盘。
（3）用红膏制取无牙颌上下颌初印模。
（4）制成个别托盘。
（5）制取终印模。
（6）灌注无牙颌石膏模型。

### 44.2.2 方法和步骤

#### 44.2.2.1 调整体位

（1）取上颌时，上颌与术者肘部平齐或略高，上颌𬌗平面与地面平行，术者位于患者右后方。

（2）取下颌时，下颌与术者上臂中份大致相平，下颌𬌗平面与地面平行，术者位于患者右前方。

#### 44.2.2.2　复习无牙颌患者的上下颌解剖标志

#### 44.2.2.3　正确选择成品无牙颌印模托盘

（1）要求托盘的宽度与牙弓内外侧间有 2～3mm 的间隙。

（2）托盘的高度为托盘的翼缘与黏膜皱襞有 2mm 的间隙。

（3）托盘的长度为上颌托盘两侧应盖过翼上颌切迹，后缘应超过颤动线 2～3mm，下颌托盘后缘应盖过磨牙后垫。

（4）若托盘边缘伸展不够，可用蜡片加深或加长至合适为止；若托盘某部位与口腔情况略有差异，可用平钳调改。

#### 44.2.2.4　制取初印模——红膏印模

（1）将红膏放置在约 75℃ 的热水中软化，待完全软化后放置在托盘上。

（2）使印模膏表面形成牙槽嵴形状的凹形，45～55℃ 进入口腔制取上下颌印模，注意肌功能修整。

（3）硬固后先让后部放松，从口内取出，并检查是否合格（图 44-1）。

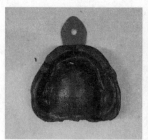 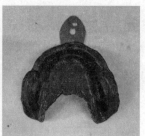

(a)上颌初印模　　　　　(b)下颌初印模

图 44-1　印模膏初印模

#### 44.2.2.5　形成印模膏个别托盘

（1）初印模边缘刮低 1～2mm。

（2）组织面刮去 1～2mm。

（3）消除倒凹。

#### 44.2.2.6　制取终印模

（1）在仿头模无牙颌模型上涂石蜡油，起分离剂作用。

（2）按水粉比例，取适量的藻酸盐印模材调拌均匀，放入个别托盘中，采用旋转法进入口内，使托盘的后部先就位、前部后就位，托盘柄要对准面部中线，在印模材料尚未硬固前，做肌功能修整，待印模材料硬固后从口内取出（详见可摘局部义齿取模）（图 44-2）。

（3）符合印模要求即印模组织面清晰，边缘完整，无印模膏暴露、无气泡。检查合格，冲洗印模后立即灌模。

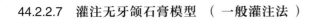

图 44-2　藻酸盐终印模

（4）二次印模法取印模的要求

① 精确的组织解剖形态。

② 适当伸展范围。

③ 印模边缘与皱襞密贴：与运动的皱襞密贴，边缘圆钝，厚度 2～3mm。

④ 保持稳定位置：托盘固定不动。

### 44.2.2.7　灌注无牙颌石膏模型　（一般灌注法）

（1）调拌石膏　在盛有适量水的橡皮碗中缓缓加入石膏粉至表面没有多余水分，用调拌刀搅拌均匀，并振动橡皮碗以排出空气。

（2）灌模　取少量调好的石膏置于印模的腭顶或舌侧较高部位，左手持托盘轻轻振动，使石膏流入印模的表面，继续灌石膏至注满整个印模。将多余的石膏堆积在玻璃板上，并翻转印模置于堆积的石膏上，使托盘底与玻璃板平行，修整周缘多余石膏。

（3）脱模　灌模后静置约半小时，待石膏发热凝固后，修去托盘周缘及下颌舌侧石膏突出部分，将模型脱出来，并检查模型表面完整性及清晰度等。

（4）修整模型　将脱出的模型检查合格后置于石膏修整机上，按要求磨除周围多余石膏，将模型修整成七边形（图 44-3）。

（5）模型要求

① 完整无缺、模型清晰。

② 边缘宽度以前庭沟外 3～5mm，厚度最薄处不能少于 10mm，上颌模型后缘在腭小凹后不少于 2mm，下颌模型在磨牙后垫自其前缘不少于 10mm，模型修整后底面要平。

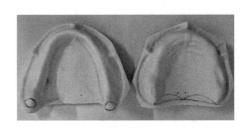

图 44-3　上下颌无牙颌石膏模型

③ 模型的后面及各侧面要与基底面垂直。

④ 表面光滑。

## 44.2.3　材料和器械

仿真头颅模型、印模膏、藻酸盐印模材料、普通石膏、橡皮碗、石膏调拌刀、电水壶、无牙颌托盘、酒精灯、火柴、大蜡刀、小蜡刀、弯剪、石蜡油等。

## 44.3　操作注意事项

（1）控制软化红膏的温度，在橡皮碗底垫纱布，防止红膏粘连；并注意红膏进入患者口腔的温度。

（2）取模过程中要保持稳定不动，以免影响印模准确性。

（3）灌注模型时要振动，避免产生气泡。

（4）脱模时要防止模型折断。

（5）要有爱伤意识，对于易出现恶心呕吐的患者，通过沟通，使患者放松紧张情绪，并告诉患者用鼻呼吸来克服恶心呕吐的症状。

## 44.4　实验评价形式

（1）完成实验报告。

（2）修整后的石膏模型。

（左玲珑　吕传强）

# 第45章

# 全口义齿颌位关系记录

## 45.1 实验目的

（1）掌握确定无牙颌患者垂直距离和水平拾位关系的方法和步骤。

（2）掌握上颌拾托的要求及制作方法。

（3）熟悉上拾架的步骤和方法。

## 45.2 实验内容及材料器械

### 45.2.1 实验内容

（1）确定基托范围，制作后堤区。

（2）制作蜡基托、上颌蜡拾堤。

（3）确定垂直距离、水平颌位关系。

（4）校对垂直距离、水平颌位关系。

（5）转移颌位关系至拾架上（上拾架）。

### 45.2.2 方法和步骤

#### 45.2.2.1 确定基托范围，制作后堤区

（1）用蓝笔在上颌、下颌模型画出基托伸展范围，大小适度，以不妨碍唇颊部、舌及口底软组织功能活动为宜。

（2）上颌唇颊侧到前庭沟的最凹点，两侧后缘到翼上颌切迹，中间到腭小凹后约 2mm；下颌唇颊侧到前庭沟的最凹点、舌侧到口底的最凹点，后界盖过磨牙后垫；唇、颊、舌系带要让开，形成与之相应的 "V" 切迹（图 45-1）。

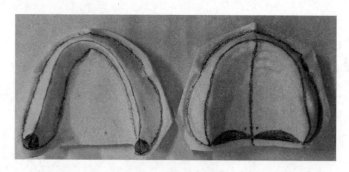

图 45-1 基托范围

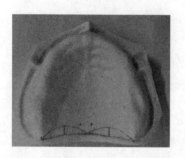

图 45-2 上颌模型后堤区的位置与形态

（3）制作后堤区

① 用铅笔在上颌模型的腭小凹后 2mm 到两侧翼上颌切迹画一条线，此为后堤区的后缘。然后从腭中缝开始，在此线前方 2mm 向两侧再画一条弓形曲线至翼上颌切迹，这两条线之间最宽处 5mm，围成的区域就是后堤区位置（图 45-2）。

② 用尖锐的雕刻刀沿后缘线刻一条深 1～1.5mm 沟。沟的深度在腭中缝处为 1mm，腭中缝与翼上颌切迹中间最深 1.5mm，至翼上颌切迹逐渐变窄、变浅。然后沿此沟将后堤范围内前部的石膏部分刮除，后缘处最深，越向前、越近中线和牙槽嵴刮除越少（图 45-3）。

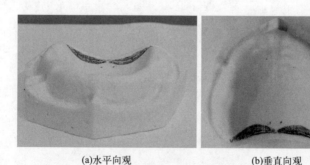

(a)水平向观　　　　(b)垂直向观

图 45-3 完成修整的后堤区

### 45.2.2.2 制作蜡基托

（1）基托必须与模型完全贴合，表面光滑平整，厚度约 2mm，边缘处厚度约 2.5mm。

（2）蜡基托容易变形，应用直径 0.8mm 的金属丝加强。

（3）将上下无牙颌模型放入水中浸湿或表面涂分离剂，将红蜡片烘软叠成双层放在模型上，轻压使之与模型完全贴合，用剪刀沿基托线修去多余部分，并将边缘烫圆钝（图 45-4）。

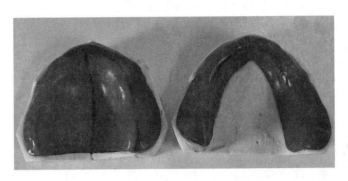

图 45-4　完成的上下蜡基托

### 45.2.2.3　制作上颌蜡𬌗堤

（1）上𬌗堤的要求（图 45-5）

① 长度：与上颌弓长短相似。呈马蹄形，左右对称，置于牙槽嵴顶上。

② 定位平面：平分𬌗间距离。𬌗平面的前部在上唇下缘以下约 2mm，且与瞳孔连线平行，后部从侧面观要与鼻翼耳屏线平行。

③ 𬌗堤使上颌唇颊部丰满而自然。

④ 𬌗堤宽度，前牙区 5～7mm，后牙区 8～10mm，即前窄后宽。高度 8～10mm，呈前高后低。

⑤ 𬌗堤后端修整成斜坡状。

⑥ 在𬌗平面上相当于 14、16、24、26 处制作"V"字形沟。

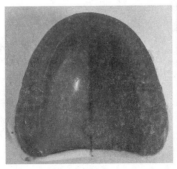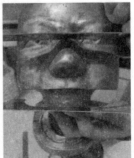

(a)𬌗面观　　　　　　　　(b)唇面观

图 45-5　上𬌗堤的要求

（2）制作方法

① 将蜡片烤软后折叠成宽 8～10mm 的蜡条，根据牙槽嵴形态塑成马蹄形，再放置于上颌蜡基托相当于牙槽嵴顶处，用蜡匙将蜡𬌗堤与蜡基托粘牢。

② 确定上颌𬌗堤平面：先将上颌𬌗托戴入仿头模型的无牙颌上，再用𬌗平面板贴住蜡堤，确定上颌𬌗堤平面高度，前面在上唇下约 2mm，且与两侧瞳孔连线平行，侧面与鼻翼耳屏连线平行 [图 45-5（b）]。再根据上唇系带位置，在上颌蜡𬌗堤唇面确定并画出中线。

### 45.2.2.4　确定垂直距离

（1）息止颌位测定法　测定下颌姿势位时鼻底至颏底的距离，减去 2～4mm 的间隙，作为面下 1/3 的高度，测三次，求三次的平均值。

（2）制作下颌蜡𬌗堤　根据已确定的垂直距离，按相同的方法，在酒精灯上将蜡片均匀烤软并卷成长条状，置于下颌蜡基托上形成下颌蜡堤，用热蜡刀烫蜡黏固、𬌗托前部高度为 18～19mm，后部与磨牙后垫 1/2 处平齐。

### 45.2.2.5　确定水平颌位关系

（1）可用后牙咬合法、卷舌后舔法、吞咽咬合法等方法确定水平颌位关系。

（2）嘱患者端坐，头直立，反复作自然张闭口运动，重复次数最多的位置即为所确定的颌位。

（3）在仿头模型上确定好水平颌位关系后，在蜡堤上画出中线、口角线、笑线（图 45-6）。

（4）固定上下𬌗托，在仿头模型上确定好水平颌位关系后，固定上下𬌗托的方法有三种：第一种方法是依靠𬌗堤上的沟嵴固位；第二种是用蜡将上下𬌗堤熔合在一起；第三种是将"U"针烤热，于后牙区蜡𬌗堤颊侧，靠近𬌗堤平面插入上下𬌗堤中，以固定上下𬌗托。

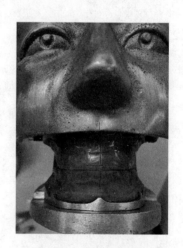

图 45-6　确定颌位关系

### 45.2.2.6　转移颌位关系至𬌗架上

（1）𬌗架准备　清洗干净𬌗架（74-1 型𬌗架），扭紧左右髁导螺钉及固定切导针的螺钉，切导针应在切导盘中央，针的上刻线应与上颌体的上缘平齐，并将𬌗平面板放到底（图 45-7）。

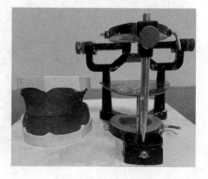

图 45-7　74-1 型𬌗架

（2）上𬜯架

① 打开𬜯架，取下𬜯平面板，将带𬜯托的上下石膏模型放到𬜯架内比试，看模型与𬜯架间是否有空隙，否则修薄模型；并在上下模型的底部刻几条固位沟，再将模型浸入水中。

② 𬜯架平放于桌面上，打开上颌体，放回𬜯平面板，将带模型的上𬜯堤放在𬜯平面板上，要求𬜯堤中线与𬜯平面板中线对齐，唇缘与切缘线相切。

③ 取调匀的石膏充满上𬜯架的塑料托盘及上颌模型的底部上。再闭合上颌体，使切导针与切导盘接触，多余石膏涂抹于上颌模型底座的侧面与𬜯架的上颌体之间。

④ 待石膏凝固后，倒置𬜯架，打开𬜯架取下𬜯平面板，将下𬜯托固定到上𬜯托上，再将下颌模型放回到下𬜯托上；取调匀的石膏充满下颌体的塑料托盘及下颌模型的底部上。再闭合下颌体，使切导针与切导盘接触，多余石膏涂抹于下颌模型底座的侧面与𬜯架的下颌体之间。

⑤ 在石膏初凝前，除去多余的石膏，并用水抹光（图45-8）。

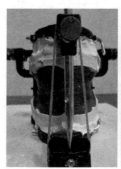 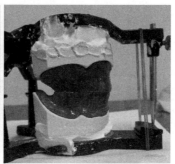

(a)正面观　　　　　　　　　(b)侧面观

图45-8　上𬜯架完成

### 45.2.3　材料和器械

仿真头颅模型、无牙颌模型、酒精灯、打火机、蜡片、大蜡刀、小蜡刀、弯剪、尺子、𬜯平面板、瞳孔规、74-1𬜯架、普通石膏、橡皮碗、石膏调拌刀等。

## 45.3　操作注意事项

（1）蜡基托必须与模型完全贴合，表面光滑平整，厚度为1.5～2mm。

（2）需要校对垂直距离　有2～4mm的息止𬜯间隙。

（3）需要校对水平颌位关系　有对称的颞肌收缩力；有对称的髁突后撞力。

（4）对待就医的患者，要有高度的责任担当意识和一丝不苟、精益求精的工匠精神，反复校对垂直距离和水平颌位关系。

## 45.4 实验评价形式

（1）完成上𬌗架后𬌗托、模型打分。

（2）完成实验报告。

（蔡章聪　黄慧捷）

# 第**46**章

# 全口义齿的制作

## 46.1 实验目的

（1）熟悉人工牙的选择原则和要求。
（2）掌握全口义齿排牙的基本原则。
（3）掌握全口义齿排牙的方法、要求。
（4）掌握全口义齿平衡𬌗理论，了解调整义齿平衡𬌗的方法。
（5）熟悉全口义齿蜡型制作方法和要求。

## 46.2 实验内容及材料器械

### 46.2.1 实验内容

（1）画排牙参考线。
（2）排列上颌前牙。
（3）排列下颌前牙。
（4）检查人工前牙排列是否符合要求。
（5）排一侧后牙。
（6）排另一侧后牙。
（7）咬合检查与调改。
（8）制作义齿蜡型。

### 46.2.2 方法和步骤

#### 46.2.2.1 画排牙参考线

在排牙前首先用蓝色铅笔将以下参考标志线的延长线画在石膏工作模型基底的边缘和外侧面，以便在以后排牙时参考。

（1）中线和口角线的延长线。

（2）通过切牙乳突中点的横向连线。

（3）后部牙槽嵴顶连线的延长线。

（4）磨牙后垫前缘垂直于牙槽嵴顶连线的延长线。

（5）磨牙后垫高度 1/2 中点的水平延长线。

（6）在上下颌模型基底侧面分别画出与牙槽嵴顶距离相等的连线。

### 46.2.2.2　排列上颌前牙

先用蜡刀将上颌中线左侧相当于左上颌中切牙唇侧部分蜡堤去除，然后将周围的蜡烫软，将左上颌中切牙排在此处，调整其位置合适后用蜡刀烫蜡将人工牙固定在蜡堤上。然后按同样方法依次逐个排列右上颌中切牙、左上颌侧切牙、右上颌侧切牙、左上颌尖牙、右上颌尖牙。上颌前牙的排列要求如下。

（1）中切牙　近中接触点与中线一致，切缘平齐蜡堤𬌗平面，颈部微向舌侧和远中倾斜，唇面与𬌗堤唇面一致（图 46-1）。

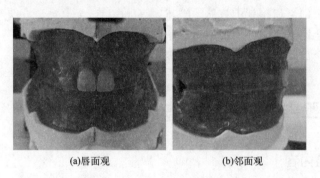

(a)唇面观　　　　　　　(b)邻面观

图 46-1　上颌中切牙的排列位置

（2）侧切牙　近中与中切牙接触，切缘高于蜡堤𬌗平面 0.5～1mm，颈部向舌侧和远中倾斜程度大于中切牙，唇面稍向远中旋转，与𬌗堤唇面一致。

（3）尖牙　近中与侧切牙接触，牙尖与蜡堤𬌗平面平齐，颈部微突并稍向远中倾斜，近远中倾斜程度介于中切牙与侧切牙之间，唇面向远中旋转，与𬌗堤唇面一致，两侧尖牙牙尖连线应与标记在模型上的通过切牙乳突中点的横向连线一致。

### 46.2.2.3　排列下颌前牙

上颌前牙排好后，按同样方法依次逐个排列左下颌中切牙、右下颌中切牙、左下颌侧切牙、右下颌侧切牙、左下颌尖牙、右下颌尖牙。下颌前牙排列要求如下。

（1）中切牙　近中接触点与中线一致（上颌、下颌中切牙接触点对齐），切缘高出蜡堤𬌗平面约 1mm，颈部微向舌侧倾斜，近远中向直立，与上颌中切牙覆盖约 2mm。

（2）侧切牙　近中与下颌中切牙接触，切缘高出蜡堤𬌗平面约1mm，唇舌向直立，颈部微向远中倾斜，与上颌中切牙和上颌侧切牙覆盖1～2mm。

（3）尖牙　近中与下颌侧切牙接触，牙尖高出蜡堤𬌗平面约1mm，颈部向远中和唇侧倾斜，与上颌侧切牙和上颌尖牙覆盖1～2mm（图46-2）。

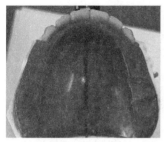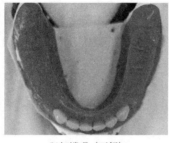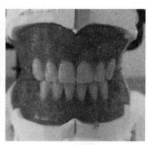

(a)切端观（上颌）　　　　(b)切端观（下颌）　　　　(c)唇面观

图46-2　前牙排列完成

### 46.2.2.4　检查人工前牙排列是否符合要求

下颌前牙排好后，打开𬌗架两侧髁导盘的正中锁，使下颌前伸至上下颌前牙切端相对位置时，切导针与切导盘接触，上下颌前牙切端同时接触。如果切导针与切导盘接触，而前牙切端不接触，应抬高下颌前牙。如果切导针与切导盘不接触，而上下颌前牙切端接触，应降低下颌前牙。

### 46.2.2.5　排列上颌后牙

用蜡刀在下颌蜡堤后部𬌗平面上，从下颌尖牙近中接触点至模型下颌牙槽嵴顶线标记点刻一条直线，上颌后牙舌尖应对准该线。后牙的排列顺序是先按照4、5、6、7的顺序先排列一侧上颌后牙，再排列同侧下颌后牙，然后按同样方法排列对侧上下颌后牙，以保证排牙时颌位关系的稳定。

（1）第一前磨牙　近中与上颌尖牙远中邻面接触，颊尖与𬌗平面接触，舌尖高于𬌗平面0.5～1mm，舌尖对应下颌牙槽嵴顶连线，颈部微向颊侧倾斜。

（2）第二前磨牙　近中与第一前磨牙接触，牙长轴垂直，颊尖、舌尖均与𬌗平面接触，舌尖对应下颌牙槽嵴顶连线。

（3）第一磨牙　近中与第二前磨牙接触，舌尖对应下颌牙槽嵴顶连线，颈部微向近中和腭侧倾斜，近中舌尖与𬌗平面接触，近中颊尖和远中舌尖高于𬌗平面0.5～1mm，远中颊尖高于𬌗平面1～1.5mm。

（4）第二磨牙　近中与第一磨牙接触，舌尖对应下颌牙槽嵴顶连线，颈部向近中和腭侧倾斜程度大于第一磨牙，近中舌尖高于𬌗平面1mm，近中颊尖高于𬌗平面1.5～2mm，远中颊尖高于𬌗平面2～2.5mm。𬌗面远中高度相当于或稍高于下颌磨牙后垫高度的 1/2 处。

尖牙牙尖与上颌各后牙颊尖连成连续、平滑的纵𬌗曲线，上颌各后牙的舌尖同样形成连续、平滑的纵𬌗曲线（图 46-3）。

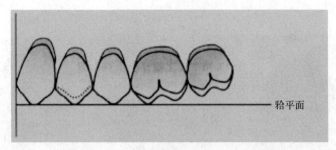

图 46-3　上颌后牙牙尖与𬌗平面的关系

#### 46.2.2.6　排列下颌后牙

下颌后牙按照 6、5、4、7 的顺序排列。下颌第一磨牙与上颌第一磨牙成中性关系，上下颌后牙牙尖完全嵌合接触，形成正常的颊舌侧覆𬌗覆盖关系。排列第一前磨牙时，如果排牙间隙小，可适当磨除第一前磨牙的远中面；如果排牙间隙较大，可调整相邻人工牙接触的紧密程度，或倾斜尖牙（图 46-4）。

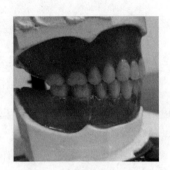

图 46-4　后牙排列完成

#### 46.2.2.7　咬合检查与调改

（1）人工牙排列检查　中线、前部𬌗平面是否正确；人工牙的切端或牙尖与𬌗平面的关系，牙长轴与𬌗平面的角度关系（颊舌向、近远中向倾斜）是否正确；后牙的功能尖是否排列在牙槽嵴顶处；后牙牙尖连线是否形成正确的、连续的纵、横𬌗曲线；覆𬌗覆盖是否正确；𬌗平面是否平分颌间距离（图 46-5）。

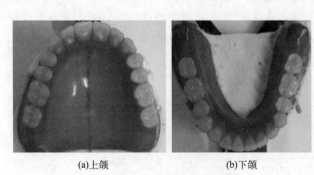

(a)上颌　　　　　　　　(b)下颌

图 46-5　检查人工牙列

（2）平衡𬌗检查与调整

① 正中𬌗：前牙有浅覆𬌗、浅覆盖，正中𬌗时上下颌前牙不接触。两侧上下颌后牙尖窝交错呈最大面积接触。无明显早接触或低𬌗。

② 侧方𬌗：打开一侧正中锁，使𬌗架作侧方运动时，工作侧所有上下颌后牙颊舌尖及前牙切端均应接触，平衡侧所有上颌后牙舌尖和下颌后牙颊尖均应接触。人工牙侧𬌗有𬌗干扰或不接触，可通过调整后牙颊舌向倾斜角度（横𬌗曲线曲度）来解决。

③ 前伸𬌗：打开两侧正中锁，使𬌗架作前伸运动至前牙切端相对时，所有上下颌前牙切端应接触，同时所有上下颌后牙的相对牙尖也应接触。如果前伸时前牙切端接触而后牙牙尖不接触，可降低下颌前牙高度，或加大后牙近远中向倾斜角度（加大纵𬌗曲线曲度）。如果前伸时前牙切端不接触而后牙牙尖接触，可升高下颌前牙高度，或减小后牙近远中向倾斜角度（减小纵𬌗曲线曲度）。

#### 46.2.2.8　制作义齿蜡型

（1）从𬌗架上取下排好人工牙的上下颌模型，首先将蜡基托边缘与模型烫实、封闭，然后对唇侧、颊侧牙颈部及舌侧、腭侧不足之处用蜡勺进行补蜡，使人工牙唇、颊、舌面与基托表面移行，后部基托颊舌侧形成浅凹面。

（2）沿牙颈部切除人工牙唇、颊、舌面覆盖的基托蜡，形成自然的颈部龈缘曲线。龈缘的宽度为 0.5～1mm。龈缘与前牙唇面成 60°，与后牙颊面成 45°，舌侧龈缘与牙面移行。

（3）在模型上相当于牙根的位置，顺着每个牙齿的自然趋势，形成微微隆起隐约可见的牙根外形。上颌前牙根部外形以尖牙最长，中切牙次之，侧切牙最短；下颌前牙根部外形以尖牙最长，侧切牙次之，中切牙最短。后牙根部外形不宜太明显，前磨牙根外形不明显，逐步往后形成短浅的根部外形。在两牙之间雕刻出自然的龈乳头和略微内陷的邻间隙。在基托的龈缘和基托边缘之间形成凹面：上颌腭侧向上内，颊侧向上外；下颌舌侧向下内，颊侧向下外。

（4）避开唇、颊、舌系带，将基托边缘长短、厚薄修整合适，基托的厚度约 2mm，接近人工牙处逐渐加厚；基托边缘厚度约 2.5mm，呈圆钝状，上颌基托后缘和下颌舌侧后缘逐渐变薄；缓冲区基托可适当加厚。

（5）完成蜡型雕刻后，对蜡型表面进行光滑处理。先用蜡刀将蜡型表面尽量刮平滑，将牙面上的蜡去除干净，再用毛刷去除蜡型表面黏附的碎蜡屑，然后用酒精喷灯吹光。吹光时应掌握喷灯的火焰大小、距离和方向，应使整个蜡型表面刚好熔化而不流动，既保证磨光面的光滑，又能保持良好的外形不改变。最后，用干棉球将基托表面磨光（图 46-6）。

### 46.2.3　材料和器械

解剖式成品树脂人工牙一副、基托蜡片、蜡刀、蜡匙、酒精灯、红蓝铅笔、玻

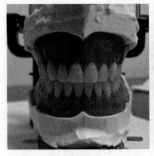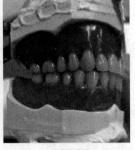

(a)正面观        (b)侧面观

图 46-6　上下颌蜡型完成

璃板、微型电机、钨钢磨头、咬合纸等。

## 46.3　操作注意事项

(1) 人工牙的排列要考虑美观、功能和组织保健这三个方面。

(2) 人工牙的中线要与面部中线一致。

(3) 上颌前牙的位置要衬托出上唇丰满度。

(4) 前牙要排列成浅覆𬌗、浅覆盖。

(5) 后牙的功能尖需排在牙槽嵴顶连线上，并与对颌牙具有良好的尖窝接触关系。

(6) 牙列弧度要与颌弓形一致，形成正常的牙列曲线，注意左右对称。

(7) 在正中、前伸、侧方𬌗时要达到平衡𬌗。

(8) 基托边缘伸展、基托厚薄、牙根外形突度和长度要合适。

(9) 用蜡刀烫蜡时蜡刀温度不可过高，以免烫坏人工牙，并避免使蜡到处流动。

(10) 如果人工牙𬌗面及舌侧有蜡，应及时去除，以免影响咬合和对颌牙的排列。

(11) 制作义齿蜡型的过程中，注意不要改变已排好的人工牙位置。

(12) 注意酒精灯的使用安全。

(13) 需要具备一丝不苟、精益求精的工匠精神。

## 46.4　实验评价形式

修复体上交考评，完成实验报告。

（左玲珑　吴世莲）

# 第47章

## 口腔修复虚拟仿真实验

## 47.1 实验目的

（1）熟悉口腔修复虚拟仿真设备的使用。

（2）熟悉牙体缺损的修复类型、牙体缺损修复体临床应用选择、牙体预备的车针。

（3）掌握上颌中切牙全瓷冠牙体预备的步骤和要求。

（4）掌握钻削基本功、嵌体预备基本功、全冠预备基本功和冠桥修复基本功。

（5）熟悉牙体修复综合能力训练。

（6）熟悉下颌第一磨牙牙体解剖的基础知识、瓷嵌体的基础知识、瓷嵌体牙体预备车针的选择和使用。

（7）熟悉比色、口扫数字取模、CAD/CAM 设计制作的方法和步骤。

（8）掌握邻𬌗（MO）瓷嵌体及邻𬌗邻（MOD）瓷高嵌体牙体预备、粘接的方法和步骤。

## 47.2 实验内容及材料器械

### 47.2.1 实验内容

（1）口腔修复虚拟仿真培训系统学习和训练。

（2）下颌第一磨牙瓷嵌体修复虚拟仿真实训项目学习和训练。

### 47.2.2 方法和步骤

#### 47.2.2.1 口腔修复虚拟仿真培训系统学习和训练

口腔修复虚拟仿真培训系统包括基础理论学习、基础技能训练和综合能力训练三个模块。

（1）基础理论学习　包括修复种类认知、器械认知和操作演示。

① 修复种类认知：在修复种类认知模块（图47-1），系统对牙体缺损的多种修复类型、牙体缺损修复体临床应用选择等内容进行理论教学，可以通过手指滑动屏幕旋转或缩放观察视角。

② 器械认知：在器械认知模块，选择器械工具列表中任意器械，右侧会展示对应器械的三维模型和详细介绍，可以通过手指滑动屏幕旋转或缩放模型，也可以点击 ▦ 全屏观察。

③ 操作演示：在操作演示模块（图47-2），系统提供了"上颌中切牙全瓷冠牙体预备"选项，点击选项即可进入演示界面，点击界面左、右两边的箭头，切换各个步骤的操作动画。

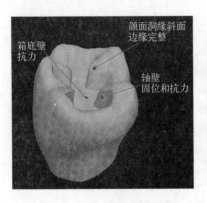

图 47-1　牙体缺损修复种类

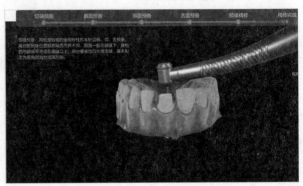

图 47-2　操作演示

（2）基础技能训练　包括钻削基本功、嵌体预备基本功、全冠预备和冠桥修复等内容。在本模块中，系统根据基牙修复方式及治疗需求，提供多种训练方案，操作时可选择相应的车针，利用力反馈设备进行练习。此外，系统区分了牙釉质和牙本质的磨削手感和颜色，有利于体验不同硬度的磨削感受。

① 钻削基本功：在钻削基本功训练模块，系统提供多种训练方案供选择。进入训练场景后首先展示课程大纲，点击界面右侧箭头可以进入训练模式，先进行操作设置，设置完成后可握持力反馈设备，进行力反馈操作。

② 嵌体预备基本功：在嵌体预备基本功训练模块，系统包含多个训练病例，点击病例图标即可进入练习。进入后首先展示教学大纲，点击右侧箭头可以进入操作界面。

全冠预备和冠桥修复与嵌体预备基本功较为相似。

（3）综合能力训练　在牙体修复综合训练模块（图47-3），用户选择病例后依据病例信息，实施相应的治疗手段，从而有效地巩固临床基本技能的训练成果，提高训练用户的临床能力。

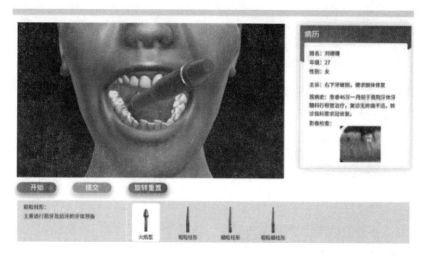

图 47-3　综合能力训练

### 47.2.2.2　下颌第一磨牙瓷嵌体修复虚拟仿真实训项目学习和训练

（1）实验简介　本系统是采用虚拟仿真技术开发的可在网上开展的虚拟实验，通过浏览器（基于 B/S 架构）使用的实验资源，能够反复进行实验和学习。本实验模拟还原了下颌第一磨牙瓷嵌体修复的流程，包括瓷嵌体知识库学习、MO 瓷嵌体预备、MOD 瓷高嵌体预备、瓷嵌体比色、口扫数字取模、CAD/CAM 设计制作、瓷嵌体粘接、瓷嵌体修复虚拟实验考核等模块。开始实验后，实验系统会提示实验步骤，根据实验提示，学生操作鼠标和键盘，系统模拟下颌第一磨牙瓷嵌体修复过程。

（2）开始实验

模块示例 1：瓷嵌体知识库学习。

① 在主页面用鼠标左键点击"瓷嵌体知识库学习"进入该模块，进行瓷嵌体相关知识的学习。

② 分别选择左侧"去除腐质""𬌗面空间预备""外斜面肩台预备""𬌗面洞形预备""邻面洞形预备""精修"，点击"确定"按钮，播放对应的 MOD 瓷高嵌体预备操作动画，并展示需要使用的车针及操作要求（图 47-4）。

③ 鼠标左键点击"口扫数字取模"进入该模块，选择左侧"口扫数字取模步骤"，点击"确定"按钮，展示口扫仪及口扫数字取模步骤。

④ 选择左侧"CAD/CAM 设计制作流程"，点击"确定"按钮，展示软件、瓷块、切削后的产品及 CAD/CAM 设计制作流程。

⑤ 鼠标左键点击"粘接"，展示粘接过程中用到的材料及粘接步骤。

模块示例 2：MO 瓷嵌体预备。

鼠标左键点击"MO 瓷嵌体预备"，展示 MO 瓷嵌体预备的基本步骤。在右侧选

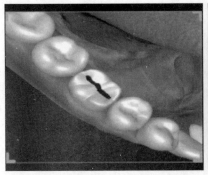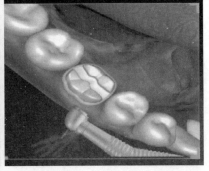

图 47-4　MOD瓷高嵌体预备

择正确车针，点击"确定"按钮，动画展示去除腐质的过程。若车针选择错误则在右下角弹出错误提示，三次选择错误则自动播放去除腐质的动画。

模块示例3：瓷嵌体比色、口扫数字取模、CAD/CAM设计制作。

① 鼠标左键点击"瓷嵌体比色""口扫数字取模""CAD/CAM设计制作"，进入该页面，点击"瓷嵌体比色"展示瓷嵌体比色流程。在左侧分别点击"亮度的选择""饱和度的选择""确定色调"播放对应动画和讲解（图47-5）。

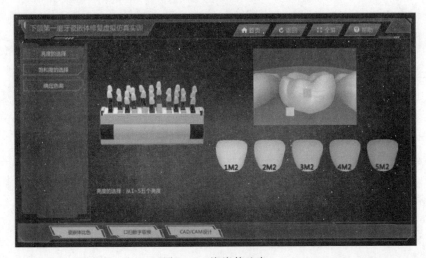

图 47-5　瓷嵌体比色

② 鼠标左键点击"口扫数字取模"展示口扫数字取模全部流程。分别点击左侧"口扫开机""工作牙列扫描""制备区高精度扫描""对颌牙列扫描""咬合扫描""数据检查及发送"，播放对应患者口腔扫描动画（图47-6）。

③ 鼠标左键点击"CAD/CAM设计制作"展示CAD/CAM设计制作流程。分别点击左侧"软件设计修复体""切削加工成形""调磨""上釉染色""烧结""抛光"，播放对应动画和讲解（图47-7）。

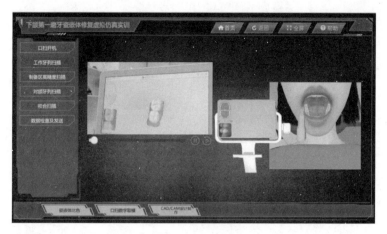

图 47-6　口扫数字取模

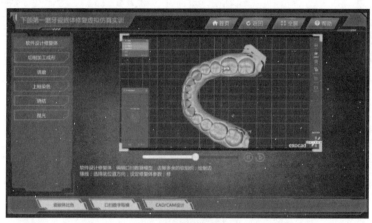

(a) CAD设计

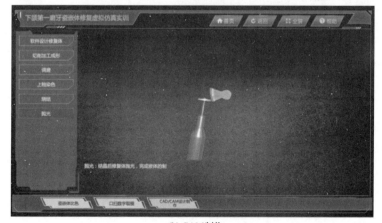

(b) CAM制作

图 47-7　CAD/CAM 设计制作

模块示例 4：瓷嵌体粘接前准备、粘接步骤、粘接后处理。

鼠标左键点击"瓷嵌体粘接前准备""粘接步骤""粘接后处理"，进入该模块，分别点击"瓷嵌体粘接前准备""瓷嵌体粘接步骤""瓷嵌体粘接后处理"展示瓷嵌体粘接的全部流程（图 47-8）。

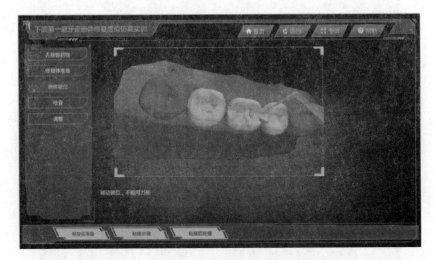

图 47-8　瓷嵌体粘接前准备

模块示例 5：瓷嵌体修复虚拟实验考核。

鼠标左键点击"瓷嵌体修复虚拟实验考核"，进入考核模块，选择 MO 瓷嵌体或 MOD 瓷高嵌体牙体预备，进行考核。此部分考核结束后，进行粘接步骤考核，选择正确的工具或材料，最后显示成绩。

### 47.2.3　材料和器械

口腔修复虚拟仿真操作设备、电脑。

## 47.3　操作注意事项

（1）口腔修复虚拟仿真培训系统学习和训练　操作前要仔细阅读使用说明书，按步骤完成学习和训练，能够经过预约在虚拟仿真设备上反复进行学习和训练，要有甘于奉献、不畏艰辛的忘我工作精神和精益求精的口腔修复学理念，为进一步临床操作打下坚实的基础。

（2）虚拟仿真设备为贵重仪器设备，需按照预约时间进行实验操作。操作时要爱护设备，避免暴力操作，如遇到问题及时联系实验老师，注意实验室安全，防火防电。

（3）下颌第一磨牙瓷嵌体修复虚拟仿真实训项目学习和训练　操作前要仔细阅读用户手册，要按步骤完成学习和训练，要先完成前面内容学习和训练后再进行瓷嵌体修复虚拟实验考核，能够反复进行实验和学习，系统自动评分，选择最好成绩为本实验项目最终成绩。

（4）本实验能综合训练口腔修复学牙体预备、巩固理论知识、提升学生的临床诊疗思辨能力，为医学生进入临床实践打下坚实的基础。

# 47.4　实验评价形式

（1）在"口腔修复虚拟仿真培训系统"中完成基础理论学习，在基础技能训练模块中进行钻削基本功、嵌体预备、全冠预备和冠桥修复等训练。

（2）在"口腔修复虚拟仿真培训系统"综合能力训练模块中完成实验考核，取得考核评分。

（3）完成瓷嵌体修复虚拟实验考核，取得考核评分。

（吴世莲）

第 **4** 篇

牙周病学实验

牙周病学实验课包括牙周专科检查、菌斑控制、龈上洁治术、龈下刮治术与根面平整术、超声波洁治、松牙固定术及牙周手术基本技术七个部分组成。作为理论教学的重要组成部分，实验教学不仅可以让学生学以致用，还可以让学生提前接触并熟悉牙周临床环境，为今后更好地融入临床工作打下坚实的基础。因此，通过实验教学，应使学生掌握最基本的牙周病的检查、诊断、预防及治疗方法，让学生充分了解牙周病的发生及发展规律。此外，在操作过程中，在强调严谨专业的基础上需时刻以人为本，培养学生爱伤意识。

学生在熟练掌握专业技能的基础上，对待患者需因人而异、因地制宜，充分利用现有医疗资源为患者制定人性化、个性化的治疗方案。同时在牙周治疗过程中，需重视口腔健康教育，帮助其养成牙周维护的好习惯。在巩固牙周治疗的同时，警惕牙周病的复发。

# 第48章

# 牙周专科检查

## 48.1 实验目的

（1）认识健康和疾病状态下牙周组织的临床表现差异。

（2）掌握牙周检查及专科病历书写。

## 48.2 实验内容及材料器械

### 48.2.1 实验内容

（1）讲解牙周检查的内容和方法。

（2）在志愿者口内示教牙周检查（老师）。

（3）2～3人一组，互相检查（学生）。

（4）完成牙周病历一份。

### 48.2.2 方法和步骤

#### 48.2.2.1 病史采集

（1）牙周病史

① 主诉：部位＋主要症状＋时间。

牙周病常见主诉症状有：牙龈出血、牙龈肿胀、牙龈溢脓、牙龈肿痛、牙龈烧灼感、牙齿松动、咀嚼无力、口腔异味等。

② 现病史：从发病到前来就诊时，疾病发生、发展的全过程。

牙周病现病史应注意询问以下症状：牙龈出血；牙龈肿胀、肿痛、脓肿、溢脓等；牙松动、牙移位及牙脱落情况；有无口腔异味；有无食物嵌塞，有无夜磨牙、紧咬牙、咬指甲及咬异物习惯等。

除上述症状外，还应询问以下内容：进行过何种治疗，疗效如何；刷牙方式、刷牙频率、用何种牙膏；是否使用牙签、牙线、间隙刷等；是否吸烟、每天吸烟量及吸烟多少年等。

（2）口腔病史　除了上述牙周病史外，还应该注意询问口腔疾病的既往史，记录口腔内以往健康状况，例如有无拔牙史、有无正畸史、有无手术史等。

（3）全身系统疾病史　目前研究提示牙周病与全身系统性疾病关系密切，通过了解患者的全身系统性疾病史有助于诊断系统性疾病在口腔的表现，还有助于发现牙周病可能的全身促进因素。因此，询问时应注意患者有无糖尿病、高血压、冠心病、风湿热、肝炎、肾病及器官移植史等。还应注意患者是否服用抗凝药物、皮质类固醇药物及二磷酸盐药物等。

#### 48.2.2.2　牙周检查

（1）口腔卫生的检查

① 菌斑的检查

a. 直接观察法：气枪吹干牙面后，通过探针大弯端侧划牙面，来确定牙面上菌斑的分布、厚度及量的大小。

b. 菌斑显示剂染色法：同第 49 章菌斑控制。

临床上以菌斑指数（Silness 和 Löe 于 1964 年提出）予以记录。菌斑指数记分标准：0＝龈缘区无菌斑；1＝龈缘区的牙面有薄的菌斑，但视诊不可见，探针侧划可刮出菌斑；2＝在龈缘或邻面可见中等量的菌斑；3＝龈沟内或龈缘区及邻面有大量菌斑。

② 牙石的检查：以龈缘为界，可分为龈上牙石和龈下牙石。临床上牙石的量可用简化牙石指数予以衡量。

简化牙石指数记分标准：0＝龈上、龈下无牙石；1＝龈上牙石覆盖面积占牙面的 1/3 以下；2＝龈上牙石覆盖面积占牙面的 1/3～2/3 之间，或牙颈部有散在的龈下牙石；3＝龈上牙石覆盖面积占牙面的 2/3 以上，或牙颈部有连续而厚的龈下牙石。

（2）牙龈的检查

① 通过视诊观察牙龈的颜色、形状及龈缘位置，通过探诊检查牙龈的质地以及是否探诊出血。

a. 健康牙龈：粉红色，边缘菲薄，位于釉牙骨质界冠方 2～3mm 处，质地坚韧而富有弹性，表面可见点彩，探诊不出血。

b. 炎症牙龈：暗红或鲜红色，牙龈肿胀，边缘圆钝，点彩消失，质地松软而失去弹性，探诊易出血。

c. 增生牙龈：牙龈纤维增生或上皮角质增加时，颜色变浅或显苍白，质地坚韧肥厚，呈结节状，探诊不易出血。

d. 退缩牙龈：龈缘向釉牙骨质界跟方退缩，致使牙根暴露。

② 衡量牙龈炎症程度的指标

a. 龈沟出血指数（Mühlemann 和 Son 于 1971 年提出）记分标准：0＝牙龈健康，探诊无出血；1＝探诊出血，龈乳头和边缘龈无水肿及颜色改变；2＝探诊出血，龈乳头和边缘龈有颜色改变，无水肿；3＝探诊出血，龈乳头和边缘龈颜色改变、轻度水肿；4＝探诊后出血，龈乳头和边缘龈颜色改变、明显水肿；5＝探诊出血，有自发出血和口颜色改变及水肿。

b. 牙龈指数（Löe 和 Silness 于 1963 年、1967 年提出）记分标准：0＝牙龈健康；1＝牙龈轻度炎症，牙龈的色有轻度改变并轻度水肿，探诊不出血；2＝牙龈中度炎症，牙龈色红，水肿光亮，探诊出血；3＝牙龈严重炎症，红肿明显或有溃疡，并有自动出血倾向。

c. 探诊出血：检测探诊后牙龈有无出血，计算 BOP（＋）位点的百分率。

$$BOP\%＝出血位点数/受检位点数×100\%$$

③ 附着龈宽度及唇颊系带：附着龈宽度是指膜龈联合至龈沟底的距离。检查时可先确定膜龈联合的位置，即附着龈与牙槽黏膜连接处的界限。有学者报道最小正常值为 1mm。

此外，还应注意观察唇、颊系带附着位置有无异常。

（3）牙周袋探诊

① 探诊工具：牙周探针（图 48-1）。探针上有刻度，每 5mm 颜色加粗。

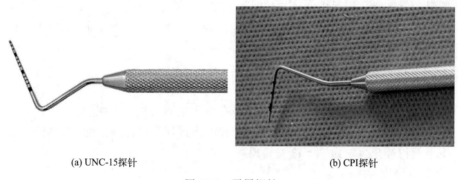

(a) UNC-15探针　　　　　　　　　　　　　(b) CPI探针

图 48-1　牙周探针

② 探诊要点

a. 握持方法为改良握笔式（图 48-2）。

b. 探诊时要有支点，探入力量为 20～25g。

c. 探入时探针应与牙体长轴平行，顶端紧贴牙面，避开牙石，直达袋底。

d. 在探查邻面时，要紧靠接触区处深入，探针可稍倾斜以便能探入接触点下方的龈谷处。

e. 全口牙齿探诊时，要按一定顺序进行，以提插方式移动探针探查每个牙面，避免遗漏。

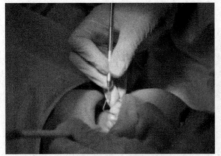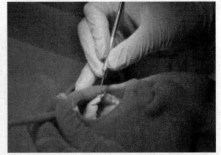

图 48-2　上下颌牙周探诊

③ 探查内容及探查结果

a. 探诊深度：测量袋底至龈缘的距离，以毫米为单位记录。每个牙记录 6 个部位：颊侧近中、中央、远中及舌侧近中、中央、远中位点。也可根据条件和需要，只记录每个牙最深的位点。

b. 附着丧失：测量袋底至釉牙骨质界的距离。先确定釉牙骨质界的位置，测得釉牙骨质界至龈缘的距离，再用探诊深度减去釉牙骨质界至龈缘的距离，求得附着丧失，以毫米为单位记录。

（4）改良社区牙周指数　社区牙周指数（community periodontal index，CPI）：操作简单，重复性能较好，不仅反映了牙周组织的健康状况，也反映了牙周的治疗需要情况，但该指数只适用大样本人群的粗筛。

世界卫生组织于 2013 年出版的口腔健康调查基本方法（第 5 版）对 CPI 进行了改良，改良 CPI 如下。

① 探诊工具：CPI 牙周探针（图 48-1）。

② 检查内容：牙龈出血和牙周袋，分别进行记分。

③ 检查方法：探诊为主，结合视诊。探诊方法同常规牙周探诊。

④ 检查范围：全部存留牙齿。由于牙齿萌出过程中可出现假性牙周袋，因此 15 岁以下者只检查牙龈出血，不检查牙周袋。

⑤ 记分标准

a. 牙龈出血记分：0＝牙龈健康；1＝探诊后出血；9＝除外；×＝牙齿缺失。

b. 牙周袋记分：0＝袋深不超过 3mm；1＝袋深在 4～5mm；2＝袋深在 6mm 或以上；9＝除外；×＝牙齿缺失。

（5）根分叉病变的探查

① 握持方法为改良握笔式。

② 探查工具：弯探针（Nabers 探针）或普通弯尖探针。

③ 探查方法：检查下颌磨牙时，从颊侧和舌侧中央处分别探查；检查上颌磨牙时，从颊侧中央处探查颊侧根分叉区，从腭侧的近中和远中分别探查近中和远中的根分叉区。

④ 探查内容：包括是否能探到根分叉区、探针能否水平方向进入分叉区及水平方向探入的程度、分叉的大小、根柱的宽窄、有无釉突。多根牙还应注意检查根分叉区是否暴露。

⑤ 根据根分叉处牙周组织破坏程度对根分叉病变进行分度（Glickman 分度）。Ⅰ度：虽然从牙周袋内能探到根分叉的外形，但尚不能探入根分叉内，牙周袋属于骨上袋。Ⅱ度：探针可从水平方向部分探入根分叉内，但尚不能贯通根分叉区。Ⅲ度：探针能水平贯通根分叉区，但根分叉区仍然被牙周袋软组织覆盖而未直接暴露于口腔。Ⅳ度：根间骨隔完全破坏，且牙龈退缩致使根分叉区直接暴露于口腔。

（6）咬合关系检查

① 静止关系：牙尖交错𬌗的关系，包括前牙咬合关系（前牙覆𬌗、覆盖、对刃𬌗、开𬌗）和后牙咬合关系（中性𬌗、远中错𬌗、近中错𬌗）。

② 运动关系：下颌运动时的咬合关系。检查有无𬌗创伤、早接触及𬌗干扰等。

（7）影像学检查　牙周常用的影像学检查包括曲面断层片、根尖片、𬌗翼片及 CBCT 等。观察内容如下。

① 牙槽骨高度：正常牙槽嵴顶位于釉牙骨质界跟方 1～2mm 处，超过 2mm 则可认为存在牙槽骨吸收。

② 牙槽骨吸收程度：以牙根长度为参照，可记录为牙槽嵴顶位于牙根冠 1/3、中 1/2、根尖 1/3 处。

③ 牙槽骨吸收方式：可分为水平吸收和垂直吸收。水平吸收：X 线片显示牙槽骨水平高度降低，骨吸收面呈水平状或杯状吸收。垂直吸收：X 线片显示骨吸收面与牙根间呈锐角，也称为角形吸收。

④ 骨硬板情况：正常时骨硬板清晰而连续；牙周炎、𬌗创伤时骨硬板连续性可中断、模糊或消失；静止期或适应性强者骨硬板可有增厚。

⑤ 根分叉病变：Glickman 分度如下。Ⅰ度：通常 X 线片上看不出改变。Ⅱ度：X 线片一般仅显示根分叉区有局限的牙周膜增宽，或骨密度有小范围降低。Ⅲ度：X 线片上可见完全的透射影，也可伴有垂直型的骨吸收。Ⅳ度：X 线片显示与Ⅲ度相似。

⑥ 牙周膜间隙：正常情况下牙周膜间隙为窄而均匀的黑色线状透射带，宽度为 0.18～0.25mm。𬌗创伤、牙松动的情况下牙周膜间隙增宽。

⑦ 其他：还应注意观察牙冠、牙根形态；邻面牙石的影像；有无牙根吸收、牙根纵裂、根折；有无其他牙体、根尖周及颌骨病变。

（8）其他除上述牙周检查外，还应检查口、颌面部情况以及口腔黏膜、牙体疾病、牙列缺损、修复体情况等。必要时行实验室检查或活检。

### 48.2.2.3　牙周病历书写

（1）初诊病历

① 主诉：部位＋症状＋时间。

② 现病史：从发病到前来就诊时，疾病发生、发展的全过程。

③ 既往史：注意记录药物过敏史、出血及止血等情况。

④ 家族史：某些牙周疾病有遗传倾向，如侵袭性牙周炎、掌跖角化-牙周破坏综合征及牙龈纤维瘤病等，需格外留意。

⑤ 全身健康情况：全身系统疾病。

⑥ 检查：围绕主诉开展相应检查，在此不再赘述。

⑦ 诊断：包括主诉诊断和非主诉诊断。

⑧ 治疗计划：给出完整治疗计划供患者参考。

⑨ 处置：记录当日处理内容。

⑩ 签名：医生本人签字，日期。

（2）复诊病历

① 复诊（主诉）：前一次治疗后效果如何及依然存在的问题。

② 检查：围绕主诉开展相应检查，在此不再赘述。

③ 处理：记录当日处理内容。

④ 签名：医生本人签字，日期。

### 48.2.3　材料和器械

一次性口腔器械盒（内含托盘、围巾、棉球、探针、口镜及镊子）、牙周探针、口杯、菌斑显示剂、牙周炎患者全口曲面断层片和CBCT。

# 48.3　操作注意事项

（1）病史采集时注意安抚患者焦虑、恐惧等情绪，问诊应围绕主诉展开，耐心、严谨、全面。

（2）牙周检查内容纷繁复杂，检查时注意不要遗漏项目或牙位/牙面，动作轻柔，专业细致。

（3）病历书写要有调理和逻辑，尤其是主诉、检查、诊断及处理，四者应互相对应，一脉相承。

# 48.4　实验评价形式

2～3人一组，互相检查，检查过程由带教老师根据评分标准细化表进行打分。检查完成后各自完成牙周检查记录表一份（表48-1）。

**表 48-1 牙周检查记录表**

姓名： 年龄： 性别： 病历号：

| 菌斑 | | | | | | | | | | | | | | |
|---|---|---|---|---|---|---|---|---|---|---|---|---|---|---|
| BOP | | | | | | | | | | | | | | |
| 溢脓 | | | | | | | | | | | | | | |
| 松动度 | | | | | | | | | | | | | | |
| 根分叉 | | | | | | | | | | | | | | |
| AL | | | | | | | | | | | | | | |
| 龈缘–CEJ | | | | | | | | | | | | | | |
| PD | | | | | | | | | | | | | | |
| 牙位 | 7 | 6 | 5 | 4 | 3 | 2 | 1 | 1 | 2 | 3 | 4 | 5 | 6 | 7 |
| PD | | | | | | | | | | | | | | |
| 龈缘–CEJ | | | | | | | | | | | | | | |
| AL | | | | | | | | | | | | | | |
| 根分叉 | | | | | | | | | | | | | | |
| 松动度 | | | | | | | | | | | | | | |
| 溢脓 | | | | | | | | | | | | | | |
| BOP | | | | | | | | | | | | | | |
| 菌斑 | | | | | | | | | | | | | | |

全身疾病及传染病：

咬合关系：

龋：

楔状缺损： 检查者：

不良修复体： 记录者：

日期：

（戴柯 谢锋）

# 第49章

# 菌斑控制

## 49.1　实验目的

（1）掌握牙菌斑的定义。

（2）掌握菌斑控制的方法及口腔卫生宣教的方法。

## 49.2　实验内容及材料器械

### 49.2.1　实验内容

（1）讲解菌斑控制的重要性及内容。

（2）菌斑染色。

（3）菌斑控制方法　水平颤动法刷牙（BASS刷牙法）、牙线的使用及牙间隙刷的使用。

（4）口腔卫生现场指导。

### 49.2.2　方法和步骤

（1）菌斑控制的重要性　牙菌斑生物膜又称牙菌斑或菌斑，是口腔内黏附于牙面、牙间或修复体表面的软而未矿化的细菌性斑块，不能被水冲去或漱掉。作为口腔细菌生存、代谢和致病的基础，菌斑在口腔疾病的发生、防治以及预后方面具有重要作用。

（2）菌斑控制的内容

① 告知该患者其口腔卫生情况，并科普菌斑、软垢及牙石的概念。

② 向患者解释什么是牙周健康；什么是牙周炎、龈炎；牙周疾病与口腔卫生之间的关系。着重强调菌斑是牙周疾病的始动因子，明确口腔卫生差的危害性。

③ 介绍菌斑控制的方法。

（3）菌斑染色法　用镊子夹一无菌小棉球后蘸取菌斑显示液（碱性品红），依次置于两邻牙之间进行挤压，使得菌斑显示液扩散至全部牙面。漱口后对着色的菌斑存在区进行观察（图49-1）。记录菌斑的量及分布情况，计算菌斑百分率。

总牙面数＝被检查牙的总数×4

$$菌斑百分率＝\frac{有菌斑的牙面数}{总牙面数}×100\%$$

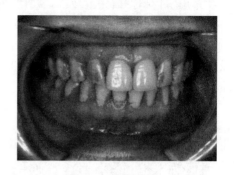

图49-1　菌斑染色

（4）菌斑控制　刷牙、牙线及牙间隙刷的使用。

① 水平颤动法刷牙（Bass刷牙法）：作为是一种有效清除龈沟内和牙面菌斑的刷牙方法，Bass刷牙法适合于掌握方法的青少年使用及成年人。蘸取适量牙膏后，牙刷覆盖2～3个牙，将牙刷毛束对着龈缘，与牙面成45°角。轻微加压，水平颤动数次，使毛束能够伸入龈沟及邻面牙间隙进行清洁。在刷上、下颌前牙舌（腭）侧时，可将牙刷立起，毛束与前牙舌（腭）侧牙面垂直，上下颤动。刷牙时，需按一定顺序进行清洁，每次移至下一组牙时，都需要与之前刷过的区域要有重叠，避免遗漏牙面。此外，为保护牙龈组织，略加压使毛束伸入龈沟等部位即可，勿使用蛮力，建议选用软毛牙刷（图49-2）。

② 圆弧刷牙法（Fones刷牙法）：Fones刷牙法比较适合于儿童使用。刷前牙唇侧时，上颌、下颌前牙对刃，刷头以较快、较宽的圆弧动作从上颌牙龈拖拉至下颌牙龈，再从下颌牙龈到上颌牙龈；刷后牙颊侧时，上颌、下颌牙齿则呈闭合状态，牙刷进入颊间隙，毛束轻度接触上颌最后磨牙的牙龈区，由后向前同样做连续圆弧形刷牙动作；刷前牙舌（腭）侧时，将刷头竖起放置于舌（腭）面，上下往返颤动；刷后牙舌（腭）侧时，将刷头水平放置于最后

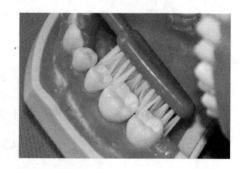

图49-2　Bass刷牙法

磨牙舌（腭）面，自最后磨牙轻微压力往返颤动，移动至尖牙，刷咬合面时，将刷毛指向咬合面，轻微压力做前后短距离来回拂刷，完成菌斑、软垢及食物残渣等的清洁。建议医师和家长对儿童初学者做必要指导，帮助其养成维护口腔卫生的好习惯。

③ 牙线的使用：适用于牙齿邻面菌斑的清除，方法如下。

a.取一段长15～20 cm的牙线，将两端打结成一个线圈。用双手手指将线圈撑

开，并用示指和拇指绷紧牙线，在两手手指之间留出 2～3cm 的距离。

b. 将牙线于两邻牙之间轻轻加压，拉锯通过接触区，到达两牙邻面间隙。

c. 将牙线紧贴一侧牙面，并随之包绕，略达龈缘下，然后向切（𬌗）方刮动，反复多次，将邻面菌斑清除（图 49-3）。同样的方法用于另一侧牙面。结束后，将牙线从切方取出。

d. 依次完成全口牙的邻面菌斑的清除。过程中，应多次用清水漱口，并及时清除黏着于牙线上的菌斑、软垢。

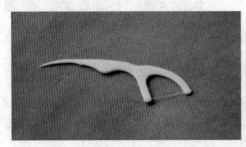 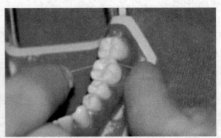

(a)牙线棒　　　　　　　　　　　　　(b)下颌后牙远中牙线的使用

图 49-3　牙线及牙线的使用

④ 牙间隙刷的使用：适用于龈乳头退缩、有牙间隙及后牙根分叉贯通病变的患者（图 49-4）。

选用直径略大于清洁部位规格的牙间隙刷，插入根分叉区或牙间隙后，颊舌向刷除食物残渣、软垢及菌斑。

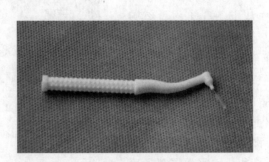

图 49-4　间隙刷

⑤ 其他：常规的机械方法还有牙签，其使用范围与间隙刷相近，适用于龈乳头退缩、牙间隙较大者以及后牙根分叉暴露者。使用时将牙签插入牙间隙或根分叉内，紧贴牙面或根面，剔除食物残渣、软垢及菌斑。

除了机械法清除菌斑外，还可以通过化学法控制菌斑，如漱口水等。推荐使用 0.12％氯己定液含漱，每次 1 分钟，一天 2 次。

（5）口腔卫生指导

① 在学生中随机寻找一名志愿者，模拟患者。

② 口腔检查后，告知患者口内软垢、牙石等口腔卫生情况。

③ 征求患者同意后，进行牙菌斑染法染色。通过镜子，与患者一起观察菌斑的量以及分布情况。可让患者现场刷牙后，再次观察未刷净的部位。

④ 针对患者的刷牙过程，可使用模型向其讲解正确的刷牙方法。

⑤ 为加强宣教效果，可在患者口腔内示教正确的刷牙方法及其他菌斑控制方法（牙线、牙间隙刷等）。

### 49.2.3　材料和器械

一次性口腔器械盒（内含托盘、围巾、棉球、探针、口镜及镊子）、牙模型、镜子、菌斑显示剂、牙刷、牙线、牙间隙刷及菌斑记录表。

# 49.3　操作注意事项

（1）口腔卫生宣教时，做到耐心、细致、言简意赅。

（2）口腔操作时做到知情同意、以人为本。

（3）对于患者口腔卫生所存在的问题，要有个体性、系统性的建议及措施。

# 49.4　实验评价形式

通过菌斑染色法，观察 Bass 刷牙法刷牙前后菌斑控制情况，完成 Bass 刷牙法实验报告一份。

（戴柯）

# 第<big>50</big>章

# 龈上洁治术

## 50.1　实验目的

掌握手用龈上洁治器械的选用及操作方法。

## 50.2　实验内容及材料器械

### 50.2.1　实验内容

（1）讲解龈上洁治术的定义、龈上洁治器械的分类及适用范围。

（2）模型上示教龈上洁治术（老师）。

（3）模型上练习龈上洁治术（学生）。

（4）实验报告撰写。

### 50.2.2　方法和步骤

（1）龈上洁治术　龈上洁治术是指用洁治器械去除龈上菌斑、色素和牙结石，并抛光牙面，从而暂缓菌斑和牙结石再次沉积的方法。

（2）龈上洁治器械的分类及适用范围　所有洁治器械都由工作端、颈和柄三部分构成。根据工作端的形态可分为镰形洁治器和锄形洁治器（图 50-1）。

① 镰形洁治器：其工作端外形如镰刀，横切面为三角形，包括两个刃口及顶端的刀尖。根据颈部设计又可分为以下几类。

a. 前牙镰形洁治器：工作端与颈在同一平面，成直角或大弯形，多用于刮除前牙邻面的菌斑、色素及牙结石。

b. 后牙镰形洁治器：工作端与颈成一定角度，使得工作端能够顺应后牙邻面外形。左右成对，多用于刮除后牙邻面的菌斑、色素及牙结石。

② 锄形洁治器：其工作端外形如锄头，顶端平头为单侧刃。左右成对，多用于

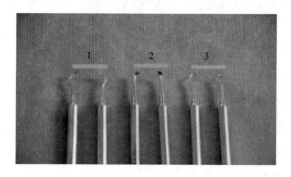

图 50-1　镰形洁治器和锄形洁治器

1—后牙镰形洁治器；2—锄形洁治器；3—前牙镰形洁治器

刮除牙齿颊舌面的菌斑、色素及牙结石。

（3）龈上洁治术的操作要点

① 体位：操作时，患者上颌牙平面与地平面成 45°～90°角；下颌牙平面与地平面平行。医生肘部与患者头部平齐。根据不同牙面及牙位，医生体位可在患者的七点至两点间作相应调整。

② 器械的选择

a. 前牙：包括前牙镰形洁治器及锄形洁治器。

b. 后牙：包括后牙镰形洁治器及锄形洁治器。

③ 器械握持方法及支点：拇指、示指和中指以改良握笔式握持器械；单独无名指或无名指与无名指紧贴一起作为支点，支点优先选择靠近被洁治牙的位置，如邻牙（图 50-2）。

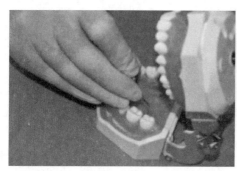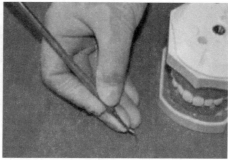

图 50-2　龈上洁治器械握持方法及支点

④ 操作要点

a. 将洁治器尖端 1～2mm 的工作刃紧贴牙面，放入牙石的根方，保持器械工作面与牙面成 45°～90°角，以 70°～80°为宜。

b. 改良握笔式握持器械，向牙面施加侧向压力，再通过前臂和腕部的上下移动或转动发力，力通过手部以支点为中心的转动而传至器械，从而将牙石整体向冠方刮除。用力方向一般是向冠方，也可以是斜向或水平方向。用力方式主要是前臂-腕部转动发力，必要时可辅助使用推力。

c. 完成一次洁治动作后，移动器械至下一个洁治部位，部位之间要有连续性，即每一次动作应与上一次动作的部位有所重叠。将全口牙分为上颌、下颌的前牙及后牙左侧、右侧 6 个区段，按上述方法逐区进行洁治。

教师在模型上示教完后，指导学生各自练习。

### 50.2.3 材料和器械

一次性口腔器械盒（内含托盘、围巾、棉球、探针、口镜及镊子），牙模型，龈上洁治器械。

# 50.3 操作注意事项

（1）操作前注意安抚患者紧张情绪，并提前叮嘱患者，若感不适，可举手示意，切勿乱动。

（2）操作一定要有稳当的支点，勿用蛮力，避免伤及患者。

（3）宜将洁治器尖端兜入牙石底部，将牙石整体向冠部刮除，避免在牙石表面层层刮削。

（4）为避免损伤牙龈，洁治时器械尖端须始终紧贴牙面，并且保持器械工作面与牙面成 $45°\sim90°$ 角。

# 50.4 实验评价形式

实验报告：一人一个模型进行练习后，整理完成龈上洁治术的基本操作步骤一份。

（戴柯）

# 第51章

# 龈下刮治术与根面平整术

## 51.1　实验目的

（1）掌握龈下刮治术和根面平整术的目标和操作方法。

（2）熟悉刮治器械的分类及使用原则。

## 51.2　实验内容及材料器械

### 51.2.1　实验内容

（1）讲解龈下刮治术和根面平整术的定义、刮治器的种类及选择。

（2）模型上示教龈下刮治术与根面平整术（老师）。

（3）模型上练习龈下刮治术与根面平整术（学生）。

（4）撰写实验报告。

### 51.2.2　方法和步骤

#### 51.2.2.1　龈下刮治术与根面平整术的定义及目标

（1）定义　龈下刮治术是用比较精细的龈下刮治器刮除位于牙周袋内根面上的牙石和菌斑。在做龈下刮治时必须同时刮除牙根表面感染的病变牙骨质，并使部分嵌入牙骨质内的牙石和毒素得以清除，使刮治后的根面光滑而平整，称为根面平整术。二者同时进行，密不可分。

（2）目标　刮除龈下菌斑、牙石、病变牙骨质，从而控制牙周炎症，促进牙周组织愈合。

#### 51.2.2.2　刮治器的种类及选择

常用的刮治器种类为匙形刮治器，其又可分为通用刮治器和专用刮治器。

（1）通用刮治器　工作端顶端为圆形，断面为半圆形，工作面的两侧为工作刃，均可使用。并且工作面与后方的颈部成 $90°$ 角。适用于前牙的刮治器颈部弯度较小；适用于前磨牙者颈部有一定的弯度；适用于磨牙者颈部弯度更大，呈半圆形。

（2）专用刮治器　即 Gracey 刮治器，是目前临床治疗中普遍使用的刮治器。与通用刮治器不同，Gracey 刮治器工作面只有较长且弯曲较大的一侧才是工作刃，并

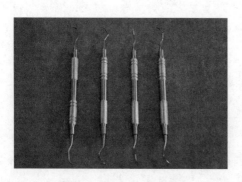

图 51-1　Gracey 刮治器

且工作面与后方的颈部成 $70°$ 角。这样的设计使得器械颈部与牙长轴平行时，工作面即与牙面成最佳角度，有利于牙石的刮除。最常用的套装包含 4 支刮治器：Gracey ♯5/6 用于前牙各面及牙列中所有牙齿的深牙周袋；Gracey ♯7/8 用于后牙的颊舌面、深凹陷及根分叉区域；Gracey ♯11/12 用于后牙近中面、凹陷及根分叉区域；Gracey ♯13/14 用于后牙远中面（图 51-1）。

### 51.2.2.3　龈下刮治术与根面平整术的操作要点

（1）体位　患者多采取仰卧位，治疗上颌牙时，上颌平面与地平面成 $45°\sim90°$ 角；治疗下颌牙时，下颌牙平面与地平面平行。医生肘部与患者头部平齐。根据不同牙面及牙位，医生体位可在患者的八点至十二点间作相应调整。

（2）器械的选择

① 前牙：Gracey ♯5/6。

② 后牙：Gracey ♯7/8、Gracey ♯11/12 及 Gracey ♯13/14。

（3）器械握持方法及支点　以改良握笔式握持器械；无名指紧贴中指建立支点，支点包括口内支点，如同颌邻牙或对颌牙；口外支点，一般位于口外皮肤。进行龈下刮治时优先考虑口内支点（图 51-2）。

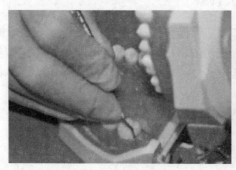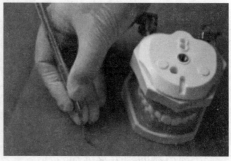

图 51-2　Gracey 刮治器握持方法及支点

（4）操作要点

① 改良握笔式握持器械，将刮治器工作面与根面平行，缓缓放入袋底牙石基部，然后改变刮治器角度，尽可能让器械颈部与牙长轴平行，使得工作面与牙根面接近 70°～80°角。

② 向根面施加压力，借助前臂-腕的转动，将牙石去除。用力方向一般是向冠方。牙周袋较宽时，也可以是斜向或水平方向运动。控制刮治幅度，不宜过长、过大；在刮治过程中由袋底向冠方移动时，器械工作端不宜超出龈缘。

③ 每一动作的刮除范围要与前次有部分重叠，连续不间断，避免遗漏。一般将全口牙分为上下半口或左右半口进行刮治，每周一次。

④ 刮除牙石后，要继续刮除腐败软化的病变牙骨质，起到将根面平整的作用。刮治完成后要用探针尖端检查，以确定龈下牙石是否有遗漏，牙根面是否光滑坚硬。

教师在模型上示教完后，指导学生各自练习。

### 51.2.3　材料和器械

一次性口腔器械盒（内含托盘、围巾、棉球、探针、口镜及镊子）、牙模型及刮治器等。

# 51.3　操作注意事项

（1）操作必须要有稳当的支点，切勿用蛮力。

（2）器械深入牙周袋时，靠触觉来探查并刮除龈下牙石，避免遗漏。

（3）器械尖端工作时需紧贴牙面，以免损伤牙龈。

（4）操作过程中严谨细心，时刻留意患者反应，每隔一段时间，可让患者漱口并短暂闭口休息。

（5）不宜过度刮除根面牙骨质，以免术后发生牙本质敏感。

# 51.4　实验评价形式

实验报告：一人一个模型进行练习后，整理完成龈下刮治术与根面平整术的基本操作步骤一份。

（戴柯）

# 第**52**章

# 超声波龈上洁治和超声波龈下洁治

## 52.1　实验目的

（1）掌握超声波龈上洁治和超声波龈下刮治的操作方法。
（2）熟悉超声洁牙机的组成和原理。

## 52.2　实验内容及材料器械

### 52.2.1　实验内容

（1）讲解超声洁牙机的组成、原理及分类。
（2）在志愿者口内示教超声波龈上洁治和超声波龈下刮治（老师）。
（3）2～3 人一组，相互完成超声波龈上洁治（学生）。
（4）实验报告撰写。

### 52.2.2　方法和步骤

#### 52.2.2.1　超声洁牙机的组成、原理及分类

（1）组成　超声波发生器（主机）、换能器（手机）、工作尖及脚踏或手控开关（图 52-1）。

（2）原理及分类　超声波发生器所发出的电磁振荡，经换能器转换后变为超声振动，频率可达 18000～50000 Hz，然后借助工作头将附着于牙面上的牙石振荡去除。根据换能器的不同，可分为以下两种。

①磁伸缩式：利用叠加金属镍等强磁材料薄片在电磁场中产生涡旋电流，进而产生形变，带动工作尖产生振动。工作尖以椭圆形轨迹振动。

②压电陶瓷式：将压电陶瓷两端涂上电极，当两极间加上适当电信号后，陶瓷

片的厚度根据电场强度和频率产生相应的变化，从而带动工作尖振动。工作尖以线性轨迹振动。

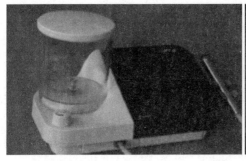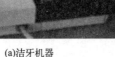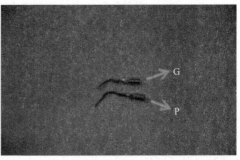

(a)洁牙机器　　　　　　　　(b)G尖可用于超声龈上洁治，P尖可用于超声龈下洁治

图 52-1　超声洁牙机器及超声工作尖

#### 52.2.2.2　超声波龈上洁治的方法和步骤

① 术前询问患者全身情况，如是否患有传染性疾病、心血管疾病及糖尿病等。由于磁伸缩式类洁牙机可对无防辐射功能的心脏起搏器工作产生干扰，因此磁伸缩式类洁牙机使用前需询问患者是否戴有心脏起搏器及所戴起搏器的类型。

② 让患者术前用 3%过氧化氢溶液含漱 1min，然后用清水漱口。

③ 操作前，医生可试踩超声洁牙机脚踏开关，检查手机是否有喷水、工作头是否合适、是否喷水呈雾状。

④ 在每天使用前及每个患者使用前、后，踩动超声洁牙机脚踏开关，让水冲洗洁牙机管路 2min，以减少管路内的微生物量。

⑤ 体位同第 50 章龈上洁治术。

⑥ 改良握笔法轻持手机，并用无名指支于口内或口外。

⑦ 工作时脚踏开关，超声洁牙机开始工作，一定时间后可停歇一下。

⑧ 将工作尖轻轻接触牙石，工作头前部侧缘贴着牙面，与牙面平行或小于 15°角，利用工作头顶端的超声振动将牙石去除，不要施加过大压力。

⑨ 操作时工作头要保持不停地移动，动作要短而轻，可采用垂直、水平或斜向重叠的动作，禁止将工作头的顶端停留在一点上振动。

⑩ 超声治疗过程中，应及时为患者吸唾。

⑪ 按一定顺序完成全口洁治，避免遗漏。超声波洁治完成后，要用尖探针仔细地检查有无残存的牙石。

⑫ 洁治后局部用 3%过氧化氢溶液冲洗，彻底清除残留在牙龈或龈沟内的牙石残屑及血凝块。

⑬ 将抛光杯安装在低速弯机头上，蘸取适量牙膏作为抛光剂，略加压使杯缘变

形并低速旋转，抛光全口牙面。

⑭ 嘱患者清水漱口，用镊子蘸取碘甘油沿龈缘涂布。

⑮ 超声器械使用后，工作头和手柄应回收，进行消毒灭菌处理。

### 52.2.2.3 超声波龈下洁治的方法和步骤

超声波龈下刮治的方法和步骤与超声波龈上洁治大体相同，但一些事项需特别注意。

① 龈上洁治数日后，牙龈炎症减轻，但 BOP（＋），PD≥4mm，且仍然可探及龈下牙石，才需采用龈下刮治。

② 操作前应探诊检查龈下牙石大体分布，牙周袋的深度、位置及类型，并行局部麻醉（深牙周袋）等。

③ 超声龈下刮治需采用合适的工作尖。较宽松、PD 在 4mm 以下的牙周袋可选用普通型工作尖；较窄、PD 在 4mm 以上的牙周袋可选用超细型工作尖。选择低中档的功率，水流速率 20～30mL/min 为宜。

④ 操作中，工作尖贴着根面从袋口进入牙周袋内，水平向的有重叠的迂回着从冠方向根方逐渐短距离快速移动，直至袋底。移动过程中，工作尖的侧缘向根面施以轻的侧向力。

⑤ 超声刮治完成后，要用尖探针仔细地检查有无残存的牙石。再选用手用器械进行适当的根面平整。最后用 3％过氧化氢溶液冲洗牙周袋，彻底清除残留在牙龈或龈沟内的牙石残屑、肉芽组织及血凝块。

⑥ 全口广泛存在深牙周袋者，可选择半口、单一象限或单一区段刮治。刮治完成 4 周内不再探查牙周袋。

教师示教超声波龈上洁治和超声波龈下刮治完成后，指导学生各自练习超声波龈上洁治。

## 52.2.3 材料和器械

一次性口腔器械盒（内含托盘、围巾、棉球、探针、口镜及镊子）、超声洁牙机、超声洁治工作头（需经高温消毒）、漱口杯、无菌棉球、刮治器、3％过氧化氢、冲洗器、低速弯机头、抛光杯、牙膏及碘甘油等。

# 52.3 操作注意事项

（1）传染性疾病如结核、梅毒、乙肝及获得性免疫缺陷综合征等患者不宜使用超声洁牙机器。

（2）某些呼吸系统疾病，如慢阻肺、呼吸抑制性疾病患者不宜使用超声洁牙机。

（3）心脏瓣膜性疾病患者，术前应预防性使用抗生素，以防感染性心内膜炎的发生；6个月内有心绞痛发作史或急性心肌梗死患者应在内科医生指导下实施牙周治疗。

（4）空腹血糖＞11.4mmol/L的糖尿病患者，建议仅做对症急诊处理，待血糖控制后再开展常规牙周治疗。

（5）安装无防辐射功能的心脏起搏器的患者禁用磁伸缩式超声洁牙机。

（6）注重无菌原则，严防院内感染的发生。

（7）在操作过程中医师要有爱伤意识，并为患者及时吸唾。

（8）由于操作过程中可出现敏感、疼痛及出血等症状，因此医师需重视疏导患者紧张、焦虑及恐惧等不良情绪，使诊治过程在注重专业严谨的同时更具人性化。

# 52.4　实验评价形式

实验报告：整理完成超声波龈上洁治和超声波龈下刮治的基本操作步骤一份。

（戴柯）

# 第53章

# 松牙固定术

## 53.1 实验目的

掌握松牙固定的暂时性固定方法。

## 53.2 实验内容及材料器械

### 53.2.1 实验内容

(1) 讲解松牙固定术的定义及方法。

(2) 松动牙模型上示教暂时性固定方法（老师）。

(3) 松动牙模型上练习松牙固定术（学生）。

(4) 完成上颌或下颌松动前牙的粘接固定，并评判固定效果。

### 53.2.2 方法和步骤

#### 53.2.2.1 松牙固定术的定义

松牙固定术就是将松动牙齿通过牙周夹板互相连接，并固定在健康稳固的邻牙上，形成一个咀嚼群体，从而减轻患牙的𬌗力负担，调动牙周组织的代偿能力，为患牙牙周组织的修复创造条件。

#### 53.2.2.2 松牙固定术的分类

(1) 暂时性固定　暂时性固定有不锈钢丝结扎、钢丝与复合树脂联合固定、纤维夹板、直接粘接固定等。牙周临床诊治中主要采用暂时性固定方法，主要为直接粘接固定和纤维带粘接夹板固定。

(2) 永久性固定　永久性固定是通过固定式或可摘式修复体制成的夹板来达到

固定患牙的效果，临床上由修复科完成。

### 53.2.2.3 直接粘接固定的操作要点 （以 Super-bond 粘接系统为例）

① 清洁并隔湿牙面。

② 在欲粘接固定牙的邻面做酸蚀处理后，冲洗吹干。

③ 将活化液涂布于经酸蚀处理后的牙齿表面。

④ 用小毛刷蘸活化液后再蘸上粉剂，将粉剂涂在已有活化液的牙齿邻面上，重复多次，直到两个牙之间的邻面有足够量的粘接剂，能将相邻的两颗牙粘接牢固为止。

⑤ 粘接后需留出邻面的龈间隙，避免粘接材料与牙龈接触，以便于口腔卫生的维护。

⑥ 凝固后，进一步修整外形，调𬌗，抛光。

### 53.2.2.4 纤维夹板固定的操作要点

① 清洁并隔湿牙面。

② 在欲粘接固定牙的牙面做酸蚀处理后，冲洗吹干。

③ 截取相应长度的纤维带后，在经酸蚀处理的牙面上涂布流动树脂。

④ 将纤维带放置于涂有流动树脂的牙面上后，在其表面再涂布流动树脂。

⑤ 除去多余的树脂，保留龈外展隙，进行光固化。

⑥ 凝固后，进一步修整外形，调𬌗，抛光。

## 53.2.3 材料和器械

一次性口腔器械盒（内含托盘、围巾、棉球、探针、口镜及镊子）、松动牙模型（相应牙固定螺丝拧松）、直剪、酸蚀剂、黏结剂及流动树脂等。

# 53.3 操作注意事项

（1）患牙两侧需固定在健康稳固的邻牙上。

（2）松动牙尽量固定在原来的位置上，避免固定后牙齿倾斜、扭转等。

（3）若采用纤维带粘接夹板固定，树脂带位置前牙区位于接触区和舌隆突之间，后牙位于牙冠中 1/3 区域。

（4）保留适量的龈外展隙，以利于口腔卫生的维护。

（5）术前术后都应对患者进行针对性心理疏导，缓解其因牙齿松动而产生的焦虑情绪。

（6）由于外伤是导致牙松动的一大病因，因此医师在进行外伤牙松牙固定时，不仅需处置得当，还可以科普相关安全知识，充实安全教育。

## 53.4　实验评价形式

随机指定上颌或下颌前牙，完成松动牙的直接粘接固定，并评判固定效果。

（戴柯）

# 第**54**章

# 牙周手术基本技术

## 54.1 实验目的

（1）掌握牙龈切除术、改良 Widman 翻瓣术、悬吊缝合的操作要点。

（2）熟悉牙周塞治剂的调拌与放置。

## 54.2 实验内容及材料器械

### 54.2.1 实验内容

（1）教师讲解牙龈切除术和牙周翻瓣术的基本操作要点。

（2）观看牙周手术录像。

（3）教师在动物颌骨（猪上颌、下颌）上示教牙龈切除术、改良 Widman 翻瓣术的操作步骤及要点及牙周手术缝合技术，并示教牙周塞治剂的调拌与放置。

（4）学生在动物颌骨（猪上颌、下颌）上练习牙龈切除术、翻瓣术及悬吊缝合。

（5）撰写实验报告。

### 54.2.2 方法和步骤

#### 54.2.2.1 牙周手术相关的概念

（1）牙龈切除术　通过手术方法切除增生肥大的牙龈组织或后牙某些部位的中等深度牙周袋，重建牙龈的生理外形及正常的龈沟。

（2）翻瓣术　通过手术方法切除部分牙周袋及袋内壁，并翻起牙龈的黏膜骨膜瓣，在直视下刮净龈下牙石和肉芽组织，必要时可修整牙槽骨，然后将牙龈瓣复位、缝合，达到消除牙周袋或使牙周袋变浅的目的。

（3）牙周缝合　在龈瓣复位后需对龈瓣进行缝合，以达到使龈瓣位置固定的目的。悬吊缝合法和牙间间断缝合是在翻瓣术中最常用的缝合方法。

（4）牙周塞治剂　是用于牙周手术后的特殊敷料，在牙周手术后将其覆盖在术区表面，保护创面的同时，还可起到压迫止血、止痛和固定龈瓣的作用。

### 54.2.2.2　牙龈切除术的操作要点

① 术前应让患者用 0.12％氯己定液含漱，进行常规消毒铺巾及麻醉。

② 可用印记镊法标出袋底位置。在术区每个牙唇（舌）侧牙龈的近中、中央、远中处分别做标记点，各点连线即为袋底位置。切口位置应位于此线的根方 1～2mm。

③ 使用♯15 圆刀片，将刀刃斜向冠方，与牙长轴成 45°角，在已定好的切口位置上切入牙龈，一刀切至袋底下方的根面上。

④ 切除牙龈时多采用连续切口，即一个切口从远中向近中连续切除多个牙的牙龈。

⑤ 使用柳叶刀或♯11 尖刀，在邻面牙间处沿切口处切入，将龈乳头切断。

⑥ 用宽背镰形洁治器去除切下的边缘龈组织和牙间龈组织。用 Gracey 刮治器刮除根面残存的牙石及肉芽组织。

⑦ 用弯组织剪修整切口处的牙龈，使牙龈与牙面成 45°角，龈缘处菲薄，牙龈呈贝壳状生理外形。

⑧ 冲洗创面，压迫止血，放置塞治剂。

### 54.2.2.3　翻瓣术的操作要点

（1）水平切口　为沿龈缘做的近远中方向的切口。其由以下三步切口组成。

① 内斜切口：♯11（或♯15C）刀片与牙长轴成 10°角左右，在距龈缘 0.5～1mm 处切入，切向牙槽骨嵴顶。移动时采用提插方式，并且应根据牙的外形改变角度，使切口呈连续的弧形。每次提插移动均应切至牙槽骨嵴顶。

② 沟内切口：刀片从袋底进入，切向牙槽骨嵴顶。

③ 牙间切口：在牙间处用柳叶刀或尖刀做越过牙槽骨嵴顶的水平方向切口，将上皮领圈与根方骨组织断离，彻底清除上皮领圈。

（2）纵切口　在水平切口的一端或两端做垂直向的松弛纵切口。用♯15C 刀片在牙的近中线角处和（或）远中线角处，从龈缘切至牙槽黏膜做纵切口。注意需要切透骨膜。

（3）用骨膜分离器翻起黏骨膜瓣，翻至暴露骨嵴顶 1～2mm，以充分暴露术区。

（4）用刮治器刮除袋壁组织、肉芽组织及残留牙石。

（5）生理盐水冲洗后检查术区，可进一步刮除残留的肉芽组织和牙石，平整根面。

（6）必要时修整牙槽骨。

（7）用弯组织剪剪除残留的肉芽组织及过厚的龈组织，修整龈瓣外形，使之复位后能覆盖骨面，颊侧、舌侧龈乳头能接触。

（8）清理术区，生理盐水冲洗后，将瓣复位，缝合。

（9）压迫止血，放置塞治剂。

#### 54.2.2.4　牙周缝合的操作要点

悬吊缝合法和牙间间断缝合是在翻瓣术中最常用的缝合方法。

（1）牙间间断缝合　是在牙齿邻间隙处，将颊侧、舌侧龈乳头瓣直接拉拢缝合。适用于颊舌两侧龈瓣张力相同、位置高度相同者。

① 直接环形间断缝合：从颊（唇）侧龈瓣乳头的外侧面进针并穿过龈瓣，然后将针通过牙间隙至舌侧，从舌侧龈瓣的伤口面进针并穿过龈瓣，线再穿回牙间隙，在颊侧的邻面处打结。

② 8字形间断缝合：从颊（唇）侧龈瓣乳头的外侧面进针并穿过龈瓣，然后将针通过牙间隙，再从舌侧瓣乳头的外侧面进针穿过舌侧龈瓣，线再穿回牙间隙，在颊侧的邻面处打结。

（2）悬吊缝合　是利用术区的牙齿来悬吊固定龈瓣。适用于颊侧、舌侧龈瓣的高度不一、两侧的张力不等者，或适用于仅在牙的一侧有龈瓣者。

① 单牙悬吊缝合：从近中龈乳头的外侧面进针并穿过龈瓣，缝线环绕牙齿，到达同侧龈瓣的远中，再从远中龈乳头外表面进针，环绕牙齿，返回乳头处，在近中邻面打结，将单侧瓣的两个乳头悬吊在牙上。

② 连续悬吊缝合：基本方法与单牙悬吊缝合相同，只是缝合远中龈瓣乳头后并不绕回该牙的近中，而是继续绕至下一个牙的另一个龈乳头，直至术区最远中的一个龈乳头，然后绕术区远中牙一周后，绕回术区近中打结，完成单侧连续悬吊缝合；若颊舌侧龈瓣高度一致，可在完成一侧连续悬吊缝合后，绕至另一侧时，对另一侧的龈瓣进行连续悬吊缝合，回到最初进针处打结，完成双侧连续悬吊缝合。

#### 54.2.2.5　牙周塞治的调拌与放置

① 将预备好的粉（无水氧化锌和松香）放在调和板上，分成数份，在旁边加上数滴液体（丁香油），先取一份粉与其调匀，再逐步加粉，直至调成硬度合适的膏状物。调和板铺上薄薄一层粉，将膏状物搓成条状，即刻使用。

② 截取与术区等长的条形塞治剂，贴于术区表面，用手轻轻按压，使其适当进入牙间隙。放置完毕后牵拉唇颊，将其整塑成形，并让患者咬合，除去妨碍咬合的多余塞治剂。

③ 静待数分钟，创面无渗血后，完成牙周塞治。

### 54.2.3　材料和器械

教师讲解用幻灯片及牙周手术录像，动物颌骨，口镜，尖探针，镊子，牙周探针，印记镊，♯11 尖刀片，♯15C 和♯15 圆刀片，刀柄，骨膜分离器，宽背镰形洁治器，Gracey 刮治器，组织剪，线剪，持针器，缝针，缝线，牙周塞治剂粉和液，玻璃板及调拌刀等。

## 54.3　操作注意事项

（1）两人一组，在动物颌骨上配合完成牙周手术的练习。

（2）操作时需要有团队精神，相互配合，相互支持，并且以患者为中心，注重爱伤意识。

（3）实验过程中必须戴手套，注意锐器的使用及回收。

（4）即使采用的是动物颌骨，也需心怀敬畏，重视动物伦理。实验完成后，动物颌骨统一回收处理，禁止随意丢弃。

## 54.4　实验评价形式

实验报告：整理完成牙龈切除术和改良 Widman 翻瓣术的基本操作步骤一份。

（戴柯）

# 参考文献

［1］张志愿．口腔颌面外科学［M］．8版．北京：人民卫生出版社，2020.

［2］赵依民．口腔修复学［M］．8版．北京：人民卫生出版社，2020.

［3］周学东．牙体牙髓病学［M］．5版．北京：人民卫生出版社，2020.

［4］孟焕新．牙周病学［M］．5版．北京：人民卫生出版社，2020.

［5］陈谦明．口腔黏膜病学［M］．5版．北京：人民卫生出版社，2020.

［6］医师资格考试指导用书专家组．口腔执业医师资格考试医学综合指导用书（2022版）［M］．北京：人民卫生出版社，2021.

［7］邱蔚六．口腔医学人文［M］．北京：人民卫生出版社，2020.

［8］王嘉德．口腔医学实验教程［M］.4版．北京：人民卫生出版社，2012.